中医师承学堂
一所没有围墙的大学

卢崇汉 主编

刘力红 孙永章 执行主编

中医火神派名家之『华山论剑』

FUYANGLUNTAN

扶阳论坛 ⑥

（第二版）

全国百佳图书出版单位
中国中医药出版社
·北京·

图书在版编目（CIP）数据

扶阳论坛 . 6 / 卢崇汉主编；刘力红，孙永章执行
主编 . —2 版 . —北京：中国中医药出版社，2024.1
（中医师承学堂）
ISBN 978-7-5132-8587-2

Ⅰ . ①扶… Ⅱ . ①卢… ②刘… ③孙… Ⅲ . ①中国医
药学—文集 Ⅳ . ① R2-53

中国国家版本馆 CIP 数据核字（2023）第 234127 号

中国中医药出版社出版

北京经济技术开发区科创十三街 31 号院二区 8 号楼
邮政编码 100176
传真 010-64405721
河北省武强县画业有限责任公司印刷
各地新华书店经销

开本 787×1092 1/16 印张 16.5 字数 267 千字
2024 年 1 月第 2 版 2024 年 1 月第 1 次印刷
书号 ISBN 978 - 7 - 5132 - 8587 - 2

定价 68.00 元
网址 www.cptcm.com

服 务 热 线 010-64405510
购 书 热 线 010-89535836
维 权 打 假 010-64405753

微信服务号 zgzyycbs
微商城网址 https://kdt.im/LIdUGr
官 方 微 博 http://e.weibo.com/cptcm
天猫旗舰店网址 https://zgzyycbs.tmall.com

第三届国际扶阳论坛暨第六届扶阳论坛学术委员会

扶阳之火，照耀中医师承之路

——我们为什么推出《扶阳论坛》系列图书

随着《扶阳讲记》《扶阳论坛》《扶阳论坛2》《扶阳论坛3》《扶阳论坛4》《扶阳论坛5》系列图书的出版，我们和全国广大中医同仁们一起见证了"扶阳学派"从一枝独秀到百花齐放的全过程。扶阳学派作为中医各家学说中具有独到理论、临床实效的学说，已经受到越来越多中医同仁的关注、喜爱。

扶阳学派，也为中医教育和传承开辟了一条新路。传统的师承教育，往往是"手把手""一对一"，一位名老中医，通常只能培育十多位骨干弟子，而没有精力亲自培养上百、上千名嫡传弟子。而扶阳学派则打破传统师承受教范围过窄的流弊，通过"系列图书-年度论坛"的开放方式，让千名、万名医界读者直接受益。特别是近年来每年一度的学术论坛，由扶阳大家亲临论坛，讲解临床体悟，解答听众疑问。卢崇汉、李可、吴荣祖、刘力红、冯世纶、张存悌、倪海厦等中医临床名家汇聚一堂，言传身教，堪称中医师承的年度盛会。

《扶阳论坛》系列图书"完全现场实录"的鲜明特色，让无暇参会的广大中医同仁、中医爱好者也能够感受完整真实的"实录现场"。

当然，正因为《扶阳论坛》系列图书"完全现场实录"的鲜明特色，书中不可避免地存在表述口语化现象，同时，既然名为"论坛"，也必然存在每个主讲人的观点会引起仁者见仁、智者见智的争鸣。文中涉及肿瘤、癌症等疑难杂症的病例，系演讲者一家之言，文责自负，谨供读者借鉴。我社本着开放、包容的态度来出版这些图书，也是为了贯彻"百家争鸣，百花齐放"方针，促进学术的争鸣与发展，倡导"畅所欲言、愈辩愈明"的学术传教新风尚。衷心希望读者提出宝贵意见。

中国中医药出版社

2015年10月

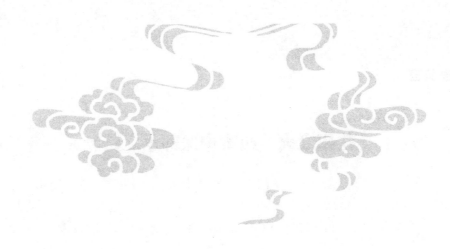

扶阳论坛宗旨

上承经旨　中启百家　下契当代　力倡扶阳

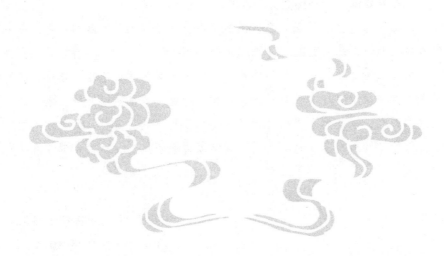

扶阳论坛

颜正华题

二〇一三年十月

首届国医大师、北京中医药大学颜正华教授为扶阳论坛题词

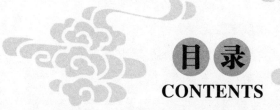

目 录
CONTENTS

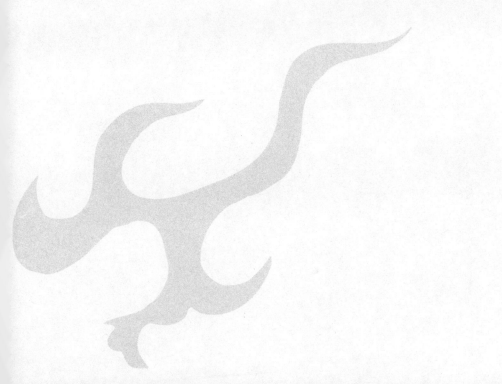

开幕式节选

谢钟（中华中医药学会副秘书长）：各位专家，各位代表，女士们，先生们，大家好！今天在这座历史悠久的文化古城，在有着"绿色之城"美称的首批"国家园林城市"合肥，我们隆重举行由中华中医药学会和安徽省中医药管理局主办，安徽中医药大学和安徽中医药学会承办的第三届国际扶阳论坛暨第六届全国扶阳论坛。这是一次国内外专家交流学术、分享成果的盛会。我相信通过与会专家代表对中医扶阳学派的进一步深入研讨，将会对整个中医药学术、学科的发展产生积极的推动作用。

学术流派是推动医学理论发展的动力，也是医学人才培养的一个摇篮。在中医药学漫长的历史发展过程中，形成了不同的学术流派。扶阳学派是从伤寒派、温补派演变和发展起来的，其学术以新的观点和内容、以旺盛的生命力，传播至今。现代社会生活节奏的加快和生活方式的改变，容易导致人体阳气的损伤，开展扶阳学派学术思想研究是具有现实意义的。在中国科协（中国科学技术协会）和国家中医药管理局的大力支持下，由刘力红、卢崇汉等专家发起、中华中医药学会主办的前五届扶阳论坛，在行业内外产生了强烈的反响。

扶阳论坛的举办，为广大中医药工作者从扶阳的角度深入学习中医药经典提供了机会，为探索提高中医药临床疗效的方法提供了新的路径，同时也为学会打造精品学术会议提供了新的内容。扶阳论坛的举办也为满足人们对中医药的需求发挥了积极作用，产生了良好的社会效益。

本次论坛的召开，还得到了中央电视台、《健康报》、《中国中医药报》、五洲传媒中心、《中华中医药杂志》等媒体的大力支持。下面请允许我介绍在主席台就座的领导和专家，他们是国家卫计委（现国家卫健委，下同）副主任、国家中医药管理局局长、中华中医药学会会长王国强先生，安徽省政协主席王明方先生，安徽省人大常委会副主任陈先森先生，安徽省人民政府副省长谢广祥先生，安徽省省委副秘书长沈干先生，国家中医药管理局科技司司长苏钢强女士，中国中医药报社总编兼社长王淑军先生，安徽省卫生厅厅长于德志先生，扶阳学派第四代传人卢崇汉先生，北京大学教授楼宇烈先生，安徽中医药大学校长王键先生，云南吴佩衡扶阳学术流派第二代学术继承人吴荣祖先生，安徽省中医药管理局局长董明培先生，广西中医药大学校长唐农先生，中华中医学会理事、广西中医药大学经典理论研究所副所长刘力红先生，安徽中医药大学副校长李泽庚先生，中华中医药学会科普分会名誉主任委员、中华中医药学会高级学术顾问温长路先生，新加坡扶阳养生学会会长朱立信先生，台湾海峡两岸中医药合作发展交流协会会长梁克玮先生，澳门中华运气医学学会会长孙洁女士，让我们以热烈的掌声对他们的光临表示欢迎。

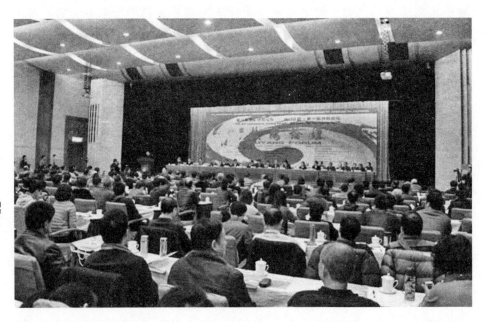

　　下面进行开幕式的第一项议程，请到场的领导和专家代表致辞。首先请安徽中医药大学校长王键先生致开幕辞！

　　王键：尊敬的王国强主任、王明方主席、陈先森主任、谢广祥省长，各位领导，各位嘉宾，各位专家，各位朋友，大家早上好！初冬庐州，风清气爽，今天我们在合肥迎来了由中华中医药学会、安徽省中医药管理局主办，安徽中医药大学、安徽省中医药学会承办的第三届国际扶阳论坛暨第六届全国扶阳论坛。首先请允许我代表安徽中医药大学对本次论坛的顺利举行表示热烈祝贺！向前来参加会议的各位领导、各位专家、各位同仁表示最诚挚的欢迎！

　　百年论坛百年事，扶阳论坛经历了六个春秋，为中医学术的传承开辟了一条新的途径，扶阳思想强调"阳主阴从"，认为阳气是机体生命活动的原动力。几百年来通过长期的、大量的中医临床实践，扶阳思想得到了很好的传承和发展，逐步形成了一套独到的理论体系和临床实践方式，确立了一系列治病防病的原则、方法和具体方药，为中医药的繁荣发展做出了重要贡献。安徽是黄河文化和长江文化的交汇地区，物华天宝，人杰地灵。安徽中医历史悠久，著述浩繁，历代医家辈出，百家争鸣，不限一科，不偏一家，不仅注重家传师承，注重经典医论，注重临床实践，而且学术思想活跃，医学流派纷呈；并以其严谨的治学态度，深厚的文化底蕴和卓有疗效的临床实践，逐渐形成了独具特色的新安医学流派。新安医学流派不仅在安徽独树一帜，影响更波及江浙，蜚声海内外。新安医学和扶阳学派作为两大非常有影响的医学流派，作为中国医学的重要组成部分，在学术上可以说是一脉相承，相互促进，各具特色，各有千秋。扶阳学派强调"阳主阴从"，创立四逆之法；新安医家把疾病看作是人体正气失调的外在表现，同时认为外症必根于内，从整体观、辨证论治、经络学说等基础理论和临证入手，重视脾胃与肝肾，强调固本培元，调养气血，培育正气，新安医学与扶阳学派尽管治法不同，但在维护健康和解决疑难病证上可以说是殊途同归，共同为促进人类的健康事业而努力。相信扶阳论坛的成功举行，对于促进中医药理论的创新和临床运用、增进人们健康意识、传播中医药文化，必将产生积极深远的影响。

安徽中医药大学创建于1959年，是安徽省和全国高等中医药教育中的重要一员，也是安徽省唯一一所中医药本科院校，为祖国的中医学和安徽医药界培育了大批优秀人才。在50多年的发展历程中，我们秉承"北华佗，南新安"的医学传统和"至精至诚，惟是惟新"的办学理念，坚定中医信念，弘扬中医精神，以人才培养、科学研究、社会服务、文化传承、对外交流为己任，主动适应中医药事业发展，主动适应中医药产业化、国际化发展，凸显了学校的办学特色，优化了学校的学科专业结构，增强了学校的办学实力。目前学校是国家博士学位授予权单位、国家中医临床研究基地建设单位、国家中药现代化科技产业安徽基地、国家中医药对外交流与合作基地。少荃湖新校区一期工程竣工并投入使用，安徽省中医药科学院于去年在学校的基础上正式成立，并面向海内外招聘了一批优秀人才。当前全校上下正以饱满的工作热情和扎实的工作作风，积极推进学校的新一轮跨越式发展。我们学校的改革、建设、发展得到了各级领导、各位专家教授以及兄弟单位的热情关心和大力支持，在此我谨代表学校对各位领导、各位专家和兄弟院校表示衷心的感谢！

党的十八大非常重视中医药的传承和发展，特别强调要扶持中医药和民族医药事业发展。面对新形势、新任务，进一步以临床实践为基础，深

扶阳论坛⑥（第二版）

开幕式节选

5

化中医理论研究，促进中医各流派学术的交流，百家争鸣，百花齐放，既是中医药事业发展的需要，也是更好保障民众健康福祉的需要。今天嘉宾相聚合肥，共襄盛会，交流经验，切磋技艺，齐绘蓝图，共谱华章，作为东道主，我们深感荣幸。我们预祝本届论坛圆满成功！祝各位领导、各位专家、各位代表身体健康，生活愉快，谢谢大家！

　　谢钟：下面请扶阳论坛代表、新加坡扶阳养生学会会长朱立信先生致辞。

　　朱立信：尊敬的王国强局长，尊敬的各位领导、各位专家学者，大家早上好！我是来自新加坡的朱立信，非常荣幸能够出席本次扶阳论坛大会。首先我谨代表新加坡扶阳养生学会及马来西亚扶阳养生馆全体同仁祝贺本届国际暨全国扶阳论坛成功举办！

　　悠久的中华古代文明孕育了独特的中医学术。中医扶阳学说源远流长，博大精深，乃我们中医药学的一大宝藏。经过了这几年的努力，扶阳学说与扶阳疗法已经在新加坡这个岛国推广开来。这次在安徽合肥举办本次论坛，对我本人来说意义重大。因为我就是在安徽中医药大学取得的硕士学位，还记得大约六年前，是大学校长王键教授亲自主持了我的结业典礼。在我的推动下，2012年4月在新加坡举办了第一届扶阳养生论坛，更奠定了扶阳学说在新加坡这个南方岛国的地位。我们将通过新加坡在东南亚这个特殊的地理位置，推动中医扶阳论坛走向世界。最后我祝贺扶阳论坛举办成功！祝愿扶阳学说继续发扬光大！我在新加坡也会继续努力推广中医扶阳学说的理念，让扶阳疗法发扬光大！谢谢大家！

　　谢钟：下面请第三届国际扶阳论坛暨第六届全国扶阳论坛大会主席、第四代扶阳传人卢崇汉先生讲话。

　　卢崇汉：尊敬的王明方主席、王国强局长、陈先森主任、谢广祥省长，各位代表，大家上午好！第三届国际扶阳论坛暨第六届全国扶阳论坛今天在安徽合肥隆重开幕了，作为扶阳论坛主席，我对这届论坛的顺利举办表示热烈的祝贺！这届论坛能够在安徽举办，首先要感谢王国强局长的大力支持，要感谢中华中医药学会的孙永章主任，还要感谢安徽省中医药管理局以及安徽省中医药学会的精心策划，还要感谢安徽中医药大学的周密组织，正是因为有了他们的辛勤付出，才使得我们今天能够再次聚集一堂，对中医扶阳的理论与临床应用进行进一步探讨和交流。这届论坛能够在安徽举办，尤其要特别感谢的是安徽省政协主席王明方先生，王主席非常关心和重视扶阳论坛的举办，早在上一届扶阳论坛在四川成都举办时，他就开始努力争取和筹划本届扶阳论坛能在安徽举办，并积极与国家中医药管理局和中华中医药学会沟通协调。王主席对举办扶阳论坛的关心，不仅仅是因为他作为省级领导对发展中医事业的责任，更是因为他始终坚定发展中医的信念。我是因为偶然的机缘结识了王主席，言谈话语之间他表达出对中医事业发展的期待，表达出对扶阳论坛的重视和牵挂，真可谓是情真意切，感人至深，催人奋进，令人鼓舞！这次我来到安徽参加扶阳论坛感到很亲切，因为安徽是郑钦安的祖籍所在地。大多数人只知道郑钦安是四川邛崃人，这在他著的医书序中也讲到"余蜀南临邛人也"，据我祖父卢铸之讲，他于清光绪十六年，即1890年开始师从钦安先生，达11年之久。对于郑钦安先生的祖籍，我祖父在1924年的《重读郑师〈医理真传〉有感》一篇里面讲道："先师郑寿全，字钦安，原籍安徽，先祖宦游来川，遂家邛崃县。"我也曾向祖父请教过这个问题，我祖父讲郑钦安的曾祖父因做官而迁至四川，郑钦安是在四川出生的，但是他的祖籍是安徽。所以我这次来到安徽感到很亲切。安徽有着极具地方特色的徽州文化，其中新安医学也是产生和兴盛于徽州，是中华中医药学术的一个重要医学流派，带有浓郁的地域特色，它医家之众、医籍之多、创获之大、影响之深，在中医学的地域流派之中被称为"首富"。正是由于深厚的徽州文化和新安医学的根基，我相信本届扶阳论坛在安徽举办，必将对扶阳思想在中医界的更进一步的传扬起到很大的作用。最后祝第三届国际扶阳论坛暨第六届扶阳论坛圆满成功！谢谢大家！

谢钟：下面请安徽省卫生厅厅长于德志先生讲话。

于德志：尊敬的明方主席、国强副主任、广祥副省长，尊敬的各位专家、学者，大家上午好！第三届国际扶阳论坛暨第六届全国扶阳论坛今天在合肥隆重举行，首先我代表安徽省卫生厅、安徽省中医药管理局向论坛的举办表示热烈的祝贺，向亲临大会指导的各位领导和来自全国各地的代表表示热烈的欢迎！

作为中华民族优秀文化瑰宝的中医药，在安徽有着悠久而辉煌的历史，"北华佗，南新安"，是安徽中医药的特色和优势。华佗是一位通晓养生之术又精于方药的名医，其方术自成一派，在汉代与尊崇《黄帝内经》的医经派、张仲景的经方派共成三足鼎立之势。他创立的"五禽戏"开创了运动医疗健身的先河，流传至今，国务院公布的第三批国家级非物质文化遗产名录中就有"华佗五禽戏"。黄山脚下的古徽州，有一条新安江横贯其中，蜚声杏林的新安医学就诞生在这里。肇起于东晋、形成于宋元、兴盛于明清的新安医学，是我国传统医学中具有徽州地域文化和人文特色的综合性学术流派，也是中医药发展史上影响较大的地域性医学流派，以历史悠久、医家众多、医著丰富著称于世，堪称明清时期中医学的瑰宝。全国著名医史专家余瀛鳌先生认为，新安医学"在以地域命名的医学流派中堪称首富"。据考证，自宋及清有资料记载的新安医学医家达 800 多人，医学论著达 900 余种。新安医学的传承方式是家族传承、师徒相授等，家族式传承方式堪称新安医学的一大特色。许多医家经验传承至今，如新安医学世家"张一帖"内科第 14 代传人李济仁教授，被评为新中国成立 60 年来首届 30 位国医大师之一，"张一帖"内科疗法入选第三批国家级非物质文化遗产名录。历史上，安徽境内各学派各抒己见，相互争鸣，兼收并蓄，博采众长，为传承和发展中医药学术，丰富和完善中医药理论，做出了历史性的贡献。

新中国成立以来，特别是改革开放以来，安徽省的中医药事业日新月异，发展迅速。尤其是近年来，在省委省政府领导下，我们把发展中医药事业作为我省深化改革的重要任务，相继形成了"5+1"和"3+1+1"的医改模式，全省中医药基础建设得到加强，服务体系进一步完善，服务能力持续提高，中医在防病治病、提高人民健康水平等方面发挥了重要作用。

在国家对中医药扶持政策的大力支持下，中央加大了对我省中医药基础设施建设和其他专项基金的支持力度，据统计现在已经达 1 亿多资金。这些项目使我省中医药服务能力和水平得到大幅度提高，基本实现每个市县都有一所政府办的中医院的目标，80% 的乡镇卫生院、社区卫生服务中心能够提供中医药服务。中医药在缓解人民看病难、看病贵方面发挥了重要作用。在中医药发展的历史长河中，学术流派灿若繁星，是中医药发展史上特有的文化现象，流派之间既相互争鸣，又互相渗透，取长补短，从而提高了对中医药理论的认识，充实和完善了中医药的基础，提高了中医药的诊治水平和临床疗效。起源于四川的扶阳学派，以注重阳气、善用附子而著称，近百年来在川、云、贵一带广为流传，近年来在全国掀起了颇有影响的学术热潮。这次论坛在我省举办，对于我省中医药传承和创新工作是一次鞭策和鼓励，我们将以此为契机，继续加强和重视中医药的继承和创新工作，努力营造百花齐放、百家争鸣的良好学术氛围，积极推进中医药理论和实践创新，为繁荣中医药学术、发展中医药事业、保障人民群众健康再创佳绩。

最后预祝会议取得圆满成功！并祝各位领导和专家同志们在安徽期间身体健康，万事如意！谢谢大家！

谢钟：下面请安徽省人民政府副省长谢广祥先生讲话。

谢广祥：尊敬的王国强主任，尊敬的各位专家、各位来宾、同志们，正当我省全面深化医药体制改革、大力发展中医药事业的时候，我们高兴地迎来了第三届国际扶阳论坛暨第六届全国扶阳论坛在合肥的隆重开幕。在此我受明方主席的委托，向与会的各位领导、各位专家学者表示热烈的欢迎，对多年来一直关心和支持安徽中医药事业发展的国家卫计委和国家中医药管理局以及社会各界的专家学者表示衷心的感谢！中医药发展源远流长，特色突出，优势明显，对保障人民群众的健康具有不可替代的历史作用和现实意义。党的十八届三中全会通过的《中共中央关于全面深化改革若干重大问题的决定》，提出了完善中医药事业发展的政策和重要任务，对中医药事业发展提出了更高的要求，创造了更加有利的发展机遇，特别是随着人民生活水平的提高和对健康需求的不断增长，为中医药提供了更为广阔的发展空间。中医药在安徽历史悠久，源远流长，"北华佗，南新安"就是这一特色优势的真实写照。著名医学家华佗创编的"五禽戏"传承至今，被列入国家级非物质文化遗产名录；新安医学以医家众多、医著丰富著称于世，是我国中医药史上颇有影响的地域性学术流派。特别是2009年以来，随着全国深化医药体制改革，我省积极加以推进，安徽中医药事业在国家有关部委的大力支持下取得了长足的发展，省委、省政府将发展中医药列为深化医改的重点任务，大力扶持，积极推动，全省中医药事业进入了快速发展的新阶段，取得了一大批高水平科研成果，涌现出一批在国内外颇有影响的知名医药专家、学者，为保障群众健康、促进经济社会发展做出了重要的贡献。

扶阳学派作为中医药的重要学派，坚持在中医理论框架下不断创新，形成了"阳主阴从"的理论和扶阳体系，对现有中医诊疗体系进行了丰富和完善。今天本届扶阳论坛安排在具有中医历史传统的安徽举办，大家一起交流切磋，展现了中医药学术百家争鸣、百花齐放的生动局面。我们相信这次论坛对弘扬中医理念、坚定中医信心、加快中医发展，必将起到积极的推动作用。同时我们也对广大中医药工作者更好地传承发展中医药事业，更好地保障人民群众健康，寄予美好的祝愿和殷切的期待。

最后祝本届论坛取得圆满成功，祝各位专家学者和与会同志们在安徽身体健康，一切顺利，谢谢大家！

谢钟：下面请国家卫计委副主任、国家中医药管理局局长、中华中医药学会会长王国强先生讲话。

王国强：尊敬的明方主席、广祥省长，各位领导、各位专家、各位同仁，大家上午好！在全国上下认真学习贯彻落实党的十八届三中全会精神之际，我非常高兴能够应邀来出席由中华中医药学会和安徽省中医药管理局共同主办的第三届国际扶阳论坛暨第六届全国扶阳论坛，首先请允许我代表国家中医药管理局和中华中医药学会向论坛的召开表示热烈的祝贺，向各位来宾表示诚挚的欢迎，向给予论坛大力支持的明方主席和安徽省人大、省政府、省政协、省卫生厅、省中医药管理局以及安徽中医药大学、安徽省中医药学会表示衷心的感谢！

十八届三中全会审议通过的《中共中央关于全面深化改革若干重大问题的决定》，在推进社会事业改革创新中强调要深化医药卫生体制改革，明确提出了完善中医药事业发展政策和机制的要求。这是继党的十七大、十八大政府报告中提出扶持中医药和民族医药事业发展的要求之后，再一次将中医药事业放在党和国家事业发展全局和全面深化改革的战略高度去部署和安排。这充分表明了党和国家对中医药事业的高度重视和坚定不移发展中医药的鲜明态度，也充分反映了中医药在社会主义经济建设、政治建设、文化建设、社会建设、生态文明建设"五位一体"的总布局中的地位和作用正在日益提升。完善中医药事业发展政策和机制，虽然话不长、字不多，但内涵丰富，要求明确，意义深远。这充分体现了党中央、国务院对中医药事业的高度重视，以及继续贯彻落实好扶持促进中医药事业发展的政策要求，继续贯彻落实好国务院关于扶持和促进中医药事业发展若干意见的任务部署。这再一次表明了通过深化改革，进一步完善扶持和促进中医药事业发展的政策措施，着力破解影响和制约中医药事业发展的一切体制、机制障碍，是加快推进中医药事业发展的又一次难得的历史性机遇。我们一定要牢固树立进取意识、机遇意识、责任意识，乘势而上，顺势而为。在当前和今后一段时期，我们将进一步贯彻和落实十八届三中全会精神，抓紧研究完善中医药事业发展的政策和机制。

一是紧紧围绕贯彻落实若干意见，进一步完善相关政策，切实把握扶持促进中医药事业发展在深化医改中充分发挥中医药作用的政策目标，按照若干意见及医改的总体要求所确定的基本原则，进一步细化政策领域，实化相关政策；在完善中医药服务提供和利用的鼓励政策方面，探索完善中医药服务价格的形成机制，探索建立中医药服务财政补贴的政策，探索在医保结算制度中有利于发挥中医药特色优势的支付方式和政策等。在中医药服务管理政策方面，探索满足群众对中医药多样化、多层次需求的中医诊所、预防保健等服务机构的设置和鼓励民营资本的投入和多方的参与模式，完善中医类别医疗机构分类，设立传统中医师，健全中医人员专业技术职称评审制度，建立临床类别执业医师学习中医的制度，完善中医诊疗设备、中药等中医药服务产品审批、注册制度。在完善中医药发展扶持政策方面，探索建立稳定的财政投入政策，完善社会资本办中医的优惠政策，健全设立中医药发展基金的激励机制。在完善中医药产业发展政策方面，探索建立促进中医药健康服务发展的优惠政策，完善中药资源保护与开发利用质量保证的政策，完善鼓励发展道地药材和中药材规范化、规模化种植的政策，建立中药优质优价和中成药与中药材价格联动的机制，等等。

二是要紧紧围绕中医药事业全面协调发展，完善工作统筹机制，完善中医药工作跨部门的协调机制，认真总结国务院中医药工作部级协调机制，中医药工作联席会议机制，以及各级政府中医药领导小组等做法和经验，建立健全工作规则，完善规划统筹机制，建立中医药中长期发展规划的编制制度，健全规划实施的组织协调机制，健全中医药管理体系，强化地方中医药管理部门的职能，不断提升中医药管理水平和履职能力。

三是紧紧围绕完善政策机制，进一步加强顶层设计和基础研究，以构建中医药政策体系为目标，加强中医药发展战略研究，深入研究确定中医药政策体系的整体框架和中医药政策涉及的主要领域等主要的理论和实践问题，并使这些问题成为中医药政策研究的逻辑起点，进而明确研究重点领域和优先主题，确定研究的重大项目，以为中医药政策研究奠定坚实基础为目标，深化相关理论和实践问题的研究，如中医药本质特征及其特色优势、中医药发展规律及如何坚持发展规律，中医药原创思维及主要的科学问题，中医预防保健的组织方式及其服务体系，中医药服务人员分类及其应当具备的基本知识和技能，中西医结合的内涵、外延及主要途径和方法，等等。

各位代表，扶阳学派是近现代中医学术流派发展的代表之一。近年来加强学术交流，连续举办学术论坛，其影响力越来越大，为促进学术流派传承和国际交流做出了积极的贡献。本次论坛以理论和实践的创新为主题，是扶阳学派认真学习贯彻落实三中全会精神，推进学术创新发展的实际行动。我衷心希望各位专家紧紧抓住当前发展中医药事业的有利时机和良好机遇，以高度的责任感、紧迫感来认真研究扶阳学派继承与创新中的关键问题，以改革的精神积极地推动解决，并在实践中与时俱进，协同创新，认真学习继承经典理论和技术方法，以改革的精神不断地吸收新理论、新知识、新技术，为我所用；认真地培养传承人才，以改革的精神积极地创造条件、创新机制，激励年轻人才加快成长；认真推动临床与科研相结合，以改革的精神，不断加以总结提炼，提高临床疗效，大力地弘扬扶阳学派独特的优势和作用，为促进中医药继承创新和提高人们的健康水平做出新的、更大的贡献。

最后预祝会议圆满成功，谢谢大家！

谢钟：下面进行开幕式的第二项议程。

请安徽省卫生厅厅长于德志先生为北京大学教授楼宇烈先生赠送书法作品。

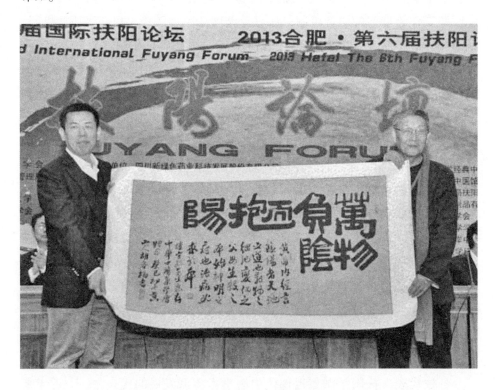

请安徽省委办公厅秘书长沈干先生为第四代扶阳传人卢崇汉先生赠送书法作品。

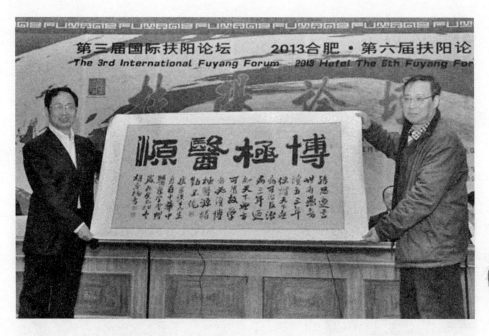

请安徽省政协主席王明方先生为广西中医药大学经典中医研究所副所长刘力红先生赠送书法作品。

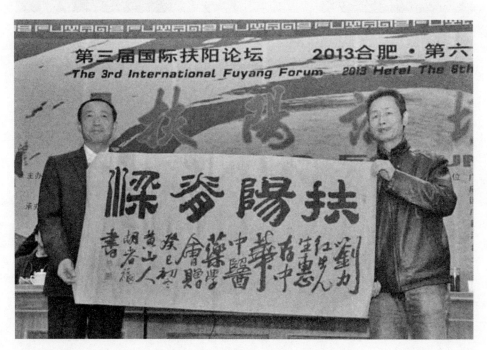

请国家卫计委副主任、国家中医药管理局局长、中华中医药学会会长王国强先生为安徽中医药大学赠送书法作品。

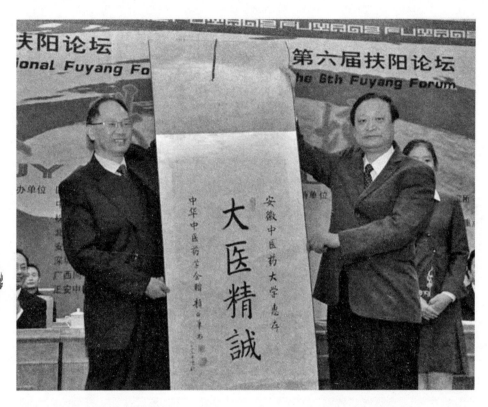

这次论坛还得到了以下单位的大力支持，他们是广西中医药大学经典中医临床研究所、国家中医药管理局扶阳学术流派重点研究室、广西林源堂养生制品有限公司、成都卢火神扶阳中医馆、新加坡扶阳养生学会、澳门中华运气医学学会、台湾中华海峡两岸中医药合作发展交流协会、北京空达维尔医学研究院、广西同有三和中医养疗中心等单位。让我们以热烈的掌声向他们表示敬意。

开幕式到此结束，谢谢各位！

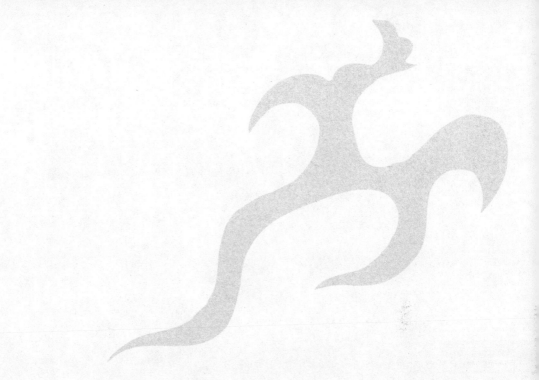

大会报告

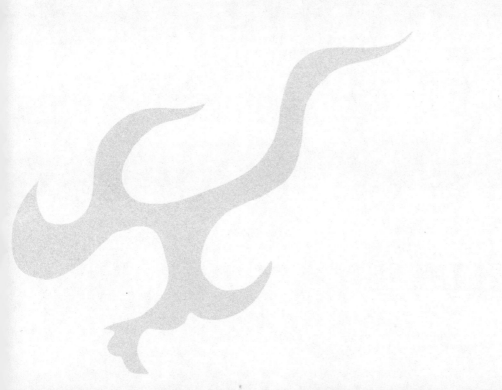

中国文化的生生之学

楼宇烈

温长路：各位专家、各位领导、各位朋友，大家上午好！

今天是农历的十月二十，民谚有"十月小阳春"之说。看合肥花红草绿、阳光和煦，确有一番春意盎然之象。当然这只是一种比喻的说法，从气象学意义上准确点去说，是秋的余韵浓厚怡人，秋的景色美丽动人，合肥给人的感受是热情和温馨！此时此地，第三届国际扶阳论坛暨第六届全国扶阳论坛在这里举行，扶阳热带来的升温，一定会给合肥乃至安徽带来新的发展生机，使安徽的发展更显出蒸蒸日上之象；给朋友们带来更多的阳刚之气，使大家的事业更加光彩绚丽；给中医事业带来无法估量的动力，使中医快速发展的列车奔腾向前！

马上就要开始的讲座，是本次论坛的第一乐章，主讲人是一位明星专家——我国著名文化学者，北京大学哲学系、宗教系教授，博士生导师，宗教研究所所长，京昆古琴研究所所长，国家古籍整理规划小组成员楼宇烈教授，他报告的题目是《中国文化的生生之学》。相信他的报告一定能给这次论坛带来一个红红火火的开场、一道可嚼可品的文化大餐、一次入脑入心的国学震撼！

下面，让我们以热烈的掌声欢迎楼宇烈教授为论坛开讲！

楼宇烈：尊敬的主持人，各位教授、各位代表，非常高兴参加这次盛大的论坛，另一方面也很惶恐，因为要我来做一个演讲，而且是放在开场的第一场。按照现在学科的分科，对于医学我完全是个外行，或许根本就没有资格来谈。但是我觉得我们现在的学科分科要怎么样来认识，确实还是一个值得探讨的问题。我们现在是一个科学的时代，大家都强调科学，我们的理念中，"科学"这个概念往往就指的是研究客观物质世界的自然科学。但是其实科学是从近代以来兴起的一个概念，这个概念最初的含义是指分科的学问。所以我们可以看到近代以来我们的文化研究，分门别类，分科地去研究，而且越分越细，所以隔行如隔山。分科越来越细，似乎是让我们的研究能够精确深入，但是从另一个角度来看，又让我们的眼界越来越窄，思路越来越窄，所以分科的学问到现在，其中的弊病已经显露出来了。

从 20 世纪 80 年代以后，我们可以看到，20 世纪 50 年代开始的所谓专门化、专业化，把许多大学都拆开分类，综合大学、医学院、农学院，等等，都分得非常专业。这种过分专业化分科的学问，使我们的思想受到很大的局限，使得我们的眼界越来越窄，头脑越来越僵化。所以后来很多学院又成立了文科，把一些医科大学又重新合并到综合性大学里面去。我们可以看到这个问题的存在，所以我们对传统的文化跟现代的分科要有一种认识。所以我提出了"生生之学"这个概念，其实它的最初的目的就是要冲破我们对"医"这个概念的认识，尤其是现代对"医"这个概念的认识，现在我们大多数人对医的认识，主要停留在诊病、医病，或者包括预防等方面。其实中国传统文化中的"医"是在整个的文化之中的，它不是某一个专业的、专门的治疗方面的文化，而是一个整体的文化。

"生生"这个概念我最初得到的启发，是来自《周易》的"生生之谓易"。但由于我原来主要研究哲学，研究中国哲学，所以把"生生之谓易"这个概念也仅仅是用在认识天道、地道、人道方面，而且是从哲学角度去思考的，并没有联系到其他方面。但是后来我看到《汉书·艺文志》，其中有一篇叫"方技略"，当时写《汉书》时候所留存下来的有关于医学方面的著作总结为"方技略"，分为四大块，包括医经、经方、房中、神仙四个方面，最后他总结了一句话，"方技者，皆生生之具也"，也是用了"生生"两个字。我受到这个启示，我马上跟之前的"生生之谓易"的"生生"联系起来了，《周易》里面讲到的"生生之谓易"不就是生生之道、生生之理么。一个是机体机能层面的"生生之具"，一个是讲天道、地道、人道，天地人三道道理的学问。既然有生生之道，又有生生之具，那么这两个合在一起就是一个生生之学。所以最初我是这样把它连接起来，提出了一个"生生之学"。所以我觉得我们这个医，不能够仅仅停留在"具"的层面。如果我们看了《汉书·艺文志·方技略》对于各个部分的叙述，也可以看出来，它不是停留在"具"这个层面，而是都把它上升到"道"这个层面，这恰恰是中国文化共同的特征。

我在北大创立了一个京昆古琴研究所，我是所长，其实这个都是虚的，但是我也参与了一些实际的活动，把列入世界非物质文化遗产名录的两个艺术做起来。我们最初在2001年和2003年这两届的世界非物质文化遗产会议上定下来进入名单的两项中国的艺术是什么？2001年是昆曲艺术，2009年是古琴艺术。正因为如此，我就成立了一个京昆古琴研究所，把昆曲和古琴这两个艺术提倡起来。

那么在这个过程中间我就提到了一个理念，可以说是中国文化的一个根本性的理念——"以道统艺，由艺臻道"。中国文化，都是道艺结合的。而我当时提出来这个"艺"，我们现在也仅仅把它理解成文艺，琴棋书画、歌舞是文艺，或者再包括文学，等等。其实在中国古代文化传统，六艺不仅仅包括文艺，也包括武的，也包括技的。所以我们从事任何具体的艺都要跟道相结合起来，所以没有生生之道的指导，就不可能去做好生生之具的工作；而我们去从事生生之具的工作，又必须不断地把它提升到生生之道的层面。也正因为这样，后来我就体会到在医学界经常讲的"医易同源"，医易同源就强调我们的医是从易来的，这两个都是探讨天、地、人的道理。所以我就想到既然可以说"生生之为易"，是不是也可以说"生生之为医"？医易同源嘛，都是在探讨生生的问题。所以我提到了"生生"这样的概念，我觉得我们不能把医停留在找病、治病这样一个层面，而是要把它提升到"生生"这样的高度。那么什么叫生生呢？第二个"生"是生命的生，第一个"生"是指对生命的认识和对生命的保护。所以生生两个字连在一起就是尊重生命、认识生命、保护生命。这个生命也不仅仅是人的生命，也包括了万物的生命，包含了天、地、人。

以我们现在的概念来看，生命是活的；那么也还有许多非生命，那就不是活的，是死的。其实从另一个意义上来讲，非生命，也是一种生命，就像我们物理学探讨的，有物质，还有暗物质，暗物质也是一种物质。我们看起来似乎没有生命的东西是不是也在变化？石头是没有生命的，但是石头是不是也在变化？我们把它放在整个宇宙中间去，它是不是也在变化？整个的大地是不是也在变化，沧海桑田，高岸为谷，深谷为陵，整个宇宙都在变化，它是另一种形式的变化，但是另一种形式的变化跟这种活体的生命变化也有相通之处。所以我觉得我们在理解中医这个"医"的概念时，把它放到整个中国文化体系中去，从生生之学的角度去理解它，我们才能够把医这个概念搞清楚。

我是学哲学的，后来从事中国哲学的研究，对于中医的关心是从30年前开始的，但我没有任何的实践经验，也就是从理论上学习它，了解一点

中国文化的生生之学

中医。那么契机在什么地方呢？我跟中医的缘分来自30年前，有一位在北京中医药大学上学的瑞士留学生有一天跑去找我，我当时是北京大学哲学系中国哲学史教研室的主任。他说到这儿来留学是想学正宗的中医，他在中医药大学读了两年了，马上就要进入第三年，所听到的中医都是用西医的道理来讲的，觉得来了以后很困惑，如果到这儿来也还是用西医的理论来解释中医的话，就没必要来了。他觉得中医理论跟中国哲学的理论是一脉相承的，它是中国哲学理论的一种实践的体现，因此想到北京大学来听一听中国哲学史课，行不行？我说当然行了，也欢迎你来。但是我说，你也不要抱太大的希望，为什么？因为我们现在讲中国哲学也是拿西方哲学的理论来解释的。但是他这个访问，也确实让我进行了反思。

我们这些年来确实是在用西方的哲学理论来解释我们中国哲学的道理。比如一说到老子的"道"，道生万物，这个道是最后生万物的根源。这个道是什么？这个道就是精神，就是黑格尔的"绝对精神"，就是柏拉图的理念，用这样的方法来解释老子，那完全不是老子的思想。因为老子说的道是无形无象的，不可言说的，它不是在万物之外，更不是在万物之上的，它是存在于万物之中的。万物是从道那儿得到了它自己每个物的本性，这就是它的"德"。所以我们古人说老子的道德这两个概念，就讲得很简单，很清楚。"道者路也，天地万物所共由也"，天地万物都要从这条路里面走出来的，这就是道。德呢？"德者得也，天地万物所各具也"，指天地万物所各自具有的特性。所以道不是另外一个东西，离开了所有万物的德就没有这个道，所以道不是在万物之上。

所以我刚才说，道就在医里面，医里面就包含了这个最高的道。医是具体的技艺，如果我们只停留在具体的技艺，我们的医一定会离开这个道而走向片面的。所以在这位留学生的提问下，我就想中医如何来体现我们中国"道"的，我就看了一些中医的书。看着看着我就发现很多道理跟我学的哲学的著作里面讲的一样。中医说养生要分四时，要调情绪，我就想我学的哲学里面也有说的"循天之道，以养其生"。再看看我们说的阴阳、五行，董仲舒第一个详细地用阴阳五行把中医构建成一个比较完整的体系：阴阳的消长，五行的生克。他用阴阳来解释天道的变化，他说阴阳消长就构成了一年四季的变化，他说阴长到了极点，阳消到了极点，就是冬至。冬至白天最短，黑夜最长，到了冬至以后，物极必反，所以阳开始一点点往上长，阴又开始一点一点往下消，到了平衡的时候，就到了春分。春分过了以后阳继续上长，阴继续下降，降到了阴最低，阳长到最高，就是夏至，又物极必反。又达到阴阳平衡就是秋分，秋分以后阴还是往上长，阳还是往下消，再就回到了冬至。他是这么解释冬天的。那么我们人也要循天之道，也要遵循这个四季的变化，身体内部也在阴长阳消……这个不就是在讲养生的道理吗？

再去看看别的我们平时读的哲学著作。《吕氏春秋》讲的多是保护生命的，里面有专门讲到"贵生"，就讲到养生其实没有别的东西，就是去害。五味，酸甜苦辣咸，这个五味太过了，任何一个东西过了，就会害你。所以"去害"，不在于别的，就把多余的消除掉。里面还讲到什么叫"全生"，什么叫"亏生"，什么叫"害生"。里面特别讲到什么叫"生生"的道理，强调过分注重自己的生，变成了"厚生"，"厚生"的结果反而变成了"害生"，即"不以厚生而害生"，中国人最后讲到生这个字有很多的概念，摄生、养生、卫生、厚生等很多提法。我说我们中国人把维护、保护人的健康的部门叫卫生部，这个是庄子里面借老子之口讲"卫生之经"。这个很有意思，日本人却采用了一个让我们警惕的词，日本人把维护人生命的部门叫什么？叫"厚生省"。所以我说要警惕"勿以厚生而害生"。

再看看《淮南子》，汉代《淮南子》里面有很多内容跟道家著作《文子》有很多关系。过去很多学者在讨论究竟是《文子》抄了《淮南子》，还是《淮南子》抄的《文子》？因为里面有很多相同的东西。现在这个问题已经解决了，20世纪70年代发现了《文子》原文，证实它的存在早于《淮南子》。

我们也是把《淮南子》作为一个哲学著作来读的，后来专门研究《淮南子》，从里面找出了50多条跟医学有关的资料。然后再看《老子》，甚至《孟子》和孔子的《论语》，其中很多东西都跟我们"生生"的问题，也就是怎么样保护生命、尊重生命的道理连起来了，孟子讲："吾善养吾浩然之气。"浩然之气就是一股正气。所以我们中国的哲学如果再给它扩大一点，乃至整个中国的文化，从某种意义上来讲，都直接跟我们尊重生命、爱护生命、保护生命这个理念密切相关。

如果我们超越了现代人对医这个概念的框框，也就是医不仅仅是找病、治病的，这样一个框框的话，那么我想我们就对中医这个认识会发生一个根本的变化。我们可以从我们传统文化中间提到的几个中医的概念来重新思考一下。中医的概念，我们现在也仅仅把它局限在跟西医相对的中国的

中国文化的生生之学

"医"，或者在中国地区的"医"，这个是很有问题的一个概念。相对来说我比较赞同我们20世纪30年代把它称之为"国医"。当时我们都用"国"这个概念来区别跟西方的不同，我们的话称为"国语"，我们的武术称为"国术"，我们的历史教材称为"国史"，这个其实在日本也是通用的，日本也把他们本国的历史称为国史，来跟其他国家相区别。

用中医就跟我们历史上的中医的理念、中医的概念混淆了，我们很多人现在不清楚。其实中国传统文化中对中医这个概念是有特定的，有很多界定的。所以扁鹊就讲到中医是治人的，中医是治将病的人。"上医治国，中医治人，下医治病"，这个是中医的概念。中医是治人，而不仅仅是某一个病。我特别提到两个概念，也是我们现在很多人无法理解的：一个就是《汉书·艺文志·方技略》经方类里的一句话，叫"有病不治常得中医"，就明确了中医这个概念，也就是你有病不治就得到了中医这个精神了。这个现代人怎么理解呢？还有一个就是，清代的一位学者钱大昭，他在给《汉书》作注的时候讲，"今吴人犹云：不服药为中医"。再加上我们历史上很多的名家都说了中医是什么？中医就是要致中和，所以中医是中和之医。

我们如果跳出现在"医"这个概念，而是用这样一些理念去重新探讨一下我们的中医，那我想这些理念都跟我们的哲学，都跟整个的中国文化是分不开的。尤其是"致中和之医"，更是中国文化最根本的立足点。这就涉及中国人根本的世界观，世界观很重要的一点就是我们的天地、万物和人是怎么来的。西方的宗教讲天地、万物、人都是神创造的，都是上帝或者真主造的，所以他们都要听命于这个神。印度的宗教是多神信仰的教，这个世界万物是由许多神创造的，而人的命运也是由神来决定的。而中国文化不是这样的，中国文化中天地万物是气化的结果，不是神创造的，它是自然的产物，是气化的结果。这个是非常重要的、根本的不同。

东汉一位著名的哲学家叫王充，他总结道："天地合气，万物自生。"再形象一点儿，"天地合气，物偶自生"，就好像"夫妇合气，子偶自生"。所以这都是一个自然生长的过程，没有任何一个主宰。

那么生命是合气而成的，万物也是这样，万物的生成都是气的相合而和的结果，所以称之为"天和"。中和的状态就是生命的生存，也是生命的延续。在《中庸》里面有一句话，叫"致中和，天地位焉，万物育焉"，天在上，地在下，天覆地载，万物生生不已，生生这个概念在这儿又出现了。所以生命是以气的变化达到一种和的状态而生的，生命的生存和延续都要达到一种和的状态。《老子》里面其实也讲到了，"道生一，一生二，二生三，三生万物。万物负阴而抱阳，冲气以为和"。所以生命是在阴阳之气达到和谐的状态后产生的，所以失去了"和"就要想办法把它调整到"和"，这个可以说是中国人的一个根本观念，这个观念不仅仅适用于我们人，也适用于万物。同样的道理，天和人都有同样的道理，也就是有同样的规律和德行。

《中庸》里面提到"诚者，天之道也；诚之者，人之道也"。天道是讲诚，所以人道也讲诚，人跟天在此合一。看一下《周易》的观卦，有一句话："观天之神道，而四时不忒。"我们去观察天的神道，什么是神道？变化之道。还有"物生谓之化，物极谓之变，阴阳不测之谓神"。中国文化的"神"这个概念跟西方文化"神"的概念也是不一样的。神最原始的概念就是变化不测，或者说阴阳不测。所以北宋时候的张载，他给鬼神定下这么一个定义："鬼神者，二气之良能也。"所以我们这里说观卦里面说"观天之神道"，就是观察天的阴阳之气变化的道，就是四时不忒，一年四季年复一年，没有差错。这就是诚信。

"圣人以神道设教，而天下服也"，意思就是圣人要像天道一样讲诚信，来治理国家，来教化民众，当然大家都信服他了。所以人是要向天道学习的，天人是会有感应的。董仲舒特别讲"天人感应"。天人感应这个思想在我们中国的医学里面体现得最充分。因为自然界和气候的变化，对我们人体的影响实在是太大了，而且非常直接。

我们不太容易理解的是人的行为怎么影响天。天怎么来感应人比较好理解，在中医里面这个道理经常讲，比如养生要顺四时，要顺昼夜，不要颠倒黑白，不要反季节而动。过去我们都把董仲舒这个天人感应思想说成了迷信等来批判他。其实自然界的变化对人的影响，我们都会体会到，而人的行为怎么样会影响到天道的变化，我们不太注意，其实这个只不过是时间长短的问题。天怎么来感应人已很直接让我们感受到，而人们的活动变化对天道的变化可能要比较长的时间才能够显现出来。我们现在已经开始感受到了，由于人的活动让我们的生存环境已经发生了巨大的变化，以至于现在很多地方已经不适合人类居住了，这不就是感应的问题嘛。所以中国哲学讲的这些理念，在我们的现实生活中间它是有很直接影响的。我们现在从某种角度来讲确实比较偏重于治，而对于养，特别是"以养来治"这些东西关注得还是不够，或者养也走偏了，走上了以厚生来害生这样的路了。

其实《史记·扁鹊仓公列传》里面提到扁鹊的一句话，是非常值得我们今天的人来思考的。扁鹊说："人之所病，病疾多；医之所病，病道少。"这句话很值得我们思考，人们忧虑的问题就在于疾多，而医生忧患的问题则是道少。这个道我觉得也不是单纯的医理的东西，所以孙思邈在其《备急千金要方》开头就提出了做医生不是光让人读点儿医书，而是要对整个的文化，整个的传统文化，有全面地把握和了解，我觉得这个是非常重要的。孙思邈在《备急千金要方·大医习业》里提道："凡欲为大医，必须谙《素问》、《甲乙》、《黄帝针经》、明堂流注、十二经脉、三部九候、五脏六腑、表里孔穴、本草药对、张仲景、王叔和、阮河南、范东阳等诸部经方。"这个是我们的专业，用今天的话说这个也是专业课。在我看来，今天很多医学院的学生不见得都读了这些东西，就是说中医的专业典籍也不见得都读了。可是孙思邈还提出"又须妙解阴阳禄命，诸家相法，及灼龟五兆，周易六壬"，都需要精熟，这要求就更高了，我们一知半解就不错了，精熟就难了。他这里提到象数、风水、命理、占卜、灼龟，这些做医生的也要熟悉，我们现在都认为是迷信，不值一提，可是孙思邈提出来了，有没有道理？我想很有道理，因为这些东西实际上涉及人们的信仰问题，人们的心理诉求的问题，人们希望有一种力量来暗示它、来支撑它，从现在的俗语来说是心理问题。不仅如此，还要涉猎群书，"若不读五经，不知有仁义之道；不读三史，不知有古今之事；不读诸子，睹事则不能默而识之；不读内经，则不知有慈悲喜舍之德；不读庄老，不能任真体运，则吉凶拘忌，触涂而生"。实际上他就告诉你经史子集都要读，广泛地涉猎。下面还讲"不读内经，不知慈悲取舍之道"，这个内经不是《黄帝内经》，而是指的佛典，慈悲喜舍是佛教讲的四无量心，读佛经才能够知道做人要具有慈悲喜舍这样的德行。所以经史子集都要读，还要读佛典。这些还不够，"不读庄老，不能任真体运"，意思就是尊重自己的真性，不要违背它，顺其自然。否则吉凶拘忌，所以他是说我们不仅要读四书五经，读史，读诸子，还要读佛典，还要读老庄。这个还不够，"至于五行休王、七曜天文，并须探赜"，就是天文地理我们都要通晓。只有这样，对于医道，才无所滞碍。所以医道不仅仅是了解人的身体，了解各个部位结构如何，哪个部位得了病。所以扁鹊讲到的"医之所病，病道少"，就是知识面不够。所以中国说到的医道不是那么窄的，而是整体文化的，维护生命作用的"医"。

所以我说如果我们能够从生生之学的这个高度来看待它，那么我们就不能够只停留在人身体的某个部分，而是从整个全体来看。

如果不是这样来体会整个中国文化的特性，要把医学推向世界，这是不可能的。所以今年年初在北京的"中医影响世界"论坛上面，我特别提到了一个想法，一个理念，我们必须要大力地去弘扬中医里面的"不药之药，无方之药"的这个传统。

其实中国的传统医学里面强调的不仅仅是用药方来治病，也不是仅仅用针灸、砭石、推拿按摩来治病，更多方面是强调无药之药，无方之药。

近代一位著名的人物曾国藩，给他的儿子写信，因为他儿子身体不太好，故写道：治心病以"广大"二字为药，治身病以"不药"二字为药。人所谓的病，无非就是身心两个方面。一个是要你心胸广大，一个是让你不要用药。曾国藩跟他的儿子讲过这个道理，他说药能治病，但是也可能加重你的病，所以要慎用。所以我就想到了《素问经注节解》记载的一句话："养之不素则病生，治之不素则病成。"提到了"素"这个概念，《素问》的"素"，在历史上有很多讨论，这个"素"究竟是什么意思？有很多的解释，但是我觉得有一个解释恐怕是最好的，"素者本也"。这个本的意思我觉得就很好，因为"本"有几个含义：一个就是原本，或者我们说平素。第二个"本"是根本的意思。中医讲治本，《素问》就是问的根本、原本。

养要根据它的原本去养，治也要根据原本去治。因此你养之不素，你加了很多不是原来的东西，这个病就要产生了，你治也不是根据他原来的体质去治，那就病成了。所以说养生也好，治病也好，没有别的，就只是要"去其所本无，复其所固有"。人本天地阴阳、天和之气而生，养生、治病，其实就是回归到他原本的状态。

我们常说养身必先养心，治病必先治心。都是说到对于我们生命健康来说其实精神的因素更重要，更起决定的作用。如果我们自己有素的话，我们抓住这个本的话，还要抓住它的根本，从它的精神，从它的心理去着手。

现在国外已经有很多研究表明，78%的疾病是由情绪引起的。我说这个统计数字还是比较小的，我们可以说80%，甚至90%的疾病都跟人的情绪有关系，中医叫"情志"，甚至我们说百分之百的病都跟人的情绪有关系，也不为过。

我们中医经常讲，疾病其实就是三大类：一类是意外伤害，不能称之为疾病；除此之外无非就是两大类：外感、内伤。外感之所以在你身上能发病，能致病，是跟你自身的抵御能力有关系的。自身的抵御能力中起主要作用的是什么呢？是你的情志，你的情绪。

香港有人做过统计，就是统计感染了 SARS 病毒的有多少，而感染以后发病的又有多少，发病以后严重无法治疗而死亡的又有多少，这个比例数字一看就明白了，感染的有那么多人，可是感染之后发病的人，只是感染了这个病毒里面的，大概也就是 1% 还是 2%，因感染而发病的人里面，最后不治而死的又是极少数。所以我们有时候把外在的力量看得太强大了，而把我们自身抵御的能力看得太弱了。

如果中医也是这么去看问题，那就完全丢失了中国文化的精神，中国文化的精神是一个向内的，看重人体自己主体的这么一种文化。而西方的文化是向外的，看重外在的力量。所以我们中医的着眼点，应该是我们自身的抵抗、修复、痊愈的能力，而不是靠外物。《汉书·艺文志·方技略》里面就讲得很清楚了，用药石的阴阳之性来调剂平衡我们体内的阴阳，它只是一个补充的东西、辅助的东西，根本是要靠你自己。尤其是"神仙"这一条，它完全是在强调人的自身问题。

《汉书·艺文志·方技略》提到的神仙，"神仙者，所以保性命之真，而游求于外者也"。其提出来三条：第一条，要"荡意平心"，因为我们的心太乱了，想这个想那个，贪这个贪那个，心境要平静一点，不要胡思乱想。第二条，是"同生死之域"，不要把生死看得太重了，贪生怕死，要把生死看作是一样，看破生死吧。第三条，是"无怵惕于胸中"，怵惕就是提心吊胆，就像《论语》里面说的，君子坦荡荡，不做亏心事，还有什么可怕的。神仙者要求的就从这三个方面下手。

当然，如果过了也不行，所以它这个就叫"保真"，保性命之真。人一来到这个世界上面，就是不断地在丢失自己天生的真性、天然的真性。我们都知道儒家也说到"人之初性本善"。从哪儿来的？孟子。孟子说根据人的本性是可以为善的，指出人天生就有四颗心，在这四种心的基础上，就可以发展出来，形成人的仁、义、礼、智等这样一些品德，他说人生来就有恻隐之心、羞恶之心、慈善之心、是非之心。我们把它充分发挥出来就会形成人的仁、义、礼、智这样的一些品德。

人生下来以后就不断地在把这些东西丢失，一点一点丢失，甚至可以说丢失到最后没有礼义廉耻了，统统给丢掉了。《孟子》里面有一个比喻：牛山上面原来草木繁盛，可是经不住人今天上去砍一棵树，后天割一片草，结果变得光秃秃了。人心也是如此。怎么办？要把这些心找回来，所以要养浩然之气。人到这个世界上来就丢失了天和，丢失了阴阳之气的和谐状态，所以要把它恢复。

我经常跟大家说，读《老子》第一要认识到他讲的"道法自然"，"道法自然"就是要强调事物的本然状态，自然就是本然。要尊重每个事物的本然状态，这个在中国医学里面运用是最好的。我们看病一定要因人、因时、因地而有差异，就是要考虑时间的差异、体质的差异等，这就是自然，我们要尊重这个。那么我想我们现在讲这个道理，我们应该说很多从事中医的也都很清楚这个道理，而我们在实践上面有没有做到这样呢？那就很难说了。所以我觉得还是应该反复地强调。道家的原则就是要尊重每个事物的本性。

第二个学老子《道德经》，里面有一句核心的话，就是"反者道之动，弱者道之用"，道的变化运行总是反的，道的运用要守柔，这两点非常重要。所谓道的变化运动是反，这个反是什么含义呢？两层含义：一层是"相反相成"，任何事物都是有两个方面的，没有一个事物是只有一个方面的，独阳不成，独阴也不成。董仲舒就说了任何事物都是相合的。有左就有右，有内就有外，有前就有后等。所以一定要看到相反相成，这是一个重要的思维方式，不是绝对化的，不是非此即彼的，而是彼此不可分的。再一层是"物极必反"，事物发展到了极点就会向其反面转化。

为什么我们要说中医是辩证施治，因为我们的思维就是一个辩证的思维。我们不是崇尚非此即彼，不是对此和彼做一个决定性的定量的规定，更不是把这个定量定性的结论推广到一切。我们现在很习惯用西方的非此即彼的方式，而在中国的文化里、中国的哲学里强调的是一种辩证的思维，互依互根，不是纯而又纯的，而是相互包含，还会相互转化。这是一个动态的辩证思维，不是静态的非此即彼的思维方式。我们如果不能够理解、了解、把握这样一种中国文化中间辩证的思维，我想我们的中医就失去了它的灵魂。

生命是运动的，时时刻刻在变动。有中医知识的人都知道我们一个人早晨有早晨的状态，中午有中午的状态，晚上有晚上的状态，一天中的状态都不一样，何况一年四季，何况是一个人的少年、中年、老年。所以生命是活的，我们怎么样来维护生命？就要在动态中来维护，而不是把它当成一个千古不变的、一生不变的个人去对待。身体状态有变化，精神状态

中国文化的生生之学

也有变化，所以辩证思维是中国文化的一个核心的思维方式，就是中国的思维强调一种动态的平衡，这种平衡只是一个相对条件下的平衡，时空变化这个平衡也就变化了。如果失去了这样一种思维方式，我想中医就将不中了，就达不到中和的状态。中国人还非常强调一个字叫"时"，包含了时和空两个概念。如果我们失去了这样一些灵魂的东西，那么实践出来的中医就将不是中医了。

在这个变化的相互转变的过程中，我想有一个标志是最好的，也是中国人最喜欢的——太极图。太极图就最形象地表达了这样一个状态，首先阴阳鱼是在一个整的圆里面的、在同一个圆里面的，阴里面有阳，阳里面有阴的，不断地转动和变化。这是最形象的表达中国这样一种辩证思维，又能够表达整体关联的。

中国的文化归纳起来无非就是这样几点：一是强调整体关联，任何一个事物都不是孤立的，而且在部分里面包含了它的全体。这个思想在儒家思想、道家思想、佛教思想里面都有。儒家强调万物一体，道家强调道同为一，佛家强调一多相即，都这样的。就是这个整体上面的每一个部分都包含于它整体的全部的信息，这就是后来我们科学上说的全息论。这个是讲的抽象的道理，可是事实上呢？我们后来的《西游记》这部小说里面就把这个道理给形象化了，孙悟空跟好多人打架，分身不过来怎么办？身上拔一撮毛，吹一口气就变成一群孙悟空。这个道理我们中医最明白了，所以我们有手诊，有耳针，有足疗，都用了这个原理，部分里面有整体的信息。所以我就认为，中医中药的振兴跟中国文化的振兴是密不可分的。几年以前在很多中医的学术讨论会上我就恳请，我说中国文化要真正能够复兴，就要有求于我们中医界，把中医文化，把中医的具体运用的这个层面给它呈现出来。可是呢，很多中医界的朋友就跟我说，中医界的振兴有赖于中国文化的复兴，于是就成了一种互相推卸责任的现象。所以最后就是说让我们共同努力吧！

我来弘扬中国文化，希望对你们中医有推动；你们努力弘扬中医文化，也让人们更能够去领会中国文化的精彩之处。因为中医是有效用的，人身上不舒服了，中医给治好了，人就琢磨了，这是什么道理？哦，原来中医是让我们恢复平衡，达到平衡就达到健康了，就知道原来中国文化里面处处都讲中庸。什么叫中庸？中庸不是投机，不是取巧，中庸就是用中把握分寸，不要过，也不要不及，达到平衡一切就都健康。身体也健康，社会也健康，天地人也健康。一失去了这个平衡，一失去了这个中，一失去了这个和，身体也不健康，社会也不健康，天地人也不能够和谐相处。是不是这样的道理？原来中国文化那么精彩，那么深邃。

当然人们从孔子时代就哀叹了，不能够掌握中庸的精神，不能把中庸的精神贯彻到我们现实的生活中间、社会中间、处理天人关系中间，因此造成了很多的灾难——身体的灾难、家庭的灾难、社会的灾难、天地的灾难。其实我们对于自然灾害不需要大惊小怪的，自然灾害在某一种程度上，就是在调整自然界的自我平衡问题。这在《左传》里面就有相关的论述。自然灾害就是因为自然的平衡失去了，所以它要调整，自我调整。社会的问题也是这样，两极分化、贫富差异等问题严重了，这个社会就要变动了，就要调整，人体自身也是如此。

通过我们的中医养生治病的理念，通过我们的生生之学，让大家身心都能够保持健康的话，人们对于中国文化的魅力才有真正的体会。可是我们现在对于中医理论的理解，恐怕还不如某些西方人士。我们还拘泥于我们的以药治病，或者用各种各样的手段，刚才讲到的针灸、砭石、推拿、按摩等非药物治疗，等等。然而我们根本的指导理念是什么？这是一个问题。另外我们根本的向内的原则，强调人的主体性、能动性的原则，去鼓励人们或者得了病的人怎么样充分地树立起一种信念。我们不要小看它，现在包括西方很多心理学家，越来越看到信仰的力量、信念的力量，这些方面在中国文化中间都是早就有了。

现在环境有问题，我们大力去治理环境，治理什么环境？外在的环境还是我们心灵的环境？我们说某地环境治理好了，但我们心灵没有治理好，他还去破坏。我们外在治理永远赶不上他心理破坏的这个速度。

我曾经说过，我说我是北京水资源匮乏的见证人。为什么这样说？我是1955年考上的北大，到了北京。当时我们的校址已经搬到现在的西郊，当时海淀水资源丰富得不得了，那里有万泉庄，到处都是泉水。整个西北地区都是水作物的产地，水稻、藕、茭白、荸荠都是水生的，我在那里也去过很多地方采藕。现在呢？一无所有了。这三十多年的时间，人为就破坏了，而原来这个资源保持了几百年、上千年甚至可以说上亿年，这个自然环境，我们人为三十多年就把它给破坏了，你说我们治理三十年能治理回来吗？治理不回来。所以我们说治环境首先要治人，治人首先要治心。过去儒家讲的所有道理就是反求自己，反躬自问。所以你跟生存环境发生了不和谐，你问谁？问人。你跟社会别人发生了冲突了，问谁？问自己。你自己的身心发生了矛盾，问谁？问心。不要说我的身体就要吃，我的身体就有这个欲望要吃，可是吃出病来了你怪谁？你说嘴巴太贪了，其实不是嘴巴贪，是你心贪。所以中国整个文化都是一层一层相连，回到自己身上去。

可是西方的文化都是向外的，对外去追求，所以这是两个不同文化体系，要把这个搞清楚。所以我们说，我们要了解中国文化跟西方文化的不同，怎么来理解？我有句话，口头话，他们发生了什么问题一张嘴就说"我的上帝"。中国人发生什么事情一开口就是"天地良心"，尤其是良心。我看过一本书，是一个美国医生写的，叫《治心免病法》。看看里面是什么内容，治什么心？就是治你那颗没有按照上帝意志去做的那颗心，你要免病，就要让你的心跟上帝合二为一，你一切都听从上帝旨意去做，你各种各样的病都会没有了。这个道理也对。我们很多人就是因为心里面有问题，所以各种各样的病找来了，包括道德上面的问题，衣食住行上面的问题，精神上面的问题。所以我做的节目很多人也看过了，叫《三理养生》，生理无非就是饮食、男女、作息，从表面上看这好像是肉体上的东西，但是你过分追求这些东西，还是心的问题。我们过去说释迦牟尼是大医王，释迦牟尼治心，治贪、嗔、痴三心。因为我们有了贪、嗔、痴三颗心，所以我们就有了各种各样的问题，痛苦、烦恼。那么把你的心治好了，把你的痛苦烦恼解除了，这不是治病吗？所以近代有一位医学大家他就反复地说我们的佛典、四书五经、老庄等都是治心病的良药，以情治情，心情的病不是用草木、药石所能够治愈的。因为他是近代的，他也提到了即使是西方的那些哲学家的著作，也是治心病的良药。从这个上面说，我们医的理念，或者治病的理念也就大大扩展了，这真正落实到了治人的根本，因为人不仅是一个物质的人，更重要的是一个精神的人。生病不仅仅是一个物质（身）的问题，更是一个精神（心）的问题，精神的力量是起支配作用的，它是统帅、指导的作用。所以从这个角度来讲，我可以不谦虚地说，我也是一位大医。因为现在人们的心理病，我们统称为心理病，更需要人们去开导。很多不是药物所能治。药石不能治，其他的医疗技术手段也不能治，那只有解开他的心结才能够治。所以我想我们现在的学科的分类其实是禁锢了我们的思想，我们要把中医的精神恢复起来，首先要把它放到整个中国文化里面去，把他看成中国文化里面一个最光辉的一门学问。

刚才我说中国的整个文化是围绕着人来做的。人在天地万物之中，我们研究天地的问题，其实最终都是为了落实到人。人是天地万物中最为贵的，因此人的生命也是最贵重的，叫贵生。要贵生就要懂得摄生、养生、卫生的道理。这不仅仅是物质身体方面的平衡调整，还包括精神上面的充实调整。所以要把人作为一个全面的、整体的人来看，而不是着眼于生理上的病来看。

现在西方兴起的自然疗法里面，曾经提出了七条自然医学的哲学原则。这七条跟我们的中医是完全相同的。这七条原则，第一就是"无害原则"；第二是"自然愈合的效率"；第三是"寻找病因，并予以治疗"；第四是"整体化的治疗原则"，特别强调要着眼于把每个患者作为一个整体来看待，他是由躯体、精神、情智、社会和其他种种元素构成的综合体；第五条我认为非常重要，"医生是教师"，他说将来的医生不是开药的，而是指导人们健康生活的教师，采取健康的态度，自己为自己的健康承担责任；第六个就是"预防是最好的治疗"；第七条"要建立起健康的良好状态"，什么叫"健康的良好状态"？就是一种理想的躯体、理想的精神、理想的情绪和理想的心智。

心智的成熟对于一个人的健康有非常密切的关系，有很多人活到老，他那个心智也没有成熟，因为他老是害怕面对这个、面对那个。只有一个人既能够面对快乐，也能够面对痛苦；既能够面对顺利，也能够面对坎坷，就是不管什么状态下他都能够面对它，而不是回避和逃避它，这才是心智成熟。只有能够全面面对各种不同状态，他身体才能是健康的。你怕这个又怕那个，"怵惕存其心中"，你就一定要有病了。我觉得西方自然疗法的几个原则，跟我们中医是完全一样的。所以不要怕中医的这些理念，怕中国文化的这些理念人家听不懂，我们不需要去迎合他，用他的道理去解释，那就不是我们的东西了。所以我们一方面要接受外来的东西，一方面还要守住我们的本分，守住我们文化本来应该具有的精神和意义。我想我们要有这样的认识，就是中国的中医是一种生生之学，是一种整体文化的实践，而不是一种某一个专业的、技能的东西，这样我们的中医才有复兴和发扬光大的可能。好了，我今天就讲到这儿。

温长路：朋友们，刚才楼宇烈教授用两个小时的时间为我们做了一场高水准的报告，一位82岁高龄的老者，精神矍铄，神采奕奕，两个小时的时间连一口水都没有沾唇，气场很足。他的报告，引经据典，深入浅出，

扶阳论坛 ⑥ （第二版）

中国文化的生生之学

循循善诱，娓娓道来，简直就是一篇生动的劝世文、一篇精彩的劝学文！让我们再一次对楼老的精彩演讲和辛苦付出，表示衷心的感谢！

楼老从文化的高度、哲学的层面、历史的视野全面诠释了中国文化这门生生之学。中医作为中国优秀文化的组成部分，自然也是一门生生之学、生命之学。楼老报告的主题词是"生生"二字，他从中医的"生生之具"谈到事物的"生生之理"、自然的"生生之道"，最后把中国文化归结为"生生之学"。他所说的这两个字，正是我们这次论坛的主题，中心是"生生之道"。

扶阳理论的哲学基础，《老子》云："道生一，一生二，二生三，三生阴阳。万物负阴而抱阳，冲气以为和。"这个阴阳，也是中医的基本理论之一，是中医辨别人体生理、病理的法则。这个学说和《黄帝内经》中"阳主阴从"的理论，构成了扶阳理论的医学基础。当然，如果从社会学基础来看，它的渊源更远，应该从火的出现带来的人类在生存问题上质的飞跃和人们对火的崇拜就开始了。因此，我们说扶阳理论的产生不是偶然的现象，而是有着深厚的社会、哲学、医学基础的，是根深叶茂的。从古至今，这套理论经过了孕育、发生、完善、普及、发展的过程，形成了一支队伍、一个学派、一套理论、一种学说。近年来，对扶阳学派的研究非常活跃，也出现了许多骄人的成果，六届论坛的成功举办也是这一成果的重要标志之一。

不知大家是否注意到，在如何理解和宣传扶阳学术的问题上，当前有些误解或错觉，值得引起我们注意。

第一，扶阳学派仅是中医众多学术流派中的一个，既不是万能的，也不是唯一的。中国语言习惯的表述手法很丰富，有一种是运用平行叙述的方法来表现对立事物的：譬如，说了甲如何再说乙如何，说了阳如何再说阴如何，这个容易被理解；另一种表述手法是"说一不二"的，即只把对立事物的一个方面说清楚，而对另一方面则隐而不说，留给人们自己去思考。如病因学中的"太过"与"不及"，把太过中的"六淫"说得淋漓尽致，而不及中的表现却只字不提。同样道理，在提出扶阳观念的时候，就只讲与扶阳相关的问题，滋阴的问题就隐而不谈了，这种表述相对不那么容易理解，就可能会造成误解了。按照阴阳互根互助、互生互克的关系，有阳就有阴，有扶阳就有滋阴，这是不争的事实，只是研究者的侧重点不同，说法不同罢了。

在宋代的著作中已有了"藏用担头三斗火，陈承箧里一盘冰"的话，说的是当时在四川成都一隅行医的石藏用善用暖药，而在江浙一带行医的陈承善用凉药。还强调说，这是民谚中说的，可见当时医界已有了温热和寒凉两个学派，连老百姓对这些都是知道的。极为有趣的是，这两个地区正是历史上火神派和滋阴派活跃的地域，说明了这两个学派的形成是与政治、社会、地理、环境学因素紧密相关联的。后来寒凉学派派生出泻下、滋阴多门，温热学派分出了辛热扶阳和温和补土多门，成为金元四大家理论的形成和衍化的重要基础。

第二，有鉴于上，扶阳派和滋阴派反映出的都只是不同学派对问题认识角度和切入路径的不同，以及因此而形成的不同风格的用药习惯和特点。绝不能机械地认为，扶阳学派就不可以滋阴、不采取滋阴的手段，滋阴学派也不能扶阳、不采取扶阳的手段。

扶阳派只会用附子、干姜，而一概排斥使用寒凉药物吗？答案是否定的。扶阳派的重要代表人物郑钦安在他的著作《医法圆通》里说得明白："人咸目余为'姜附先生'，不知余非专用姜、附者也，只是因病当服此。""用姜、附必究其虚实，相其阴阳，观其神色，当凉则凉，当热则热。""余非爱姜、附，恶归、地，功夫全在阴阳上打算耳。"他发明的用"引龙潜海法"治疗阴水过剩或真阳不足之多种疾病，所喜欢使用的四逆散与封髓丹的化裁方，就是最好的说明，方中不仅使用了辛热的附子，还使用了苦寒的黄柏和滋阴的龟板（无龟板则必用淫羊藿替代），以及平和的砂仁、甘草等。

寒凉派只会用寒凉性质的药物，就不用温热药物吗？答案也是相反的。寒凉派的开山之祖刘完素在他的《黄帝素问宣明论方》中记载了350首处方，其中使用寒凉药物的比例不过只占到 $1/6$ 左右，而对附子、官桂、细辛、肉豆蔻等温热药的使用却为数众多，且颇具心得。朱丹溪长于滋阴药物的调配，但从未废弃对温热药物的辨证应用。在《宋元明清名医类案正编·朱丹溪医案》一书所治之病的117案中，涉及的处方为54则，药物94味，其中寒凉药物的比例是有限的，而热、温成分的药物却占有相当大的比例。

结论很清楚，扶阳与滋阴，与中医其他学术流派都是一根藤上结的瓜，作为同是中医旗下的不同学术流派，它们都必须建立在中医辨证论治的基础之上，不同的人、不同的病采用不同的治疗方法，这是中医学活的灵魂。

近年来，我们连续召开以扶阳学说为专题会议的目的，就在于透过这面历史的镜子，追古抚今，正本清源，以发展的眼光、清晰的思路去复兴、光大中医的继承、创新事业！

上午的讲座到此结束，为了表示对楼老的感谢，中华中医药学会和本次论坛的组委会将第一至第五次扶阳论坛大会的文集送给他，希望楼老继续关注中医，利用他广阔的平台继续为国医的振兴和发展鼓与呼，我们再次感谢楼老！

上午的会场听者都聚精会神，静心聆听，秩序非常好，感谢大家共同创造的好学风、好会风！下午精彩继续，期待着朋友们的到来！

卢氏创立"人生立命在于以火立极，治病立法在于以火消阴"源启

卢崇汉

孙永章：今天下午的报告也是我们整个会议最重要的一场，将由我们大会的主席、第四代扶阳传人卢崇汉教授给大家做演讲，同时我们也隆重邀请广西中医药大学唐农校长主持这场会议，大家鼓掌欢迎！

唐农：尊敬的第三届国际扶阳论坛暨第六届全国扶阳论坛的各位参会者，今天下午我们等来了大家盼望已久的第三代"卢火神"——卢崇汉教授的专题报告。今天上午卢崇汉教授介绍了安徽是第一代火神郑钦安的祖籍所在地，在来的路上卢师还说，他的祖父卢铸之告诉他，祖师郑钦安还能讲一些简单的安徽话，很有意思。我想郑钦安祖师爷如果知道他的徒孙在他的祖籍地开了国际扶阳论坛，做了专题报告，我想他会很欣慰。所以这是非常殊胜的一个事情。下面我们以热烈的掌声请卢崇汉教授做报告。

卢崇汉：全国扶阳论坛到今天已举办了第六届，国际扶阳论坛是第三届，吸引了很多从事临床的中医师和各中医院校从事中医理论研究的同仁，这几年他们最初是扶阳的追随者，而到现在，有的已由追随者变成扶阳的参与者，这实际上是一个很好的事。通过我们对扶阳理念的倡导和传播，在中医界中产生了很大的影响，业医者开始认识到扶阳的重要性。但扶阳的传承是一件非常严谨的事情，它涉及人的生命与生存，大家一定要认真鉴别传承的正统性。因为扶阳的治法、用药极其严谨，不能有丝毫差错，否则后果不堪设想，可能会既害己又害人，这样会毁了扶阳，也会害了病人。望医者、病者、中医爱好者慎之、再慎之。

我在往届扶阳论坛上跟大家谈到了多个方面的问题，这些问题归结到一点，就是卢氏创立的"人生立命在于以火立极，治病立法在于以火消阴"的扶阳医学思想。这里都提到了火，我在20世纪70年代初也就是40年前提到了一个问题，就是"养生治病以扶阳为纲，保天下众生长寿健康"，这实际上还是涉及火。钦安和卢氏为什么要提出扶阳，特别是卢氏在理和用

上更强调扶阳，那么扶阳的哲学理论基础是什么？今天上午北大哲学研究所所长楼宇烈教授讲了中医与哲学有十分密切的关系，所以啊，我今天也先从哲学的层面上来谈一谈为什么要扶阳，为什么卢氏要提出来这些问题，为什么提出元气是人身阴阳的主宰，人身立命全在坎中一阳，万病皆损于一元阳气，治病重在扶阳。重在扶阳，并不是完全忽略了阴，我们谈的阳和阴在认识上是有层面上的区别的。

今天上午温长路教授谈到了扶阳和滋阴的问题，今天下午我就来阐述一下这个问题。卢氏在郑钦安的基础上，对其理论和临床有了创新性的继承和发展，其思想总结一下就是，卢氏崇尚《周易》，强调"阳主阴从"。无论是在理论上，还是在临床上，都把"阳主阴从"的理念在理和用上一以贯之。在对生理的阐释上，卢氏重视坎中一阳，在治病立法上是重在以火消阴。为什么这样提？现在我们来讨论这个问题。我觉得你要了解扶阳，要重视扶阳，理解这个问题很有必要，因为我们认为中医学是一门科学，当然也有人认为中医不是科学，现在我们不占用时间去讨论这个问题。由于中医学是一门学科，是一门科学，它必然要受到哲学的影响。因为有一个哲人讲到"哲学是一切科学之母"，就是说任何科学或者任何学科都会受到哲学的影响而形成和发展。

所以，中医的产生过程也不能够例外，中医学是受到春秋战国和先秦一直到西汉这个阶段的阴阳五行哲学思想的影响，最终才逐步建立和完善了自身的理论体系。而古代哲学又经历了两汉经学以及魏晋的玄学和隋唐的佛学等，这个就很广了，最终产生了理学，到宋以后产生了宋明理学。所谓理学就是当时由佛、道而入儒的儒家哲学思想，有很多具有代表性的人物。真正理学的创始人是周敦颐、邵雍、张载以及二程兄弟（程颢、程颐），他们这五个人是理学的代表人物。最后到朱熹，他集其大成，建立了一个很完善的思想体系。所以理学实际上是一门由佛家、道家、儒家的思想结合的哲学。理学从形成到延续六七百年，这几百年的时间可以说理学在哲学领域占据了统治地位，其他的科学、其他的学科会不会受影响？肯定受影响。所以我们的中医学也不可能例外。在这种理学影响下，才出现了"金元四大家"。金元四大家的哲学思想是什么？就是理学。可以说在这几百年的时间里面，理学的思想就是中医学的哲学思想基础，所以在这几百年中的中医著作都脱离不开理学的思想。当然在整个的历史时期，也有提出反对意见的，有不同的声音，比如与朱熹同时代的以叶适、陈亮为代表的永嘉学派，他们对理学的理论不大认可，从而双方多有激烈的辩驳。但是这些反对都没有起到多大的作用，没有扭转当时的局面。

到了清代，顾炎武、王夫之对宋明理学是持批评的态度，他们认为理学的东西空谈的多。所以从宋代、明代到清代后，盛行了七八百年的理学的统治地位逐渐地被衰减，最后才有了朴学，或者称其为汉学。所谓汉学就是儒家考据训诂之学，它实际上跟宋学，也就是理学，是对立的、对峙的。顾炎武强调"通经致用"，要遵从经典的东西。从中医的角度，就是要回到中医的经典，回到仲景时代的伤寒思想。一直到乾隆、嘉庆的乾嘉盛世，有了乾嘉学派的产生。当时他们提出了要对以前的哲学理念进行辨别，当然这个工作是很艰苦的，阻力是很大的。为什么呢？比如我从20世纪70年代在成都中医学院（现成都中医药大学）的教学中和临床上倡导"阳主阴从"的理念和扶阳思想，实际上阻力也是很大的，提了很多很多年，通过这十多年努力现在才逐渐有一些好的苗头。我们四川在乾隆嘉庆年间出了一位真正的国学大师，就是刘止唐先生。在郑钦安的著作里讲到，刘止唐是郑钦安先生的老师。刘止唐是一位兼通三教的大贤，他的著述是相当丰盛的，在过去有木刻本，现在有了简体横排了，前几年有出版社出版了刘止唐的《槐轩全书》，就是收集了他的很多部书，合为一集，称之为《槐轩全书》。这部书有好几百万字。刘止唐的学术思想并不是完全没有继承理学的东西，从《槐轩全书》里面还是有这些影子的。但是更多的是他对理学的一种辩驳。所以对这一部著作，对刘止唐其人，《槐轩全书》的主编有一段话，算是对刘止唐的一个评价吧。他说刘止唐可谓历代学者中以至善、纯一和天人合一等哲学范畴来阐扬儒、释、道三家本原，尤其是儒家原典精神的"大儒"，在近现代四川国学界他的影响是很深远的，就包括我们国内近代的很著名的陈寅恪、梁漱溟、蒙文通等国学大家，他们都极其佩服刘止唐的学问，赞同他的学术观点。所以，刘止唐的这种哲学思想，对我们现在的人也有极其丰富的学术价值和文化思想价值。

那么刘止唐的学说我们可以用的地方在哪里？我感觉其可取之处是，他反对宋明理学的"主静"说；他批驳了周敦颐的《太极图说》，他认为太极本来没有图，而理学把理等同为太极，认为理与气是相同的，理气不二，这是他针对周敦颐提出的不同看法；再一个就是他针对理学对宇宙生成模式的看法，提出了不同的见解。通过这两点我们再来看钦安卢氏医学，钦安卢氏医学在对人体的生理和病理上为什么有很多不同于前人的观点？

卢氏创立「人生立命在于以火立极，治病立法在于以火消阴」源启为什么有自己的认识？为什么有不同于其他的医学的思想呢？其核心就在于我们的哲学思想基础不同，所以钦安卢氏提出来的很多理念和观点，与滋阴学说、温补学说等其他的学说是不相同的。有很多人认为扶阳的理念渊源于温补，实际上不是这样，这二者是迥然不同的。因为钦安卢氏对我们人体的生理病理有其独特的认识，所谓独特，独特在哪里？独特在我们又重新回到了中医学的原典上，回到了《周易》《内经》和《伤寒论》这个时代的本位，这个本位是什么？就是中医学的重阳思想，就是"阳主阴从"观。

我们要弄清楚这一点，要弄清楚钦安卢氏的扶阳思想，还必须要搞清楚刘止唐的哲学思想，起码应该有所了解，刘止唐的哲学思想到底跟宋明理学不同在哪里？因为温补学派实际上就是受到了宋明理学的哲学思想影响，所以温补学派离不开周敦颐，由于周敦颐开创了理学，这缘于他的《太极图说》以及他所著的《通书》。《太极图说》和《通书》奠定了宋明理学的基础。《太极图说》里面有一段话："自无极而为太极，太极动而生阳，动极而静，静而生阴，静极复动，一动一静，互为其根。分阴分阳，两仪立焉。阳变阴合，而生水、火、木、金、土。五气顺布，四时行焉。五行一阴阳也，阴阳一太极也，太极本无极也。五行之生也，各一其性。无极之真，二五之精，妙合而凝。乾道成男，坤道成女。二气交感，化生万物，万物生生而变化无穷焉。"周敦颐认为宇宙的生成是从无到有，有生于无。太极之前的无极是无，太极已有动静是有，动而生阳，静而生阴，阳变阴合而生五行，再后来就是有万物的产生。宋代的理学家把生成万物的太极，就看成是天理。今天北大哲学研究所所长楼烈宇教授也谈到了这个问题，他的这个思想也是受到宋明理学的影响，所以才有了几百年来对理学的这种认识，认为天理就是宇宙的本原，他是这样解释的。有一本书叫《宋明理学史》，我觉得很有意思，这是侯外庐先生写的。他怎么讲呢？他说在理学体系当中，孔门的弟子子贡讲道："夫子之文章，可得而闻也；夫子之言性与天道，不可得而闻也。""性与天道"成了理学家研究的中心，很多重要的哲学观念都被提出并研究，所谓道、无极、太极、阴阳、五行、动静、性命、无思、无为、无欲、先天、后天、主静、体用等，经理学家的衍化有了新的发展和内涵。先后天也好，体用也好，等等，这些范畴中很大一部分是源于《易经》《中庸》和道家。当然，宋明理学也是做了很多这方面的研究和事情，也还是有意义的，我们不能全部否认它。

由于理学这些观念的提出，必然会影响到当时的中医学。当时的医学家在对人体的认识上，就会产生新的见解、新的思路以及一些新的方法。中医学的研究发展毕竟要受到哲学的支配。我们还可以发现赵献可、张景岳、孙一奎等人的医学著作当中充满了理学的思想。他们很多医学方面的论述，比如对阴阳的论述、对水火的论述、对命门的论述，都利用了理学的这种观点和思想，去解释我们人体的生理。上届扶阳论坛我谈到了命门的问题，提出命门火和肾的关系，提出命门是先天之先天，谈到先天和后天的关系，命门火与肾不是等同的，它是肾的先天。朱熹有这样一个认识，他提出来"人人有一太极，物物有一太极"。人本身就是一个小宇宙，所以医家受到这种影响，要找到我们人身的太极到底在哪里。就《黄帝内经》来讲，人的五脏六腑，把三焦心包加进去是十二脏腑，各自有各自的功能，在《内经》里面论述得很清楚了。那么这一些都不可以借用，人生的太极怎么安？所以当时医家就提出来了借用命门，命门就是我们人生的太极。他们认为太极是宇宙万物的根本（这是周敦颐的思想），所以同样也应该是我们人生的根本。首先宇宙是一个大的太极，我们人有一个小太极，太极在哪里？在《黄帝内经》里面讲到，肾有极其重要的作用，肾是封藏之本，受五脏六腑之精而藏之，地位很高。《难经》提出"肾两者，非皆肾也，其左者为肾，右者为命门"，还认为"命门其气与肾通"。前世的医家就有了这方面的基础，由于肾有两个，左右相对，犹如太极之阴阳。所以就借助肾去阐述、去发挥，最终形成了命门学说。

学中医必须要学中医基础理论，就会学到命门学说。对于命门火和肾的关系，赵献可在他的《医贯》中讲："一阳陷于二阴为坎，坎以水气潜行地中，为万物受命根本。"他认为，命门在两肾之中就构成了坎卦之象。而肾水因为有命门火、有坎中一阳可以去温煦它，就化气而有了生命，所以就认为肾与命门是人身受命的根本，进一步还涉及很多，还提出了黄庭的概念。《医贯》进一步解释："命门无形之火，在两肾有形之中，为黄庭。"以黄庭来进行指代，他就下结论了，"五脏之真，唯肾为根"。他们的思想是一步一步地被理学的思想慢慢影响的，一步一步深入的。他还讲到"肾中非独水也，命门之火并焉"。他们既重视命门又重视肾水的这种理论观念，就为他们打下了用六味丸、八味丸的理论依据和理论基础。后世在那个阶段的温补学说、温补医家基本上都是坚持了这个观点，并且这个观点到现在还一直被接受。所以我们提出扶阳的理念和运用扶阳的治法和扶阳的药物，近两百年来，虽然临证治病疗效卓著，但钦安卢氏医学仍然遇到异议和阻力。

张景岳对医学的研究是很深的，他首先提出了"医易同源"，认为"易者，易也，具阴阳动静之妙；医者，意也，合阴阳消长之机。虽阴阳已备于《内经》，而变化莫大乎《周易》。故曰天人一理者，一此阴阳也；医易同源者，同此变化也。岂非医易相通，理无二致"。从表面上看说得相当到位，对于学习中医学的人来讲感觉很有道理，于是就会跟进去，就进入了他的这种思维领域里面去了。那么，张景岳讲的这个东西从哪里来的呢？他实际上是从周敦颐的《太极图说》里面来的。所以他论述的阴阳一体也好，阴阳互根也好，精气互生的观点也好，其他的观点也好，我们中医的理论都一直在沿用，在谈到阴阳学说的时候，要谈到阴阳的互根互用，以及精气学说里精和气这两者的关系，精气互生，这也是源于张景岳的思想。张景岳接受了周敦颐的这种思想核心，自无极而为太极，太极的动静就能够生阴阳，阴阳是由太极而产生的，是合为一体的。所以他就谈到"阳以阴为基，阴以阳为偶"。就是让后学者清楚阴中有阳，阳中有阴，阴阳互根。精为阴，气为阳，这必然又会导致精气的互生。这个观点源于周敦颐的《太极图说》，由于提出这样的论点，就有了张景岳提出的更高一个层次的观点，这个观点是什么呢？他说"善补阳者，必于阴中求阳，则阳得阴助而生化无穷；善补阴者，必于阳中求阴，则阴得阳升而泉源不竭"。这句话说得很漂亮，这就为他提出治疗阳虚用右归饮、右归丸打下了理论基础。在六味地黄丸、六味回阳饮里面他用熟地，乃阴中求阳。为什么张景岳有这样的论述？我们要一层一层来看这个问题。因为他一再强调命门为先后天立命的门户，他在《真阴论》里面强调，"为受生之初，为性命之本"。他这句话说的是什么？他是在谈命门，在先天也就是我们人胚胎刚开始的时候，始于命门，是以命门为生命的开始。在后天，他认为我们人身三焦精气都藏于此，又称之为后天立命之门户。他提出这一系列的问题，做什么呢？为他后面的理与用做支撑。所以他提出，"命门者，为水火之府，阴阳之宅，为精气之海，为生死之窦"，"为精血之海，元气之根"。他在《真阴论》里面这样一系列阐述的目的是什么？他认为，命门是阴阳体用一原，把命门界定为真阴之脏，他的观点就出来了，他认为我们人体都是由先天五行阴阳所化生的，五行阴阳又是由太极所化生的，并且把五行的阴阳分别称之为元气、元精，把命门的元精和元气称为真阴。他在《真阴论》里面就这样框定下来。他认为真阴是人体最基本的物质，是阳气之源。他为什么要用六味丸？为什么要用八味丸？这就是他的论点、他的基础。所以讲这就是张景岳对真阴论述的一个甚深哲学基础。所以他在《景岳全书·传忠录·阴阳篇》中讲："真阴者，即真阳之本也。其在人身，为性命之根蒂，为脏腑之化源。"真阴理论的提出可以说是景岳学说最关键的地方，他把命门的元精和元气合在一起，或称之为真阴。他认为真阴就是我们人身阳气的根本，阳气之源。这就为他应用滋阴药奠定了坚实的理论基础，他是通过滋阴的这种手段来达到培补阳气之源的目的。

钦安卢氏医学不可能走这样的路，钦安卢氏所倡导的扶阳重阳的理念，在用药上强调辛温之品，多采用辛温扶阳的姜桂附为主的药物。钦安卢氏这种扶阳的理念和扶阳的用法，理念渊源从哪儿来呢？实际上是渊源遵从《周易》《内经》和仲景伤寒的思想，这是其一。还有最重要的一点，就是崇尚刘止唐提出的，浩然之气即元气，阳气即元气，阴阳二气同寓元阳。刘止唐提出了这些哲学观点，这样才有了钦安卢氏重视阳气，强调"扶阳抑阴，用阳化阴"的这种思想。钦安卢氏受到刘止唐先生这种思想的影响，刘止唐先生对理学的哲学观点是持反对态度的，他提出的这种新的哲学观念，他的这种思想，必然会影响到门人的思想。因为这种思想具体应用在医学，必然在对于我们人体的生理和病理的认识上就不同于前代医家，包括前面我谈到的温补医家，在这个问题上产生了不同的认识。因为钦安卢氏医学重视先天元气和以坎离立极的理论，实际上就跟温补学说和坚持以脾肾为先后天之本的这种理论是有区别的。刘止唐提出了"养吾浩然正气"，怎么养浩然之气，怎么养元气，这种思想对钦安卢氏影响也是很深的。刘止唐的这种学说后世又称其为儒家的原典精神。钦安卢氏由于受到刘止唐这种思想的影响，遵从了汉唐以前中医的原典精神，所以用刘止唐这种儒家原典精神来重新认识中医学，我认为是很有价值的。我曾经说过，自仲景以后至郑钦安这一千多年是断代的，就是从汉唐以后就断代了，就已经离开了中医的原典精神。

在《医理真传》里郑钦安的一个自序上讲道："学医于止唐刘太老夫子，指示《黄帝内经》《周易》太极、仲景立方立法之旨。"对于刘止唐指示的这些学问要做精深的研究，通过对这些东西的研究，我们现在也应该去重新审视这些问题，特别是我们应该对刘止唐的哲学思想做一些了解。因为刘止唐的著述确实流传得不广，特别是将近一百年来，认真读过、看过的

卢氏创立『人生立命在于以火立极，治病立法在于以火消阴』源启

人几乎少而又少。你书都没有读怎么样去了解他的思想？郑钦安提到了止唐刘太老夫子，钦安卢氏接受了刘太老夫子的哲学思想，这样来重新审视中医学，那就不一样了。在刘止唐的思想体系当中，他是怎么样去认识我们的宇宙呢？对于宇宙的生存观，他与宋明理学家的认识又有哪些地方不同呢？刘止唐重视乾元一气，认为这一元之气是理气合一，是天地万物的根本，由此而演化出了一切。他用《周易》的先后天八卦和坎离学说去解释了天人合一。当然，由于受到了道家的一些影响，他也用《周易》的先后天八卦和坎离学说去解释修炼成神成仙的道理。他最终对宇宙的认识、对于人性的认识，都被钦安卢氏引入中医理论里面去了，并且还将其作为我们钦安卢氏医学理论的核心并且一以贯之予以统摄。所以钦安卢氏始终重视乾元一气，都是以"坎离为人生立命之本"这种理论来解释我们人体的生理。这实际上就是止唐先生借用了道家的坎离学说，钦安卢氏把这些思想继承下来，在医学上明确提出了坎离立极的思想，这个思想的起源就在刘止唐。这就解决了什么问题呢？这就解决了我们怎么样去跳出温补学说的范畴，最终才能够创立"阳主阴从"的思想，才可能提出"人生立命在于以火立极，治病立法在于以火消阴""病在阳者，扶阳抑阴；病在阴者，用阳化阴""养生治病以扶阳为纲，保天下众生长寿健康"的观念。但是这实际上是很难的，对某一种学问你要去推翻它，难度是相当大的。

刘止唐有一本书，这本书实际上就是针对宋明理学来写的，他批驳了宋明理学的一些观点，这本书叫《正讹》，收录在《槐轩全书》里面。他的这本书对宋代的周敦颐、邵雍、张载、程颢、程颐等人的某一学术见解进行了批判。这几个儒学大家的思想从哪里来的呢？前面已经提到了，他们思想的来源是周敦颐的《太极图说》。刘止唐首先就对周敦颐的《太极图说》提出了不同的看法，对其进行了正讹。《槐轩全书》的主编，也是当今很有名的研究刘止唐哲学思想的学者段渝先生讲："刘止唐从根本上批驳并彻底否定宋儒的主静说是与所谓太极图有着密切关联的。"而两宋理学的发生与发展，也都与此密切相关，就是两宋理学的发生发展都与《太极图说》有密切关系。因此刘止唐对于理学的批驳也就首先从否定宋儒所谓的《太极图说》着手，刘止唐在这部书里面他首先就从太极图的源流谈起。"刘沅认为，宋初诸儒所授河上公无极图乃确有其事，而陈抟所授先天后天八卦图同样确有其事，但是传至寿涯其授受传承则出现了很大变化。既然先天地图乃是寿涯所造，本来就毫无渊源可言，而寿涯也并未得到明师启导，周敦颐师法于寿涯，虽然察觉寿涯之说不妥，但因其既师从寿涯，学习其虚无之意，又恐学者以为异学，于是乃取寿涯之图，颠倒其序，易名曰太极图，以为儒理"。谈《太极图说》，认为并不是那么回事。那么这个可以说明什么呢？就是周敦颐既失河上公无极图宗旨，又承寿涯先天地图之讹后，这就能够看出来周敦颐是一错再错。所以批驳了周敦颐太极图过后刘止唐就提出了"太极本无图"，没有太极图，并认为太极图是后世编造的。周敦颐的《太极图说》，它从哪儿来的？它实际上是源于《道藏上方大洞真元妙经图》中的《太极先天之图》。那么在道家的这部著作里面，周敦颐把这个图颠倒其序，把方士修炼其丹的图变为论述天地人物生成的《太极图》，而且《太极图说》亦是从《道藏》的《太极先天之图》的说明衍化而来，就形成太极图，这就是当时用道家的理论阐释儒家的思想。刘止唐在《正讹》这本书里对周敦颐的《太极图说》进行了逐条的批驳，并且提出了自己的看法。刘止唐认为太极、无极本来就是一个意思，不应该说无极而太极。怎么讲呢？"太极者，理极致而无加之名，上天之载，无声无臭，无可名，而名之曰太极，亦老子不知其名强名之之意，究竟太极为何物，无可名也，又可曰无极"，他认为太极之名是强加上去的。那么太极是何物？无可曰，又可曰无极。所以他就说太极就是无极。刘止唐认为太极就是理气合一，不同于程朱理学，程朱理学是把理和气分开，把理作为宇宙的本源。所以他又讲："先儒言理不言气，不知理以宰气，而气以载理，安可视为两橛哉？故浩然之气可以塞乎天地。何为浩然，即太极也。太极者理，其实止一气，乾元一气，统天而行，混混沦沦，其动也，实未尝动。至哉坤元，承天时行，其静也，实未尝静，譬如人身气血之流行者，无一息停，动矣而已，亦不知其动则动中有静焉。无事而安寝，知觉浑然似静矣而已，又何能知其静，则静中有动焉。是故动静二字，不可两分，乾静专而动直，坤静翕而动辟，是以火生广生，岂得云动始生阳，阳极始生阴乎？阴极生阳，阳极生阴，乃两仪即分之后，著为形象，播为四时消长之机始然，而太极则无是象。"钦安的《医理真传》里面的"乾坤大旨""坎卦诗""坎卦解""离卦诗""离卦解"都是源于刘止唐的学术思想。刘止唐的这些理论观点都被钦安卢氏所接受，并成为钦安卢氏医学的指导思想。

　　唐农：刚才卢师所讲的我不知道在座的诸君有什么想法，其实大家只要从心里面感受一下，这是非常受用的。卢师最后讲到，如果老是讲附子，大家是提高不了的。我相信刚才大家听完卢教授讲了之后，哪怕是原来有自己看法和成见的人，至少现在有那么一些感觉，此人非独以附子名耳。这是不得了的事情，能够把钦安卢氏医学从它的原典、它的起源开始讲起，这是从来没有人详细讲的。因为在此之前，以前所有的讲座都是认为钦安卢氏的一些理论是在伤寒论和温补学派基础上的一些发扬。大家听了卢师的讲座以后，可以感觉到并不是如此。儒之门户分于宋，医之门户分于金元。宋以后的儒也叫新儒家，他们所形成的这样一个学术背景，这个学术背景正不正确呢？是否是有原典精神呢？刚刚卢师讲得很清楚，我听了很受滋润。正所谓不破不立。北宋的新儒学的代表人物——北宋五子，开山人物是周敦颐，以他的《太极图说》为他的理论特征，再到后面的朱熹、陆王心学，一直受到这种思想的影响。这种思想对医学的发展也是有影响的，如果他的精神不是原典精神，是有出入的，那其对医学的影响是可想而知的。因为它立这个极，立错了，后面肯定会产生偏移。刘止唐给纠正了，从刘止唐这个大学问家那里形成一个思想涓流，贯注到钦安，到卢铸之、卢永定、卢崇汉，这个渊源已经初现端倪。现在继续欢迎我们卢师讲课。

卢崇汉：刚才唐校长谈到了，今天为什么讲这些内容？我觉得如果要从事扶阳，接受扶阳学说，要进行扶阳学术研究也好，要从事扶阳的临床也好，一定要有坚实的理论依据。这个理论依据是什么呢？就是扶阳的哲学思想，有了扶阳的哲学思想来指导，我们在具体的人体生理病理上的了解就比较清晰了。为什么要学扶阳？所以我觉得很有必要给大家来讲一讲这个问题。

刚才谈到刘止唐在批驳宋儒时提出的一些观点，那么他的这种批驳是根据什么来的呢？刘止唐实际上也是根据《周易》而来的。他用《周易》里的"易有太极，是生两仪，两仪生四象，四象生八卦"这个原典，来驳斥周敦颐"动而生阳，静而生阴"的这种说法。他认为在太极是动静一体的，而理学家忽略了这一点。他还进一步否定了宋儒们的主静说、君子慎动说等说法。他认为："且云主静以立人极，人极者为人之极，所谓圣人，人伦之至也。圣人德修道凝，与天地合德，然后或穷或达，皆可以化成天下，其静而万里皆涵，动而时中悉协，非专持主静也。如孔子志学至从心，有许多功夫，以主静了之殊为未确。"他认为前世的理学家错误地领会了佛家、道家的主静以明心见性的含义，佛家、道家都是以静而明心见性，但是宋明理学诸子们错误地理解了。南宋的朱熹有感于周敦颐之说，若只是"空空静心"，则不能"修齐治平"。但是作为理学家来讲，实际上他们的格物不是为了体会某一个事物的具体原理，他们的这些著述实际上是为了通过这个过程，去体悟他们所谓的天理。对于"君子慎动才能达到至善"的这种说法，刘止唐是怎么说的呢？他认为"动而践其实，由静而全其无，但能慎动决不能至善"。只有在什么情况下才能够至善？只有在动静相结合的状态下，参悟并行才能够达到至善。这实际上是刘止唐对宋明主静说与慎动说的一种批驳，并且他还提出了自己的主张。钦安卢氏实际上就是按照刘止唐的学术思想，并以这种理论来认识医理，这就不可能赞同养阴派提出的"制妄动之相火以养真阴"这种学术观点。刘止唐的道学造诣是很深的，他认为要抛弃私欲，通过抛弃私欲就可以养浩然之正气。所谓浩然之正气就是乾元之气，也就是元气，这个思想与养阴派的那些哲学思想是完全不同的。他进一步讲："志静而气乃静，浩然之气乃生，此气非口鼻呼吸之气，乃乾元一气，人得之以为性者。"他提出的这个问题应该是作为医家来讲的，是认识我们人体根本点之所在。理学家的主静观影响到丹溪等医家过度的强调阴的重要作用，在温补学说里面张景岳也把乾元之气称之为阴。而刘止唐是重视乾元一气，把人体元气归结为阳，他十分强调阳气即元气，阴阳二气统于元阳。这个实际上就是认识论上的不同，那么在方法论上还能相同吗？那在方法论上必然也会有不同的哲学道理。

我们从道家的学说来看，道家的经典《周易参同契》这部书里面对人体元阴和元阳的认识，道家虽然认为这两者是可分的，但是在统一性上道家强调的是元阴和元阳是归于乾金，认为先天乾元落入坎宫的一点真阳，道家认为人的真元之性是颠扑不破的，就如真金一样，真金不怕火炼，真元也是金。刘止唐对宇宙生成观的认识，是抛弃了周敦颐的《太极图说》，对宇宙的生成、对整个宇宙观是跟周敦颐完全不一样的。他同时也不同于理学家以理为宇宙本原的学说。他强调什么呢？他强调了理气不二。他以先后天八卦以及《河图洛书》来作为支撑，他不谈太极图，谈什么？他借用《周易》的乾卦来进行阐释，就提出了乾元一气乃天地万物之由来，就是天地与万物都由乾元一气所产生，产生过后它会运行不息。那么刘止唐认为这个乾元一气是什么？刘止唐就称之为太极，这是刘氏提出来的一个论点。他还有一段话，他认为"天以一气生化万物，此气在天地之始，一元之气便是一元之理，莫知其所始而实万物之始。伏羲名此卦为乾，与七卦共列，其实成象之乾为天，未成象之前为元，大哉乾元，万物资始，未有天之前，此理此气即有，即有天之后，此理之气，统天而行，形象不能

扶阳论坛❻（第二版）

卢氏创立『人生立命在于以火立极，治病立法在于以火消阴』源启

45

窥也，此功用之著者言，即云行雨施可见，所以生生不息，品物流行。而尤要者大明也，日华终始，天功周寰六位，乾元实宰其中，喻之以物殆如龙然。时乘六龙以御天而生生化化无穷，此其所以为大也。"乾元一气所指就是太极。

　　他还讲道："伏羲名乾坤，与六子共成八卦，而夫子则即乾字以明天道之实，曰大哉乾元，万物资始乃统天。盖未有天地之始即有天地之后，只是一气弥纶，此气无声无臭，莫测其由，安之其极，而实天地之所由来。天包乎地，而此气乃统天，为万物所资始。元，一元也。乾健者，天之性。乾元何以统天，天生万物，而所生万物者，天之为乾元一气所为。但天苍苍在上，无可窥测，即其功用所著，显然有象者，亦可以知乾元统天之神。如云雨从空而降，普成膏泽，品物遂以流行。大明往来不息，运行气机，六位于以时成，皆乾元之著也。六位者，阴阳各以六而极，日为阳精，月亦由之而生，周天星辰以日为纲，尤乾元之粹乘六龙以御天，而四时成，万物遂。乾道变化，物各正其性命，分乾元太和之气共相保和。"这段话说明什么问题呢？说明乾元一气是天地万物的根本。所以钦安卢氏医学强调了乾元一气。

　　刘止唐的这种论述，在整篇文章里面对于宇宙的生存观完全抛弃太极之学，他以乾卦来说明，认为万事万物的生化以及整个后天的运行之源都依赖于乾元。所以才有了"日为阳精，月也由之而生"的论述，这里他谈到了日和月，之间谈到了阳和阴，"阳主阴从"的意思已经包含在里面了，说明阴精是由阳而生的。在道家的学说当中，他是以离来代表日，以坎来代表月。这种以离和坎分别代表日月，就被钦安引用到医学里面，用这个理论观点来看待我们人体，必然应该极端重视乾元一气，认为"乾元一气落于坎宫，从而化生人体运行气血，为受生之本，为性命之源"。这可以讲刘止唐的这些论述是钦安卢氏医学重视乾元一气的哲学根源，也就是说钦安卢氏医学的思想是继承了刘止唐的哲学思想的，也可以说是《周易》以及道家的学术思想引入医学的一个体现。在重视乾元一气的基础上，钦安卢氏始终是以坎离学说来建立人体的生理模式，前面我们谈了很多很多，就是这个意思。并且用这个思想、用这个理论去解释我们人体的生理病理，认为坎中一阳是我们元气之根，这实际上就脱离了温补学说里的命门观。孙一奎也好，赵献可也好，张景岳也好，他们虽然受到理学思想的影响，他们也认为命门之火便是坎中一阳，但是他们在用上没有坚实的支撑。

一个理论的提出必然要在用上有所反证，最后才能够自圆其说。钦安卢氏对于这个认识是一以贯之，有理，有用，还能够不断地向深的层面去阐发，最终才能够使其彻底明了，这也说明了钦安卢氏是深受刘止唐道家学说的影响的。也可以说刘止唐和钦安卢氏对道家的"金液还丹"理论的研究和领悟得更彻底。从乾坤到坎离这个先后天的过程的认识更深刻，如果没有这样，就不可能有很好的用。

在先天和后天的问题上，刘止唐在《槐轩约言》里有先天和后天的思想以及坎离学说这方面的论述。刘止唐在这部书里简要地介绍了他的主要思想，这部书列有六图，有无极太极图、八卦图、三元图、性命图、五行图、四象图，并且还附有图说，这里面包含了天人合一的思想。他讲道："右图六章乃天地自然之理，而具于人身者也……今余略为分疏之以示及门，俾知圣人设象立说，尽泄天地之藏，而示人以尽人合天之学。"他认为太极无极是一，乃乾元一气，阴阳之气在其中浑然而不可测，言其主宰曰神，运行曰气，凝聚曰精。天之精气神，道流谓之元始，人之精气神，道流谓之水火土，二而一，一而二，旨含于先天，而本于太极，故人可以与天参。并且他明确提出精气神为三元，认为三元乃一元之所分也，聚而为太极，分而为三元，天之精气神浑然耳，而命之于人则各得之以成其太极。天和人能够合一，实际上都是由乾元一气所化生的，都含有太极之理在其中。所以他说"大道无始无终之妙，在天在人其理一也"。可以说他提出这一点是道家很重要的观点。

我经常提到乾元一气，如果对乾元一气的问题没有深入领会，那么对于扶阳的认识就不可能深入，只可能认为扶阳单单是用姜桂附等辛温热药而已。反过来想，为什么要扶阳？理在哪里？中国的古代哲学认为人得天地五行之中气最全，所以人是最精明的，而其他物体只得其一端而已。由于乾元生出先后天世界，先天之乾坤化生六子，唯坎离得其正体，故人以水火立命。所以刘止唐认为："乾元、坤元一阴一阳之真，实太极之体也。人为天地之灵，得真阴真阳之气而生，即得真阴真阳之理为性，天地之中，太极发生之地也。人生中有太极之理，即此太极之地。但自降生以后，真阴真阳紊乱，性转为情，人心道心争胜故惑。"人未生之前为性，生之后就转为情。人一旦出生后，因性转为情，就会有乱七八糟的事情出来了。这个实际上是讲，在先天乾为性、坤为命，人生成以后"乾性交于坤，坤命交于天，性命所以颠倒也"。那么一旦生成坎离立命之人以后，人之天性便会驳杂不纯，只有将它恢复到先天的性命状态，才符合造化。这种造化就是所谓的儒家的成圣、道家的成仙、释家的成佛。

他进一步讲："先天生初，后天生后，先天心属乾，纯阳也，是为人生而静之性。后天心属离，阳中之阴也，是为流动忘返，乾破而为离，坤实而为坎，离中之阴是为情，坎中之阳是为性，心属阳，肾属坎，而又非思虑之心，肉团之心，与夫外肾内肾也，乃人身先天坎离之虚位耳。"这实际上都是人身先天坎离的虚位，是一种假说。这是刘止唐强调心肾只是坎离学说运用人身时所设定的虚位，并不是讲心就是离，肾就是坎。所以他就认为："未生之前心肾是乾坤；出生过后，心肾是坎离。火上水下未济卦也。乾坤变为坎离，于是心中含阴，肾中含阳，阴者为情，阳者为性。如果有反性情之证，当便以坎离之真。"钦安卢氏医学借用了刘止唐的这种理论，坎离学说就是道家学说里修道成仙的一个道理。修道成仙的道理就是取坎中一阳填离中一阴，返回到先天状态，这才能成仙。那么在医学中可不可以呢？所以我提出卢氏的桂枝四逆法是归根复命之法，扶阳的这种思想就是希望能够返本还源。

我们刚才引用的这些刘止唐的论述，说明了什么呢？说明刘止唐的哲学观、宇宙观与人性论是一致的。他重视乾元一气，提出了人身一小天地，五官百骸皆同于性命二宫。养性立命离不开这一点，去病养元同样也离不开这一点。钦安卢氏可以说是深得刘止唐的哲学精髓。钦安卢氏医学的医理是用坎来立极，并将刘止唐的哲学思想贯穿在整个医学理论当中。在《医理真传》里有这样的论述："乾坤六子，长少皆得乾坤性情之偏，唯中男中女，独得乾坤性情之正。人秉天地之正气而生，此坎离所以为人生立命之根也。""所谓乾坤者，阴阳之灵也、气也，本天地之清真，故曰大父大母；夫坎离者，阴阳之精也、象也，得乾坤之中气，故曰中男中女……故乾坤之六子，唯坎离之至贵，以其得气之中，而为天地之真精，实阴阳之英华也。""坎中之阳，火也；离中之阴，水也。水火互为其根，其实皆在坎中一阳也，为人生立命之根也。"这是《卢氏医学心法》里面讲到的内容。

前面我也谈到很多，实际上我是在1983年开始整理校注《郑钦安医学三书》，申报了一个古籍整理的课题，刚才所谈到的内容都是在注解他的"乾坤大旨"。这是30年前的事情了，但是这个书没有出版。没有出版的原因是什么呢？当时申报这个课题是成功的，但是后面我在注释原文时由于担心读者不好理解，谈这些东西太多，有些人就认为过多地在这个问题上做文章，会引起读者的误解，所以不允许出版，经费也就被砍掉了。现在郑钦安的三部书有37个版本，这37个版本我全部都收齐了。如果以后条件成熟了，会把《郑钦安医学三书》再重新注解出来，这是很费力的一件事情，相当费力。

钦安卢氏把刘止唐学说当中提到的阻碍了返至先天真性的因素，用中医的病因学说来代替。刘止唐认为一切私欲、妄想都不能使人之浩然之气充塞，这就不可能由后天返至先天。钦安卢氏就把这个思想运用在医学理论当中，就借用了六淫、七情、饮食、劳倦、内因、外因等这些观点，由于这些问题、这些因素而阻碍了一元之气流行不息，影响了坎离的交媾，人体的健康也才会发生问题，从而导致疾病产生。钦安卢氏把乾元一气视为我们人生的根本，提出了五脏六腑皆是虚位，一气运行才是真机。我们不在后天脏腑去论述，而是立足在先天乾元一气。所以强调人身一团血肉之躯阴也，全赖一团真气运行其中而立命。对于疾病的治疗，我们始终重视阳气。因为阳气就是元气，也就是我们先天的真种子。在对疾病的看法上，刘止唐是怎么认为的呢？他认为："若将后天戕贼，除却先天如何补，而况禀赋太薄，岂能资药饵谷食以为生耶？"又说："失其先天后，徒养后天之精气神，虽亦可以延龄却病，而与太极之本不相似。故会三元而生太极，本太极而会一元，即尽人合天之学，穷理尽性之要也。"他认为通过养后天的精气神，虽然也可以延命却病，但与太极之本不相符，并没有真正抓住根本。一旦我们抓住了后天能返先天的这一理气合一的原则，那么不但能够却病，还可以从后天返回先天，会真正地延寿。

所以在这种理论指导下，我提出"以扶阳为纲，保天下众生长寿健康"。我们提出这些论点要有理论支撑，这个理论支撑就是要抓住乾元一气。我们的这种认识从刘止唐到钦安卢氏，表面来看好像是道家修炼的一些说法，实际却是通过取坎填离，使后天有形之体首先得益，这就说明如果能够把握住先天之要，一定会比立足在后天的层次要更高一些。在刘止唐这种思想指导下，钦安卢氏的医学理念完全不拘于后天的脏腑气血，不立足在五行生克上，而是自始至终把握住先天立极的真种子，这个思想就源于刘止唐的哲学思想。这个思想就和登山一样，站得高才看得远。你们现在坐在一米高的讲台下，所处的位置就没有我看得远，我在台上站得高一些，就能看得远一点。所以我们对人生性命的看法是从先天立极这一点来认识问题、处理问题，层面就不一样了。

前面我们谈到乾元一气，重视坎中一阳，同时还重视中土。因为坎离两卦的往来，才化生了中土，万物也由此而生，而水火二气也依赖于中土。所以郑钦安认为上中下三焦实际上就是三元。卢氏认为中土就是坎离二卦往来而化生，也是坎中一阳立极之基，有助于坎中一阳的立极。这里所谈到的三元从哪里来的呢？是从刘止唐的《槐轩约言》中的三元图来的，同时认为三元就是精气神，就是水土火。分而为三，合而为一，就是乾元一气所化生的。刘止唐讲道："天之精气神浑然耳，命之于人则各得之以成太极。太极之理即性也，性不可见，以精气神目之而可见也。"以精气神来讲就可以说明白了。这就说明乾元之气借助精气神才可以显现，那么后天的精气神在哪里呢？后天的精气神在水土火当中，水土火这三元是统于太极的，土作为枢纽，但三元当中没有提到金和木。水土火提到了，金和木为什么不提呢？这是因为金木的性其实已经在水火当中了。所以才有了"先天水火合一，金木同神，土胎中气，天地自然之气化也。后天金水并域，木火同居，土斡中气，人身自然之消息也"。"水火既济，大道在斯，医理从道中分来。"看起来这段话没有几个字，实际上点出了钦安卢氏医学的根基。

为什么这样说呢？因为刘止唐是三教贯通的大儒，他对道家以及对道教的理论造诣相当深，他从道家修炼的角度来看待我们人体，所以才极其重视"坎离交济、中宫黄庭"的斡旋作用。他说："乾元坤元一阴一阳之真，实太极之体也，人为万物之灵，得真阴真阳之气而生，即得真阴真阳之理为性，天地之中，太极发生之地也。人受此中气以生，故人身有太极之理，即太极之地。"这段话说明了我们人是个小天地，秉天地之理，又是一小太极，天地之极在中，人体的太极也就在中，这个中是指道家的中宫黄庭，刘止唐认为黄庭是人体的太极所在。所以钦安卢氏怎么能不重视中啊！刘止唐认为形成人体的先天太极之体在人出生以后就隐寓于黄庭，成为主宰后天的本位。我们刚才谈到乾元一气是先天，那么这里就是后天了。它是能够主宰我们后天坎离交济的一个枢纽。先天太极一旦功成身退，我们的中宫脾土就能代其为它用事。在人生的气机运行上，在水火交媾当中，起到至关重要作用的就在于中宫黄庭。因为"太极动静之气分，而阴阳生成之数始，五行所自来也。其序天水、地火、天木、地金，合于土；其用水沉、火飞、木生、金死混于土。故土者，天地之气，太极之胚胎，五行一

扶阳论坛⑥（第二版）

大会报告

阴阳也，分奠其位，互藏其机，合成其化，得其备者唯人，物则一端而已耳。"这实际上是从五行的生成理论上来解释在中医五行理论当中为什么土格外地被重视。

钦安卢氏接受了刘止唐的三元说理论，用来说明我们人生的理，实际上就是怎么样去重视水火土。只要土气能够斡旋，这三气能够和谐，人身的真气也才能够生，人自然就会健康，就会不生病。所以刘止唐讲道："一元之生非有名象，只是得太极之所而致功自然。一元太和之气，无中而有，如受胎然，太极之所，儒曰中道，道曰元牝，佛曰这个法王城、舍利国、空虚藏、如来藏、不动道场，其名甚多，只是人身暗窍不可得而见，存养者，先以心目凝注，于外丹田即是。中黄，谓其居天地之中，黄，中央土色也。沉潜，如沉水而潜伏，定不摇，动不躁，皆谓真意下注，时时洗心，退藏密耳。"通过这一点告诉我们中土在坎离交媾、三气归元当中的极端重要的作用，通过道家的、佛家的、儒家的理论来说明中的极端重要性。如果你重视三元之气，就必须要首先重视中土之气，因为中土之气是一元太和之气，是太极之所，太极处于中宫黄庭。这是刘止唐的认识和观点，钦安卢氏接受了这个观点，领悟了这个道理。《医理真传》就讲道："五行不出二气之中，二气即在五行之内，二气乃人身立极主宰，既生五行，又以五行为归。然五行之要在中土：火无土不潜藏，木无土不植立，金无土不化生，水无土不停蓄。"

钦安卢氏为什么这么重视土呢？就是因为接受了刘止唐的哲学思想，并且用这种理论去阐释五行之间的关系。所以无论是什么病证，在立法治疗上都必须注重中宫，由于"土为万物之母，后天之四象咸赖焉。不独后天之四象赖之，而先天立极之二气，实赖之也"。所以就有了"无先天而后天不立，无后天而先天亦不生"的引用，还强调："后天专重脾胃，人日饮食水谷入脾胃，化生精血，长养神气，以助先天之二气，二气旺，脾胃运行之机即旺；二气衰，脾胃运行之机即衰。然脾胃旺二气始能旺，脾胃衰二气亦立衰，先后互赖，有分之无可分、合之不胜合者也。至于用药机关，即在这后天脾土上，仲景故立建中、理中二法。因外邪闭其营卫，伤及中气者，建中汤为最，因内寒湿气，伤及中气者，理中汤如神……俗语云百病从口入，是伤中之意也……凡治一切阴虚阳虚，务在中宫上用力。"这可以说是对《内经》重视中土理论的阐发，通过对先后天之关系以及对阴虚阳虚的立法、治法上都在中宫上用力，实际上是把道家修炼会合三元于黄庭而真气方能得生的理论，与钦安卢氏医学的理论和临床紧密结合起来了，揭示了钦安卢氏重视中土的理论根源。这段话大家可以好好去读一下，去认真思考一下，如果你理解了这个东西，再去看五行说、三焦说，理解就不一样了，你的层面就高了。

钦安卢氏对先后天的认识上，同样也是受到了刘止唐哲学思想的影响。对先后天的认识，就完全不同于温补学派所认识的"肾为先天之本，脾胃为后天之本"。钦安卢氏对先后天的概念是怎么认识的呢？"先者何？人身立命之祖气也。祖气，即父母真气混而成一者也，性命由此立。"这和其他学说不尽相同啊。"后者何？人身血肉躯壳也。凡世上一切有形之质，皆属后天，不独人身，故道家称为臭皮囊。"为什么这样讲呢？我们可以从刘止唐的哲学观念去看待和解答这个问题，就很明了了。因为刘止唐强调，无形的乾元一气，也就是太极，化生了有形的乾坤，而此乾坤又生六子，唯坎离得其性情之正，所以为人立命之本。从我们人的生成来讲，父母就是乾坤。所以郑钦安说："父精母血中之真气，合而为一，即太极真体，先天祖气根源。今人不知此中消息，妄以两肾形似太极，即以肾为先天，此是混淆圣经之言，理应急正。但先天真气，化生真水，灌溉周身，肾配水脏，虽说有理，究竟不是腰中两肾之谓。"

要理解"乾坤大旨"太难了，如果能够深入理解"乾坤大旨"，你看后面的所有论述易如反掌。这也就是上午北大的楼宇烈教授所讲的，中医一定要和中国的哲学思想贯通，如果不贯通，就很容易理解错误。刚才谈的这些先后天的问题，实际上是郑钦安反对"肾为先天"之说。他认为：只有父精母血才是人体的先天之本，先天真气又寄寓于后天有形之身体，在有形的身体当中无处不有，它虽然是很散漫的，但是它也是有处所的。它的处所在哪里呢？它的处所就是我们前面所谈到的中宫黄庭，这就是它的处所，这就是太极的胚胎。乾坤在生成六子过后就功成身退了，就隐匿到中宫黄庭了，这就是先天之本。这个本是无声无臭的，是不可捉摸的。郑钦安认为："先天纯粹之精，升于人身，浑然一气。流行六合，包罗三界，发育万物，根于呼吸，号曰宥密。"钦安把"宥密"借用于此，就是说它是看不到的，它是真气立极的处所，万物发育于此。前人对"宥密"都是秘而不宣的，说法很多，又称其为元门或天根月窟，又有称其为"黄庭"等。通过这些我们可以清楚地认识到钦安卢氏认为人的先天之本是本于黄庭、黄中的，也就是本于我们人体太极所在的地方，这和刘止唐所说心肾之间的命门是一脉相承的。因为太极命门就在黄庭，就隐于中宫。

那么为什么反而将肾称为先天呢？这是因为肾本身就是在先天太极真气的作用下生成的，它能够化生真水灌溉周身，能够储藏五脏精微。虽然它具备了这么多重要的作用，但是有一个很大的问题，就是它是有形之脏，所以不能称其为先天，可以把肾称为后天之本。肾实际上是相对于命门来说的，是相对于太极来讲的，它是先天之后天。所以钦安卢氏在先后天的定位上是跟前人完全不一样的。

因为我们从乾元一气谈到了中，我想这实际上也就回答了今天温长路教授提出的"我们强调扶阳，强调人生立命在于以火立极，治病立法在于以火消阴"的一些问题和疑问。所以郑钦安在先天和后天的定位上讲到，所谓先天立命，后天成形，形命合一，先后称名。认为先天为人立命之源，无形可求，后天为有形之质，人身皆是。敬云樵对钦安所说极为赞同，他说："先天先地，二物浑为一气，无多无少，不倚不偏，故曰中，立极在中。《易》曰黄中通理。又曰美在其中。《尚书》曰允执厥中。以脾为中，借喻也。即以八卦方位论之，坤艮为戊己土，一在西南角，一在东北角。而又曰中五寄坤，特虚位耳。"这里提到立极在中，也就是太极在中。所以敬云樵引用了《周易》《尚书》里面很多这方面的论述，来说明钦安把黄庭作为太极之所的另外一个旁证。

所以对于先天的问题、后天的问题、脾是后天之本的提法以及脾对后天的作用，实际上就是一团真气的作用。因为天之功用全在乎地，地能够生万物，所以称土为万物之母，我们人身躯壳包藏百脉、脏腑、经络、骨节，所以曰脾为后天。郑钦安认为脾就是皮字的皮，非脾脏之脾。"唯以皮乃能包藏万象、统束气血。脾字之脾仅指一脏，何能包藏万象，何能统束气血，或曰是脾也，古人配之中央，取其运化精微而灌四旁，不得谓脾字全非。人之运动，全在先天一团真气鼓动耳。饮食虽入脾胃，非真气鼓动，不能腐熟水谷。真气鼓动，则一切饮食立刻消融，脏腑一身，立刻俱受其泽，又何尝是脾之功乎。观于朝食暮吐之病，是赖脾乎，是赖气乎。古人无非借物比喻、借象著名，今人不识一气浑合躯壳之道，先后互赖之理，认脾为宗，其谬已甚。学者切不可定脾肾以论先后，当于无形并有质上以求其理，以言先后可也"。虽然脾能化生精微，充养周身，但其作用是在先天真气的作用下完成的。所以钦安卢氏反对把脾称为后天之本。

因为一切有形之物都是后天，为什么反对将脾肾作为先后二天来认识和定位，这与钦安卢氏始终强调一元之气，重视一元之气，肯定了"五脏六腑皆是虚位，一气流行方是真机"的学术思想所决定的，更说明了人生立命之本的元阳之气在人身极端的重要性。这段话很有意思，大家可以看一看原著，好帮助理解。所以我一直强调读钦安的著作一定要读原文，不要去读注家的阐释。读注家的阐释，就会混淆概念，就不能理解钦安的原典精神。

钦安卢氏把坎离学说广泛运用在临证当中，在具体应用上，多用姜桂附这些辛温热药，这实际上包含了道家的剥阴取阳的修炼理论观，以人体元气为阳，以有形之肉体和致病之邪气为阴，散人体之邪气，人身之正气自然能够运行通畅，从而得到健康。一切疾病我们在中宫上去用力，更强调了坎中一阳的重要性。我们的处方结构大家都已经熟悉了，在座的各位可能都读过了《卢氏临证实验录》，我们所讲的医理都是在我刚才谈的理论思想指导下去理解，这样才行。如果按照现在医学理论观去理解，就很难理解，就会理解偏。我们用桂枝法开通脾胃利于用四逆法以温阳纳下，这实际上就是引气归元的一个治疗步骤，也是利用太极在中的观念，体现了中宫脾胃是真土、真用，而言其从先天反补后天，由坎中一阳发布到全身，因为坎中一阳是人身立命的真种子。中宫之气在坎离交媾的过程中产生，一旦中宫脾胃的运行发生障碍，必然就会影响后天坎离交媾，还会影响先后天元气的交济。所以我强调先调理中宫，起到了宣通的作用，中宫能够正常，后天的运行也才无阻碍，肾才能够接受五脏六腑之精。所以要让肾能很好地去藏这个精，就要使用我们的四逆法，使我们人身的元气回归于坎宫，使它安于本位，最终使生命永固而收功，人体才能够强健，享其天年。

今天跟大家讲这些，实际上就是为了说明卢氏创立"人生立命在于以火立极，治病立法在于以火消阴"的源启，也可以说是扶阳溯源，很简要地跟大家讲一讲扶阳的理论依据和根源这个问题，就到这里为止吧，谢谢大家！

唐农：卢师真是辛苦了。今天下午卢师给我们开了一个大餐，最后总结就是扶阳溯源。我觉得既是溯了源，也是在这次论坛里面给我们一个温补填精的感受。卢氏的扶阳理念不外乎先是温通、宣通，最后是温补填精。如果说我们前面的论坛是一种理阳气，是一种宣通，今天真正就是温补填精了，是大补的。我们再来简单回顾一下卢师今天说的内容。

第一点叫正本清源。我不知道大家的感受如何，这是一个非常非常见功力的讲座，是足以彰显一代宗师的一场讲座。我实事求是说，今天温教授说了现在有这样那样的争议，网上还在骂，那些网上骂的人如果真正听一下这节课，客气地说，他就会发出这样感叹，"此公非独以姜附名尔"。这种感受今天太明显了，一代宗师的品相活脱脱出来了。中国的传统文化，从先秦的子学，孔子到六经，然后是两汉的经学，魏晋的玄学，隋唐的佛学，然后儒之门户分于宋，医之门户分于金元。到了宋以后，周敦颐出了《太极图说》，后面邵雍、张载、二程，再到了朱熹，到了陆九渊等，一路下来，但是从周敦颐开始的理学已经偏离了原典。刚才休息的时候我讲了，扶阳学派出了一个大英雄，出了一位贯通儒、佛、道之王，能把天地人贯通的就称为"王"，就是"川西夫子"刘止唐，对钦安卢氏医学的开源起决定性作用的一位人物，影响到了从郑钦安到现在的卢崇汉。宋以后理学被称为新儒家，一个是现代的新儒家，一个就是周敦颐等也称为新儒家，但是他们已经偏离了原典。刘止唐重新回到了这个原典，使钦安卢氏医学重新回到了中医的原典上，这太让人踏实了，在《周易》《内经》的基础上，如果说和过去的学派还有所相依的话就是伤寒学派，后面完全是雄视千古，温补学派差之远矣。本来我不应该对张景岳这些大师级的人物妄加评论，但是我听了卢师这场讲座之后实在是忍不住了。

第二个就是这个扶阳讲堂，并不是卢师今天心血来潮，从理上来讲扶阳，卢师很有智慧，他认为这是应该讲的。卢氏是有传统的，从1908年开扶阳讲堂的时候，不但讲具体的应用，讲药物，还有讲医理。我听师父说，那时候有什么新的想法或者要表达一些观点，太师爷卢铸之会让次子卢永华把它写下来，让大家都来看，这是有这个传统的。扶阳讲堂影响了很多人。所以今天这个第三届的国际扶阳论坛，卢师这样一个讲课，既有这个传统，也有开一派先河的气势。

第三点感受，我觉得真是提升了我们从2008年以后重新开设的扶阳论坛的层次，使这个论坛成为建立在一个非常高的层面的讲坛。也没有辜负王明方主席给我们提供的这么好的一个会场，我们对得起这个地方。而且在安徽这个近代以来能人辈出的地方讲这样的道理，我觉得是有一种惊天地泣鬼神的震撼。

第四点，我觉得卢师的课给人一种非常坚固的信心。今天卢师讲的是一步一步地推理出来的。有句老话，就是"慎终追远，民德归厚"，对于今

卢氏创立『人生立命在于以火立极，治病立法在于以火消阴』源启

天中医的这种状况，甚至是一种乱象，怎样引导大家一步一步溯源上去，追溯到我们最初的原典上，然后再给出结论。今天卢师所说的也并不完全是形而上的东西，最后他有讲到中土的重要性，讲到了太极，讲到了先天阴阳以什么为体，讲到了中土既是坎离二卦交往所化生，又助坎离二卦的交往，既深又很实用。

最后我们对桂枝法、四逆法有了更深的认识，卢师在前年北京的第四届国际扶阳论坛上讲的是归根复命法，今天这场讲座对这个内容做了一个非常充实的注解，让我们了解到桂枝法和四逆法有这样深邃的背景，也让我们领略了真正的一代宗师的形象和风采。让我们再一次以热烈的掌声感谢卢师！

从"阳主阴从观"思想理论的建立谈卢氏对当代中医发展的划时代贡献

唐 农

孙永章：今天上午的报告，我们非常荣幸地邀请到广西中医药大学唐农校长给大家做特别报告，这一场的主持是来自澳门中华运气医学会的孙洁博士，孙洁博士也是中华中医药学会的国际部顾问。她与田合禄老师共同发起的国际五运六气论坛也已经举办了五届，她本人虽然生在澳门，但是非常善于学习五运六气、针灸等各种民间疗法，经常到大陆参加各种重要活动，也是学会聘请的非常重要的顾问和专家，下面让我们以热烈掌声邀请孙洁博士主持本次会议。

孙洁：各位同行，早上好！昨天楼宇烈教授、卢崇汉教授和王健教授等给我们做了精彩的演讲。今天我们请唐农校长来给我们做再一次的、更精彩的学术演讲。我是 2008 年第一次跟唐校长接触，唐校长循循善诱，对后辈的这种关爱和对学习的督促，让我非常感动。去年参加第五届扶阳论坛时，听唐校长讲了"体相用"的理论，我想参加那一届扶阳论坛的代表一定跟我一样受益匪浅。我对唐校长对"体相用"理论的演讲，一直心怀感恩，他把我们带到了中医学术的另一种境界。昨天卢师把他在医学理论上面更高层次的研究无私地奉献给我们，我们也非常感动。他讲到了抽坎填离、从后天返回先天的理论，这一种医学上高层次的学问，不仅融合了儒、道、释三家的理论，他用更高的思维来教导我们怎样来学习和进行理论方面的研究。我们今天再来听唐校长"从阳主阴从观思想理论的建立谈卢氏对当代中医发展的划时代的贡献"的讲座，希望大家用心、静心、好好去听。我们现在把宝贵的时间留给唐校长，我们以掌声欢迎！

唐农：尊敬的卢师、尊敬的主持人，尊敬的各位参加我们论坛的与会者，大家上午好！今天非常荣幸能和大家做个交流，共同分享一段时光。我和大家交流的题目是"从'阳主阴从'思想理论的建立谈卢氏对当代中医发展的划时代贡献"。

我的交流分为以下几个部分。

一、正本清源，扶阳真传——钦安卢氏医学扶阳思想的理论渊源。

二、卢氏对钦安卢氏医学的创造性继承与发展。

三、个人跟师学习钦安卢氏医学的一些体会。

四、关于钦安卢氏医学若干相关问题的讨论。

五、结论。

下面我们依次交流。

一、正本清源，扶阳真传——钦安卢氏医学扶阳思想的理论渊源

我这一次来做交流，有一个小故事，因为上一届在成都的论坛，我已经做了一个《从平人气化之体相用论中医辨证治疗的终极旨归》的专题演讲，这是一个比较大的题目。所以这次我本想休息一下，主要来学习取经。但从上个月下旬到前两天，我一个月内见到王国强局长两次。第一次是上个月的下旬，我在香港中文大学发表一次演讲，演讲之前他跟我说，能不能再讲一次。那么短时间内，让我重新整理思路，凝练一个问题来谈，不容易，所以我就没作声。到了这个月的上旬，有幸又见到王部长，他又提出，你还是讲讲吧。我又和师父卢崇汉教授商量，他似乎也赞成我讲讲，但是没给我具体的题目。

我就想，扶阳学派钦安卢氏医学发展到现在不容易，作为一个卢门的弟子，一个中医院校的校长，我考虑问题可能多一些。因为我看到目前扶阳学派在社会上存在一些乱象。这些乱象是什么呢？一方面是毫无根据的、大量的附子的滥用。这个乱象，卢崇汉教授也反复说过，在我们身边见到的一些自称"火神派"的医生用附子动不动就是300克、500克，甚至更多。另一方面是在理方面，大家可以到新华书店看看，现在火神派理论著作很多，而且都自以为是，自以为是正宗，做这样比较、做那样比较，然后得出结论。有这种积极性是可以理解的，但是扶阳学派不是一种时髦，因为你会影响别人，因此需要深入研究得其精髓，才能发表你的认识和评论。还有我在和卢师卢崇汉教授交谈的过程中了解到，我自己也觉得是这样，即现在社会上很多人自称是卢门传人或钦安卢氏传人，到处去说，甚至到处收徒。你说你是钦安卢氏的传人，按照卢师的宽容和涵养，他不会说什么，但是你要对你的说法负责任，不能为了名和利，到处去说，拿卢氏的招牌来招摇，欺世盗名。所以我觉得，钦安卢氏医学发展到今天不容

易，我们扶阳论坛能够到第三届国际扶阳论坛暨第六届全国扶阳论坛，搞成这样不容易。昨天下午卢崇汉教授对钦安卢氏医学做了进一步的阐述，非常深邃，让人对扶阳理论产生了更坚固的信心，这种信心让人心里面非常踏实。

因此，今天我想借此机会谈一下卢氏对扶阳思想理论一种创造性继承和发展的工作，对扶阳学派进行正本清源，也谈谈我学习的体会，和大家做一个交流。我想我们今天的交流一定会使大家有所受益。

"正本清源，扶阳真传"，是上次扶阳论坛时邓铁涛教授专门题写的，专门叫人送给卢崇汉教授的。这里面反映了老一辈的中医学者、老一辈的中医工作者，对我们扶阳论坛的一种期待。"正本清源，扶阳真传"，肯定是有所指的。所以我们今天第一点就谈这个问题，谈钦安卢氏医学扶阳思想的渊源，这个渊源有两点。

首先是钦安卢氏医学的传承问题。很多人已经熟悉，这个传承从刘沅（刘止唐）到颜龙臣、郑钦安，然后到卢铸之，到卢永定，到卢崇汉。卢永定是卢师的伯父。关于卢铸之、卢永定已有不少资料介绍，这里我想谈一下卢永华的贡献。卢永华是卢师的父亲，他在那个年代就是一位高中毕业生，高中毕业以后就一直跟着卢铸之学习。卢永华的国学底子非常之好，但按照卢门的家规，卢门每一代只能培养一位火神，所以有了卢永定这一位火神，而卢永华的工作就是侍诊，这一侍就是将近四十年，虽然他也能够看病。我听卢师说，在卢铸之很忙的时候，他也看一下，不过他没有单独地看，是和卢铸之在一起时看。跟诊的时候，整理病案的时候，病人太多他也看一下。而且在卢师初涉临床时，在开方的时候卢永华还亲自指点，不管是在具体的用药上，还是在医理上，都给予指点。卢永华整理了几百本的病案和笔记，并很整齐地抄出来。大家看《卢火神扶阳医学文献菁华集成》，里面有很多漂亮的毛笔小楷，这就是卢永华的手迹，里面很多医理阐述都是出自他的手笔。他和卢永定不仅在临证和理论方面给予了卢师非常有益的指点，而且如果没有他的贡献，《卢火神扶阳医学文献菁华集成》就没有那么完整。所以我觉得今天应该提一下卢永华。卢门第一代火神是卢铸之。钦安也是火神，他是郑火神。卢火神出自中医世家，先后师从刘沅（刘止唐）的两个弟子，即颜龙臣和郑钦安。卢铸之的长子卢永定自幼随父学医，承袭家学，卢铸之晚年又与其子卢永定共授嫡孙卢崇汉继承衣钵。其实，卢永定有一独生子，叫卢崇正，年轻时也想学医，但卢铸之卢永定对他说，我们卢家这一代已有崇汉学医，你就不要学了。最后卢铸之卢永定没有让卢崇正读成都中医学院（现成都中医药大学），而是读了南充师范学院中文系，毕业后卢崇正当了中学的语文老师。从刘止唐到卢崇汉，钦安卢氏医学两百多年历史，一脉相传。他们每一位都立足临床，医名远播，在中医界可谓独树一帜。这是很清晰的一个传承，我就不想多讲了。

昨天卢师讲了刘沅（刘止唐），学贯儒释道医，一代大儒。大家想，《槐轩全书》有十大本，准备出版的还有《十三经恒解》。《十三经》是儒家经典著作；佛家《三藏十二部》，卷帙浩繁，释迦牟尼传法四十九年，讲经共三百余会，形成了浩繁的佛学体系；道家《道藏》三十六册，还有其他经史子集。刘止唐是一个学贯三家的大学问家。我觉得要把这些贯通是不容易的，它肯定有一个贯通的点。这个人称"川西夫子"的刘止唐先生一定是找到了儒释道的那个共通点，才能贯通它，否则汗牛充栋，皓首难穷；并且他的思想对郑钦安的影响是极其深刻的。郑钦安也是读书人，是秀才，郑钦安把这些思想传给了卢铸之。卢铸之也是读书人，前清秀才，很厉害。大家看看《卢火神扶阳医学文献菁华集成》中卢铸之的序，洋洋洒洒，论理很透彻，行文很通顺，而且文采斐然。到了卢铸之，这样一种思想精华又贯注到卢永定，再加上卢永华。由卢铸之、卢永定、卢永华这两辈人，三位大家，一起贯注到卢崇汉。这种因缘是非常殊胜的、难遇的，这个过程很清晰，就是这么一个传承。

刘止唐的东西，昨天卢师已经讲了，从儒家这一块来说，从子学这一块来说，他是继承了《周易》和儒家的原创精神。儒之门户分于宋，宋以后出现了新儒家理学，理学的代表人物是周、邵、张、程、朱，即周敦颐、邵康节、张载、二程、朱熹，以后又有了陆王心学，即陆九渊和王阳明的新理学。他们个个了得，都是学问大家，但是他们的学问和儒学的原典精神、子学的原典精神还是有一定偏离的。当然，从朱熹到陆九渊和王阳明，略有所修正，但是仍然没有脱离理和气的分离，从本体上没有达到真正的统一。到了刘沅（刘止唐），他对儒家、对子学的原典精神的继承和发挥，开创了一个槐轩学派，影响甚巨。

第二点，谈一下卢氏三代人对钦安卢氏医学的贡献。应该说，郑钦安反复强调"坎中一阳"为人生立命的根本，奠定了扶阳学说的基础，并每每中的于临证。其弟子卢铸之称颂其尊师"为仲景后第一人也"，而卢氏三代人基于对扶阳理论的深刻研究及卓越见解，真正将钦安学说发展成纯粹的扶阳学派。钦安卢氏薪火一脉相传，延绵至今一百余年，从未间断。

1908年，卢铸之设"扶阳讲坛"，听学者、私淑者、受其影响者甚多，其中不乏著名医家。如新中国成立后的云南中医学院院长吴佩衡，成都著名医家吴棹仙，上海祝味菊，成都范中林、田八味等，这些都是受其影响和私淑者。私淑就是没有直接拜师，但受这种思想的影响，自己认为是这个学派的学生和弟子。后世将这些善用扶阳药物的弟子和医家统称为"扶阳学派"或"火神派"。但是严格地说，扶阳医学在新中国成立后有一段时间沉寂了，所以说扶阳学派是经过相当一段时间的静水深流，今天又直挂云帆了。扶阳学派目前的领军人物卢崇汉，更是以其创造性的贡献进一步提升和完善了扶阳思想理论，并将这一理论与实践推到了一个前所未有的高度。

1908年，卢铸之在成都设立扶阳论坛是有地域性的。今天的扶阳论坛，从全国的扶阳论坛又发展成了国际扶阳论坛，而且在座这么多人在这里听，这不就是钦安卢氏医学扶阳思想理论的渊源和影响最好的说明吗？应该是的。这是我想说的第一大点的两个方面。

二、卢氏对钦安卢氏医学的创造性继承与发展

这里的第一个"卢氏"专门指的卢崇汉教授。

（一）钦安学说对卢氏的影响

郑氏对卢氏的影响，是通过他的祖辈与父辈，这种影响是全面而深刻的，特别是其独树一帜的理与用。我认为至少有以下两个方面。

1. 关于"坎中一阳"的极端重要性

卢师昨天下午的讲课也再一次说明了这一点。关于"坎中一阳"，郑钦安以下论述对卢氏的影响是极深刻印象的。"人身立命全在于坎中一阳，人身一团血肉之躯，全赖一团真气运于其中而立命"。"病有万端，发于一元，一元者，二气浑为一气者也。一气盈缩，病即生焉"。这是核心。《内经》有"当其位则正，非其位则邪"，因此，就看这一气当不当位，当位就不病，不当位就发病。"一气盈缩，病即生焉"，就是指不当位的情况。"病也者，病此气也。气也者，周身躯壳之大用也。"钦安的坎卦诗，我想大家都很熟，即"天施地润水才通，一气含三造化工，万物根基从此立，生生化化沐时中"，这个诗很形象地将"坎中一阳"的重要性刻画出来了。

2. 关于阴阳之要

关于阴阳的关系，郑钦安描述道："天地之阴阳耳，分之为亿万阴阳，合之为一阴阳……仲景之六经还是一经，人身之五气还是一气，三焦还是一焦。"这里强调亿万阴阳即一个阴阳。又言"以脏腑分阴阳，论其末也，以一坎卦解之，推其极也"；"阳为阴根也"。其实也是对上面的一个补充。不过这里就隐含了一个先天和后天的问题，讲到了六经、五气、三焦，还是一的问题，谈到了它们之间的关系，进一步点出了"阳为阴根也"，我认为这是郑氏对卢氏影响最深刻的一点。以上是钦安对卢氏影响最深刻的两个方面。

（二）卢氏创造性地提出了扶阳思想理论基石——阳主阴从观

所谓"阳主阴从"就是在以阳为主导的前提下"阴平阳秘"的关系，亦可称为阴阳平衡关系。这一观点是卢师20世纪70年代首次在"论《周易》对中医学思想的影响"一文中正式提出的。当时发表这篇文章还费了很多周折，一直被压住，但是这一观点毕竟是正式地提出了，而且说得很清楚。可以说，"阳主阴从"甫出，扶阳学派毕现"本地风光"。这是什么意思？这个"阳主阴从观"的提出为整个钦安卢氏医学找到了一个本体层次上的基石。不管是"生命以火立极"也好，不管是六经、三焦、五气归一也好，这些必须找到一个东西来支撑它。这就是卢氏20世纪70年代正式提出的"阳主阴从观"。大家那时可能还没有这样一种意识，这个"阳主阴从"非常深刻，太厉害了。

人类的文化、东方的文化、中国传统的文化，如果算主流文化的，在宋以后，就是儒、释、道的合流。宋之前是道家、儒家，因为佛家是从汉朝传进来的，当时和本土的儒家文化、道家文化有冲突。到了宋明以后，儒、释、道三教合流，形成了宋明理学。儒、释、道都很了不起，是人类思想的光芒，是圣人智慧的结晶，这三者应该有一个共同的基础。北宋大儒张载在《正蒙·太和》说："凡可状者皆有也，凡有皆象也，凡象皆气也，气本之虚则湛然无形，感而生则聚而有象。有象斯有对，对必反其为，有反斯有仇，仇必和而解。"这就是说，只要能谈得出来的、能感受到的、可名状的东西，都是有，你用任何形式能够感受到的东西都是有，只要是有，它就有象，象后面的支撑就是气，气后面呢？气是从无到有的，到了你能看得到的东西，它一定是一个对立统一的东西了。

我们最熟悉的概念就是阴和阳。你可以直觉地想象得到，仅仅有阳的东西是不可能的，阳是散的，刹那就能散逸掉。所以，必须有阴的一面把它聚起来，才能够感受得到。如果没有阳，也是不可想象的，阴是收缩的，一下子收缩到什么程度，没有阳进行对立，对阴制衡，也是难以想象的，就像宇宙学说的黑洞，黑洞的密度非常之大，连光线都不能逃逸，被它吸引，所以它是黑洞。其实黑洞也还是可以讨论的，否则就没有黑洞理论了。然后，"有象斯有对"，你可以从心里想，任何东西都是相对出现的。"有象斯有对，对必反其为；有反斯有仇，仇必和而解。"什么意思呢？一切物象都有对立的两面，对立两面的运动方向必然相反，相反则相仇，相仇即冲突，冲突必通过调和解决。老子曰"一阴一阳之谓道"，任何东西存在肯定有对立，必须有两个东西对待而存在，否则是不可想象的。老子在《道德经》里是如何说的呢？"有无相生，难易相成，长短相形，高下相倾，音声相和，前后相随"，讲的都是事物相对存在的道理。佛家的《般若波罗蜜多心经》以另一种方式阐述了对立的存在："舍利子，是诸法空相，不生不灭，不垢不净，不增不减。"生和灭是相对的，有生肯定就有灭的，有垢肯定就有净的，有增就有减的，它们都是相对存在的。你不生当然没有灭，不垢当然没有净，不增当然没有减，反映了诸法空相的实质，是我们认识万物存在规律的一个基本立场。我们说这个话的意思是什么，不是废话，是强调事物都是对待而生的，阴阳就是一种对待，"一阴一阳之谓道"，但阴阳是一种简单的对待吗？它们有主从关系吗？这个问题前人并没有非常明晰地指出，所以说"阳主阴从"是一种石破天惊的提法。只要能谈的东西，有的东西，就是相对的，用我们熟悉的阴阳理念来解释相对，解释对待，阳和阴之间的关系不是一个简单的、静止的、绝对的平衡关系，它是"阳主阴从"的关系。虽然在《周易》已有一段经典描述，即"大哉乾元，万物资始，乃统天"，"至哉坤元，万物资生，乃顺承天"，已透露了天机，但将"阳主阴从"具体而明确地提出，仍然是一个厥功甚伟的事情，它为我们思想文化的讨论，一切能够说得出"有"的讨论，提出了一个顶层设计。这是很厉害的事情。虽然这种思想理论原来是有的，但是卢氏援引入中医，并成为中医理论的顶层设计，却是非常了不起的事情。"阳主阴从观"的提出是极深刻的，不仅是对目前占主流的、相对简单的阴阳平衡关系的一个颠覆，更是使整个扶阳学派学说系统的从"道"的本体层次上做了终极的揭示，这种揭示可以说跨越了历史的长河，直承着《周易》《内经》，直承着中华传统文化的根源。追远乎？厚重乎？实则可以说是见到了根性的"本地风光"。所以说,"阳主阴从"甫出,毕现"本地风光"。这篇文章被山东大学教授易学大家刘大均先生收录于其主编的《百年易学菁华集成》中。这是从1910年至2010年,一百年来国内外公开发表的有关《周易》的数以千计的文章里面精选出来的一百篇文章之一。

(三)卢氏对钦安医学的发展

1. "阳主阴从"的思想不自今日起

前面第一点讲到钦安对卢氏影响是深刻的。卢氏对钦安有什么发展?首先,"阳主阴从"的思想,《周易》有,《内经》有,刘止唐有,郑钦安有,但都没有具体明确地提出来。目前我国中医院校的《中医基础理论》的教学大纲里这种思想缺如,只在《中医各家学说》中有所提及扶阳理论。卢氏在20世纪70年代初正式明确提出这个思想,形成了清晰的表述。

2.《医理真传》辨认一切阳虚证法和一切阴虚证法存有模糊性

钦安认为辨认一切阳虚证法,用药当扶阳抑阴;辨认一切阴虚证法,用药当益阴破阳。郑氏在《医法圆通》中亦明确提出:"阳旺一分,阴即旺一分;阳衰一分,阴即衰一分。邪火只能伤阴,真火实能滋阴。"但是他在《医理真传》的阴虚证法里面并没有明确提出"邪火和真火",存在模糊性。我曾经请教过卢师,我问他这个地方是不是不清楚,师父很慎重,说有点不清楚。他说这个地方他当年也请教过卢永定,卢永定师爷讲这个地方也不是很清晰。而卢氏则旗帜鲜明地提出了"病在阳者,扶阳抑阴;病在阴者,用阳化阴"。卢氏一直认为,一阳是"坎中一阳",这个阳的层次应该与刘止唐强调的"乾元一气"是相通的。更关键的是卢氏这种"病在阴者,用阳化阴"是在阳主阴从观的发展路线上必然给出来的,底蕴自不可同日而语。当然我们说,钦安在《医法圆通》里面也讲了"邪火只能伤阴,真火实能滋阴",很清楚地讲明了阴伤的两种情况,有因于邪火伤阴和真火亏损的不同,但邪火伤阴后,由于"壮火食气",也可进一步耗损阳气,进而导致不能滋阴。对"病在阴者,用阳化阴"的整个过程的真正全面的理解,只能将其与"正气存内,邪不可干""邪之所凑,其气必虚"合在一处想,方可慢慢悟得。哪怕是出现了邪火,归根结底也是真火亏损导致,意味着阴伤不管缘于邪火或真火,本质上都责之于真火的亏损,邪火只是标象。刘止唐在《医理大概略说》也曾说:"人身以元气为主,气足则邪火自息。故古人谓火气元气,不两立也。"钦安也强调:"万病起于一元损伤。"这其中的道理太深刻了。因此,卢氏提出的"病在阳者,扶阳抑阴;病在阴者,

扶阳论坛❻(第二版)

大会报告

用阳化阴"反映出在匡扶阳气、在治疗疾病和呵护生命上，更为本质，更为直接，也更为彻底。当然，临证时我们必须有"知标本者，万举万当；不知标本，是谓妄行"的意识，而如何知标本呢？"观其脉证，知犯何逆"可也！所以，有一个顶层设计，后面的手眼是不一样的，一切都是逻辑上的内在推出，一定是这样。在阳主阴从观的观照下，后面的发挥和所揭示的问题的深刻性，是不可同日而语的。这是卢氏对钦安医学在阴虚治疗上的一个根本意义上的提升。所以，我们说卢氏将郑氏学说发展成为纯粹的扶阳学派，是自有道理的。

（四）卢氏完整地建立了扶阳思想理论框架

卢氏完整地建立了扶阳思想理论表述，包括以下几个方面。

1.扶阳理论核心——阳主阴从观。

2.扶阳基本立论——人身立命在于以火立极，治病立法在于以火消阴。

3.扶阳基本治则——病在阳者，扶阳抑阴；病在阴者，用阳化阴。

4.扶阳两大基本治疗法门——桂枝法、四逆法。桂枝法就是在桂枝汤或姜桂基础上进行化裁的，以宣通为主要扶阳手段的一个治则。四逆法就是在四逆汤或姜附基础上进行化裁的，以温扶为主要扶阳手段的一个治则。

5.其他如关于肾与命门火同样存在主从关系，命门为主，肾为从。

所以，我们可以说，卢氏是完整地建立了扶阳思想理论框架，在实践上丰富了扶阳理论的技术运用，这是卢氏的工作和贡献。

以上把卢氏的工作和贡献介绍完了，我再从学生的角度把卢氏的工作和跟师学习钦安卢氏医学的一些体会，也和大家做一些交流。也许在这个层次上，作为一个学习者，从学生和弟子的角度和大家交流，可能我们的沟通更容易。因为我也是一个学人，我的体会很可能是你的体会，或者你的体会能够提升我的体会。

三、个人跟师学习钦安卢氏医学的一些体会

（一）关于阳主阴从观

我们先从一些经典的条文入手，寻找阳主阴从观的支撑：

《易·象传》曰："大哉乾元，万物资始乃统天。""至哉坤元，万物资生，乃顺承天。"

《易·系辞》曰："乾知大始，坤作成物。"

《素问·阴阳离合论》曰："天覆地载，万物方生，未出地者，命曰阴

处，名曰阴中之阴；则出地者，命曰阴中之阳。阳予之正，阴为之主；故生因春，长因夏，收因秋，藏因冬。"

《素问·阴阳应象大论》曰："阳生阴长，阳杀阴藏。"

从以上经典的描述，可以感受到"阳主阴从"的理论渊源是非常深远的。而理论的建立，应满足于两个原则：一是外部的文献证明，二是内部的直觉完备性。如果我们将天与地作为一个有机联系的完整系统，而不是各自独立的系统来看，"阳主阴从"是可以现量地把握的。钦安在做先后天解时曰："先天者何？人身立命之祖气也（元气）；后天者何？人身血肉躯壳也。"在一个系统内，包括人体，有什么样的阳就有什么样的阴。人身立命的元气就像太阳，人身血肉躯壳、五脏六腑是大地。元气在体内转的时候，你的脏腑就要和它呼应，一年就会有生长化收藏，一辈子就有生长壮老已。"川西夫子"刘止唐认为，乾元一气是理气合一的，是天地万物的根本，它是浩然之气，它才是真正的太极。他还说："乾何以统天，天生万物，而所以生万物者，天之为皆乾元一气之所为。"此乾元一气落入坎宫，就是坎中一阳，而天对大地，对人体的影响，就是通过与乾元一气相应的坎中一阳实现的。所以刘老夫子又说："大道无始无终之妙，在天在人其理一也。"当代大学问家熊十力先生写了一部《新唯识论》，也很了不起。他在本体论的观点是：乾元性海统摄着万物大用，万物大用没有自性，只能依靠乾元性海。这个观点与刘止唐所说一脉相承，或者说熊老先生所说即是刘老夫子所说之翻版亦尚未可知，至少可以说受刘止唐影响甚深。如果熊先生真没有接触过刘止唐所说，就能造出"新唯识论"，那倒也是个天才，也不枉他生前那么自负。以上道理都很深邃，不是所有人都能马上理解，不过慢慢想、慢慢悟，一旦搞懂会终身受益的，俗话说得好："火到猪头烂。"慢慢来！因此，"阳主阴从"，没有疑义。可以说，这是大自然的一个顶层设计，这使我们的思路会很自然地关注"乾知大始"的这个"大始"的内涵以及"阳予之正"的"正"的内涵与"阳主阴从"的直接相关性。

"阳主阴从"出，真可谓"一字之安，安如磐石；一义之出，灿若星辰"。

（二）关于"人身立命在于以火立极；治病立法在于以火消阴"

关于"人身立命，在于以火立极"，我们可以从阴阳的本体结构为切入点来把握。而阴阳关系的本体结构是"内阴外阳"，这完全可以直觉地、现量地把握。

首先，我们来议论一下，赤道附近的最高山脉即乞力马扎罗山终年被冰雪覆盖，可以给我们什么启发。赤道是地球最热的地方，然而在赤道附近的最高山脉乞力马扎罗山（海拔5895米，山顶部气温要比山脚低近30℃）却终年冰雪覆盖。这座山在赤道地区太阳的直接照射下，应该是很热的。那么热的地方，为什么终年积雪？原来这和地势有关，地势每升高1000米，气温要下降6℃。山顶和山脚海拔会有5倍的差距，就是说在山脚是0℃，山顶就是-30℃。这说明什么问题？这只能说明越往底下越热，到了我们地球的核心，会到达5000℃，这也是太阳表面的温度。所以，我们地球这样一个结构，就是内阳外阴的。地核的温度大概是5000℃，地球表面不说5000℃，只要有50℃就很难生存了。当然有些人肾气足，也可以耐受一下。

我们先要掌握阴和阳的关系，因为我们的惯性思维是阳在外面，阴在里面，"阳在外阴之使也，阴在内阳之守也"。我们皮表属阳、里面属阴，都是这么说。但是，从人的阴阳本体结构来看，其实内是阳，外是阴。我们再看，中医理论认为：四肢为阳之末也。有人马上说不对，《内经》里面说："四肢者，诸阳之本也。"很多搞理论的学者考证后幽默地说是《黄帝内经》刻印的时候，刻经的人那天肯定打瞌睡了，把"末"刻错了，刻成了"本"，变成了"四肢者，阳之本也"。现在达成共识了："四肢者，阳之末也。"四肢远离心端，远离核心，就是阳之末。《庄子》说："至阴肃肃，至阳赫赫。肃肃出乎天，赫赫发乎地。两者交通成和而物生焉。"只有下面是阳，上面是阴，然后给上下的阴阳一个时间让它们动起来，它们就按照本性，阳从里面往外移动，阴从外面往里移动，这样就形成了一个交感。《素问·生气通天论》曰："阴者，藏精而起亟也；阳者，卫外而为固也。阴不胜其阳，则脉流薄疾，并乃狂。阳不胜其阴，则五脏气争，九窍不通。""阴不胜其阳"，是指阳很胜，超过了其正常位置，超过了阴对它的制约，因此很躁动，故说"脉流薄疾，并乃狂"；而阳不胜其阴呢，阳被过胜的阴包住了，阳气没有办法正常往外升发，导致内部的"五脏气争，九窍不通"。很形象吧！你看那些肾衰竭的病人到了尿毒症的阶段，皮肤是没有光泽的，发暗发黑，很少汗。"阳不胜其阴"，人体的阳被阴包住以后，整个皮肤肌肉腠理，就会收缩，就会越来越糟糕，就只能"五脏气争，九窍不通"。阳热郁在里面后，就会找到你身体内部气的压力较大而结构又较薄弱的地方发泄，比如脑袋里面的血管。所以肾衰竭的病人最后很多是因为脑出血而死亡的。

因此，阴阳关系的"体"即本体结构是"内阳外阴"，而阴阳关系的"用"是趋向于阳从内往外发，阴从外往内收，即《素问》所说的"阴在内阳之守也，阳在外阴之使也"。去年成都的扶阳论坛，我比较详细地介绍了阴阳关系的体用，还谈到了这种体用关系所表现出来的正常状态，即"阴阳和"的状态。这是第二次谈了，我不想再多浪费大家时间。而且我还谈到了这种体用关系所表现出来的正常状态，即"阴阳和"的状态。大家看这个是泰卦，泰卦里面由两个经卦组成，下面是乾卦，上面是坤卦。乾为阳，坤为阴。泰卦中乾卦位置在下，为内；坤卦的位置在上，为外。内阳外阴为泰卦。卢氏曾以《易经》的思想来谈阳主阴从的关系的时候，引用了泰卦，我从这里受到启发。泰卦的卦辞是"天地交而万物通也，上下交而其志同也，内阳而外阴，内健而外顺"，给它们一个时间展开，则阳往上，阴往下，形成一个交感。那相反过来，大家看，否卦是乾在上在外，坤在下在内，故其卦辞曰："上下不交而天下无邦也，天地不交而万物不通也。内阴而外阳，内柔而外刚。"把这一点讲清楚就很好办了。

下面我们来讨论一下阴阳在时空在万物中的结构层次问题，以方便直觉地把握生命"以火立极"的问题。

《素问·生气通天论》曰："凡阴阳之要，阳密乃固。两者不和，若春无秋，若冬无夏，因而和之，是谓圣度。"

《素问·阴阳离合论》曰："阴阳者，数之可十，推之可百，数之可千，推之可万，万之大不可胜数，然其要一也。"

《素问·五运行大论》曰："天地阴阳者，不以数推，以象之谓也。"

"以火立极"也就是"内阳外阴"所相应的本体结构的一个根本的缩影，而"阴阳和"可以说是"以火立极"这个极点外延的化现，这种对应性是一个理想模式，也隐含着一个同构性问题，当生命在生长壮老已发展的过程中，这个体，这个对应，这个理想模式在用中会有不同程度偏移或破坏。什么是阴阳的用呢？具体地说，阴阳的用就是在体的基础上进行开阖升降的活动，即以体为本，阳从内主升向外（开），阴从外主降向内（阖）。正常情况下，阴阳的用是有一定范围的，此即"常态"，脏腑阴阳就是通过正常的开阖升降用来协同完成各自的功能的。内阳外阴在用上的完善状态，即理想的常态，即所谓的"阴阳和"。"由于体用是一源的，故不管阴阳怎么用，怎么开阖，"内阳外阴"始终是阴阳关系的基本结构，这个结构扩大到至高点，就是五行中"火"的状态，但这个火，不管怎么热，都有相应的在外的阴与在内的阳相持衡；这个基本结构缩小到至低点，就是五行中"水"的状态，但这个水不管怎么寒，也仍有相应的在内的阳与在外的阴相持衡，也就是这个至低点仍蕴含有火有阳在内，如将这个水以坎卦（☵）拟象之，这里面的阳即坎中之阳，为火之根也，斯火生乎内而发乎外。如果我们将事物最初的出发原典称为"极"，那么，由于生命时空结构最里最底的原典是火，因而我们可以说生命是"以火立极"的。如果人体的阴或阳在开阖升降过程中不同程度地超出常态，偏离了各自的本位，即人体阳气在气化活动中，其立极状态出现了问题，就会产生疾病；如果通过我们的主动，保证人体极点上这个火存在，则生命之树常青，所谓"真火伏藏，命根永固也"。《素问·生气通天论》曰"凡阴阳之要，阳密乃固"，又曰"阳气者，若天与日，失其所则折寿而不彰"。这个"密"、这个"所"，指的就是阳在内的本位，即阳的立极状态；能"密"能"所"，则自能"阴平阳秘，精神乃治"。或者说，我们所强调的"阴阳和"的条件，就是"阳密乃固"的"阳密"，就是"以火立极"的正常状态，就是真火在本位上，就是"因而和之，是谓圣度"。"度"者，量也、测也、位也。关于"治病立法，在于以火消阴"，我们还是从《易经》的泰否两卦为切入点进行理解和把握。

泰卦（☷☰）《周易·象传》曰："天地交而万物通也，上下交而其志同也，内阳而外阴，内健而外顺。"

否卦（☰☷）《周易·象传》曰："上下不交而天下无邦也，天地不交而万物不通也。内阴而外阳，内柔而外刚。"

关于"治病立法在于以火消阴"，其实"治病立法在于以火消阴"与"人身立命在于以火立极"是相互对应的，是一个立论的两个方面。前面我们讲了，阴阳的本体结构就是内阳外阴。如果我们的身体由内阳外阴的泰卦状态向内阴外阳的否卦状态发展，阴和阳脱离了本位，也就是说阴逐渐地往里面走，阳逐渐地往外面走，而且在体上逐渐成形，就意味着疾病正朝着我们走来，隐态或显态地发生了。我们治病立法的目的，全在于用火消掉逐渐内侵的阴，使阳回到本位。所以卢氏认为，四逆法就是个纳下之法、收功之法，也意味着，在纳下之法、收功之法之前的治法都是铺垫。

我们来分析一下卢师在第二届扶阳论坛上讲的一段话："对于虚损性疾病的治疗，就是内伤的这种治疗，强调什么呢？同样的，我们还是强调必须要抓住温扶先天真阳也就是坎中一阳的这个环节，始终抓住这一点，所以，在临床的用方用药上，对姜附的介入，要越早越好，要范围越广越好。但这一点作为医者很难办到，就是说你这个辨证层面的问题，你怎么去找他虚寒的那一面？他表现了没有？他表现了，很典型时你才用，但是很多时候都已经晚了，中医不是强调治未病吗？"卢师的话就是提示我们在治疗疾病时不管是早是晚，都是要阳回到本位。坎中的这一阳就是本位上的阳。所以说，"治病立法在于以火消阴"，目的就是使阳回到它的本位，使不同程度的"否"象尽可能回到完整的"泰"象上。完整而理想的"泰"象就是"阴阳和"，就是"阳密乃固"，就是回归到"以火立极"。

（三）关于"病在阳者，扶阳抑阴；病在阴者，用阳化阴"

我在上一届扶阳论坛中比较详细地谈了精与"一"的关系，与"真气"的关系，与"坎中一阳"的关系。《素问·宝命全形论》说："人生于地，悬命于天，天地合气，命之曰人。"是什么东西让人悬命于天呢？《素问·阴阳应象大论》讲："天有精，地有形，天有八纪，地有五理，故能为万物之父母。"所以说，天首先给予人体的是精。《医理真传》里面讲："乾分一气落于坤中，化而为水。阴阳互根，变出后天坎离二卦，人身赖焉。"又说："一也者，真气也，天之体也。"因此，我们可以初步认定，精是乾元一气落入坤中获得的阴阳合一的初始状态，也是坎中一阳的存在形式，也是真气的存在形式，是"一"，它来源于天之体，即乾元一气，人体即是通过坎中一阳与乾元一气相通而与天合一。精蕴于坤藏于坎，是在极上（坎肾）之阴阳合一且存信者也。其是物质、是能量、是信息；亦谓质也、能也、信也、一也。物之同气相求者，亦在其中有信者也。坎中一阳的存在形式就是阴阳合一的精，以精的形式出现。

卢师在《扶阳论坛5》"卢氏引龙潜海法是扶阳立极之法"讲座中谈道："人无后天而不立，无先天而不生，就是先后天的关系，先天是命门火，命门火是先天的先天，它是先生而生的，它是与生俱来的。人体胎儿形成的最初动力是什么？是命门火，也就是我们人生命的来源。"上面这段话可以给我们启发：胎儿的形成，最初的动力是命门火，也就是我们人生命的来源。这里的命门火就是指"坎中一阳"，也是指元气，就是先天之精在极点的空时状态。钦安有曰："一元者，二气浑为一气者也。一气盈缩，病即生焉。"这里的"一元"无疑就是这个精，它是乾元一气落入坤中的产物，即乾元一气落入坤中化而为水，获得了相应的阴结合，亦即"天一生水"之谓也。所谓"二气浑为一气"，乾元一气也就成为"坎中一阳"，这"坎中一阳"在一元的盈缩中起着决定性作用。建立了"坎中一阳"和精的关系，后面的讨论就能够比较顺了。我在上一届的"扶阳论坛"上根据《素问·阴阳应象大论》专门谈了精与气关系的问题，精是体，气是用，体用一元，精气互化，这里特意提一下，做一个铺垫。关于"病在阳者，扶阳抑阴"，大家都好理解，今天我就不专门谈体会了。我想谈谈"病在阴者，用阳化阴"的体会，这是卢氏对中医治则的一大发明。卢师在《扶阳讲记》中还说："在临证上，阴虚的本质仍然是阳的不足，这是由于阳气化生阴精的功能受到影响，才会出现阴阳两者关系失调。"

　　一元真火充足，能够"密"在本位，就能生火以暖土，土暖便可以生化万物，在人体气化过程中，土暖则生精。其实，斯土得化，后天之阴分一概得以化生，唯其中水谷之精气即后天之精归于肾藏之而填补先天之精（坎中一阳），与之同化。所以，《灵枢》有曰："真气者，所受于天，与谷气并而充身者也。"故也有"人身元气系在后天也"一说。《医理真传》便有："水谷之精气，与先天之真气，相依而行，周流上下四旁，真是无微不照者也。"《医理真传》还有："余谓凡治一切阴虚、阳虚，务在中宫上用力。"中宫者，中土脾胃也。从"生命以火立极"的立场言，后天阴阳皆通过元阳即先天真气运化脾土而来。但人体进入后天，饮食水谷则由先天真气或先后天合一之气鼓动腐熟，化生出水谷精气和营血津液，各有所归。其中，水谷精气与真气"并而充身"，而营血津液则发挥滋润之功。

　　如前所述，常态下阴分的多少取决于元阳的多少。所以，钦安有"阳旺一分，阴即旺一分；阳衰一分，阴即衰一分"之语。因此，"病在阴者，用阳化阴"，实为通过温补阳气，运化脾土，则不唯后天精气有源，后天营血津液亦一概得以化生。精化气，气化精复归于肾，这里面一升一降就蕴动着一个太极。"水土合德"之象其实对应的就是太极。严格地说，先天之精与后天之精还不是完全一回事，以后有机会，慢慢和大家谈体会。两者能够"并而充身"，主要通过同气相求的机制，通过"信"的机制起作用，先天之精其源在肾在坎，后天之精其源在脾在土，这也是水土合德又一深意也。

　　关于前面讨论的真气与谷气"并而充身"的道理，我们还可以用下面《素问》的一段经文和师门卢崇汉教授的一段话补充说明。《素问·六节脏象论》曰："天食人以五气，地食人以五味，五气入鼻藏于心肺，上使五色修明，声音能彰，五味入口藏于肠胃，味有所藏，以养五气，气和而生，津液相成，神乃自生。"卢师在《扶阳论坛2》中曾说"人体能接受食物水谷精气的多少，取决于什么呢？取决于坎中一元阳气的盛衰"，"先天的阳足了，脾阳自然会旺，这是前提"。因此，"病在阴者，用阳化阴"，这个"化阴"的根本实质是要解决化精与固精的问题。

而化精包括气化精和精化气两个方面，精足了，真气复元了，阴分自然充分，此阳主阴从故也。固精则指这两个方面的发生在本位上保持稳定、常守。这个"固"是指阴阳在极上互根互用的关系，这种关系可归于"凡阴阳之要，阳密乃固"的范畴，这个"固"，显然就是阴阳二者关系之"要"。《素问·三部九候论》说："实则泻之，虚则补之。必先去其血脉，而后调之，无问其病，以平为期。"故也可以说，精气互动的手段是"调"，目的则是"固"。何谓"调"呢？前面我们说了，《说文》指出"调者，和也"，这又回到了"阴阳和"上面了，真是顺啊！"实则泄之，虚则补之，必先去其血脉而后调之，无问其病，以平为期"，精气互动的手段是调，火是大还是小，是壮还是不足，全在此"调"上作功夫。在调之前，"必先去其血脉"，或者我们可以说，以桂枝法为主要方向的治则，主要是"以去其血脉"为主；以四逆法为主要方向的治则，主要是以"调之"为主。

（四）从"以火立极"谈人体神圣的自愈机制的建立

《素问·三部九候论》曰："实则泻之，虚则补之。必先去其血脉，而后调之，无问其病，以平为期。"

《伤寒论》曰："凡病，若发汗、若吐、若下、若亡血、若亡津液，阴阳自和者，必自愈。"

卢师非常重视人体自愈机制的作用，他认为一切疾病都是"坎中一阳"受到损伤。

卢师在《扶阳论坛2》的报告中说："人的自愈能力来源于命门火（坎中一阳）。人体生命活动的各种表现都是命门火在起主导作用。命门火旺盛，人体才能安和无病，人体才能健康长寿。"卢师在《扶阳论坛4》中说："运用四逆法使人体回到生命的原点，使我们神圣的人体自愈机制建立了，恢复了，才能说这个病收功了。"

人是否能健康长寿，归根到底就看他能否与天地相应，天人相应是通过精中之信、之神，也就是"坎中一阳"之信、之神联系的。近代古文字学家于省吾就认为"神"与"信"古之通用，我认为甚是。《素问·上古天真论》所提到的真人、至人、圣人、贤人之所以或寿敝天地，或益寿而有极时，全在于他们能够法则天地，积精全神，与天地合一。而我们与天地合一的基本条件是什么，就是我们的坎中一阳能够不损或尽量少损，也就是我们能够积精全神。精中有信，其用在神，也就是说只要我们"坎中一阳"不损，我们就能够与天地相应，与天地合一，而能终尽其天年，度百岁乃去。钦安在《医法圆通》中说了这一段话："人不能保全身内之真气，则疾病丛生。疾病者何？邪为之也。邪气之来，无论内邪外邪，皆是阻隔天地之真气，不与人身之真气相合，身即不安，故曰病。必待邪去，而天地之真气与人身之真气，仍旧贯通合一，始言无病"。这是一段非常见功夫的话，这里在天地和人中都说到的"真气"，是天地人共有的，皆源自乾元一气，在人体就是"坎中一阳"，这个"乾元一气"和"坎中一阳"，我们可以通过相应表现出来的象来把握，"乾元一气"和"坎中一阳"这种表现性或表现出来的用，我们也称之为"神"，"望而知之谓之神"的神。另外，下面的经文也能为自愈机制提供支撑。

《道德经》第55章说："含德之厚者，比于赤子……骨弱筋柔而握固。未知牝牡之合而朘作，精之至也。终日号而不嗄，和之至也。精和曰常，知常曰明。"

《道德经》第21章说："孔德之容，惟道是从。道之为物，惟恍惟惚。惚兮恍兮，其中有象；恍兮惚兮，其中有物。窈兮冥兮，其中有精；其精甚真，其中有信。自今及古，其名不去，以阅众甫。吾何以知众甫之状哉？以此。"

《素问·至真要大论》曰："天地之大纪，人神之通应也。"

《素问·生气通天论》："故圣人传精神，服天气，而通神明，失之则内闭九窍。"

《素问·上古天真论》曰："夫上古圣人之教下也，皆谓之虚邪贼风，避之有时，恬淡虚无，真气从之，精神内守，病安从来。"

《素问·玉版论要篇》曰："揆度奇恒，道在于一。神转不回，回则不转，转乃失其机。"

《道德经》曰："人法地，地法天，天法道，道法自然。"

关于此处"自然"的解释："自然"二字的确实含义是什么呢？"自"便是自在的本身，"然"是当然如此。老子所说的"自然"，是指道的本身就是绝对性的，道是"自然"如此，"自然"便是道的本来属性，它根本不需要效法谁，道是本来如此的。

综前所述，我们可以具体地如是说：只要我们能够保证"坎中一阳"的完善状态，或是说满足"阴平阳秘"的基本条件，人体就会处于"真气从之"的状态，从什么呢？就是从天地，就会处于"法天地""通神明"的状态，也就会自然而然地处于康复或者健康的状态，这就是中医的根本道理，真正意义上的"道"之理。一言以蔽之，"坎中一阳"无损状态，就是人能够"法自然"的状态，这也是人体自愈机制的至高秘要。

从这个意义上说，中医学的根本属性就是自然医学，中医学的一切认识与实践需要"道法自然"这一至高理性的光芒指引。

（五）从"一气之盈缩"看人体气化的正邪问题与阴阳水火的补泻问题

我们说扶阳，是不是就不能泻火呢？是不是就不能填补阴津呢？不是的！关键一定要弄清楚阴和阳在不在本位上。郑钦安在《医法圆通·万病一气说》曰："病有万端，发于一元。一元者，二气浑为一气者也。一气盈缩，病即生焉。"这里的"一气盈缩，病即生焉"，就是指一气之盈缩超出了本位。气不在本位就为邪，气在本位自然就为正。《内经》所谓"非其位则邪，当其位则正"者是也。钦安在《医法圆通·邪正论》中又说："试问邪正之道若何？邪也者，阴阳中不正之气也。正也者，阴阳太和之气也。人身太和充溢，百体安舒。"这里所讲的"正"为阴阳太和之气，阴阳太和之气是什么呢？《素问·生气通天论》说："凡阴阳之要，阳密乃固，两者不和，若春无秋，若冬无夏。因而和之，是谓圣度。故阳强不能密，阴气乃绝；阴平阳秘，精神乃治。阴阳离决，精气乃绝。"所以这个阴阳太和之气就是"阳密乃固"的阴阳状态之气，就是"阴平阳秘"状态下的阴阳关系，其实就是我前面讲的"阴阳和"。我们前面说了，"阴阳和"的阴阳本体结构就是内阳外阴，就是"以火立极"。说到底"以火立极"是阴阳本体结构在极上的缩盈，"阴阳和"是阴阳本体结构和谐的、动态的气化状态。所以说，如果阳不在"内"的本位上，上越到"外"的阴位上，就是邪，就是阳邪，或称阳实。反过来，阴不在"外"的本位上，而僭越到"内"的阳位上，就是阴邪，或称阴实。正如《内经》所说的"邪气盛则实，精气夺则虚"，又说"实则泻之，虚则补之"，因此说不在本位的阳邪是可以泻的，更遑论僭越到阳位的阴邪了。

钦安在《医法圆通·邪正论》中说得非常清楚："邪有阴邪、阳邪之名。"他补充说："客邪在表、在腑、在气分呼为阳邪；客邪在里、在脏、在血分呼为阴邪。"这与我们前面所说的阴阳的"内阳外阴"本体结构是完全相应的，就是说阴阳不在自己的本体结构的位置上就是邪气了。郑钦安在《医法圆通·邪正论》上还具体地说："仲景立白虎、承气，早已为阳邪备法也。"还说："仲景立白通、四逆，早已为阴邪备法矣。"这就再清楚不过了。《素问·五运行大论》曰："上下相遘，寒暑相临，气相得则和，不相得则病。"其实也是指阴阳水火当不当位的问题。当然，阳与阴的本位不是一刀切的，它们相互之间有一个动态的渐渗性，但是根一定是在本位上的，就像我们看到的太极图一样，阴鱼与阳鱼互抱，头和尾在哪里、根与末在哪里一目了然。阴阳这种渐渗性关系意味着其越出本位也有轻重之分，如阴僭越阳位成为阴邪，也有轻重程度之分，这就有了桂枝法和四逆法的不同。在这里我们始终要警惕，不能忘记"人身立命在于以火立极"，在阳明病的邪热是壮火，而壮火是散气、耗气的，这个气就是"坎中一阳"，就是元气，因此我们在阳明病运用清泻二法使邪热清退时，仍然要注意"坎中一阳"是否受到损伤，壮火是否伤到了这"一阳"，伤到了"精"。前面我们已经交代"坎中一阳"就是阴阳合一的精，以精的形式出现。因此，壮火清泻时或清泻之后一定要同时考虑到、注意到观其脉证。如果伤了"一阳"，伤了精，一定要同时注意到理阳气、注意到扶阳填精，如姜、桂、附，如菟丝子、巴戟天、人参、淫羊藿等，不一而足。

因此，这里一定要有一个整体的把握，这种把握立足于邪正关系把握，立足于体用关系把握，归根到底落实到"坎中一阳"上。因此，解决阴阳水火的补泻问题，我们的眼睛最终仍要盯在"坎中一阳"是否在本位上。郑氏在《医法圆通·壮水之主以制阳光辩解》中还有一段很有启发性的话："仲景一生全在邪正上论偏盛……所谓制阳光者，明是教人泻邪火也。邪火始能伤阴，真火实能生阴，此邪正关键，用药攸分区处，岂堪混淆莫辨。要知邪火窃发，无论在于何处，皆能伤血，即以三黄、白虎、承气，与此六味丸，按定轻重治之，皆是的对妙法。今人不明阴阳一气，不明邪正机关，专以此方滋肾中之元阴，泻肾中之元阳，实属不通。"

综上所述，上面所说的"一气盈缩"，就是让我们考量此气在不在本位上。而"邪火能伤阴也，真火能生阴也"，性质截然不同。《内经》说"邪气盛则实，精气夺则虚"，又说"实则泻之，虚则补之"。从根本上给我们指出了阴阳水火的补泻原则。

如果我们把前面所提到的同为乾坤两经卦组成的但内外位置相反的泰

卦和否卦作为生命气化的两极，泰卦代表阴阳太和，否卦代表阴阳不和；泰卦代表阴阳在本位上，否卦代表阴阳不在本位上；泰卦代表天地交，否卦代表天地不交。那么我们可以说，泰卦这一极中的乾坤、阴阳不同程度的离位、越位，最后发展成另一极的否卦，乾坤、阴阳完全不在本位上，导致天地阴阳完全不交，这种乾坤阴阳不同程度的离位、越位应该可以从六十四卦中找得出对应的卦象来，而我们就能从这些卦象和它们的卦辞中找到其吉凶顺逆程度的线索，所以《周易·系辞》说："圣人设卦观象，系辞焉以明吉凶。"我们还可能从已有的易学的象数学的角度，找到其中乾坤阴阳不同程度的离位、越位的数学表述。当然这个数学不是现代意义上的数学，是什么呢？"物生有象，象生有数，乘除推阐，务究造化之源者，是为数学。"（《四库全书总目》）这个数学，是象之数之术也。

（六）关于卢氏扶阳两大基本法门——桂枝法与四逆法

桂枝法：就是在桂枝汤或姜桂基础上进行化裁，以宣通为主要扶阳手段的一个治则。

四逆法：就是在四逆汤或姜附汤基础上进行化裁，以温扶为主要扶阳手段的一个治则。

宣通与温扶是扶阳的两大法门。少阴的底面是太阳，太阳的底面是少阴。三阳病中扶阳以宣通为主，桂枝法的治疗原理即是通过宣通阳气达到"血气通调"，所谓"宣导之力，以为前驱"。即观其脉症，或温散法，或调枢法，或通阳法，或清下法，不一而足。卢崇汉在《扶阳讲记》中曾说："卢氏医学一个重要的观点就是崇尚'阳气宣通'，始终保持在'通'的状态。赵献可说："凡外感病者，俱从郁看。"三阴病中扶阳以温扶为重，四逆法的治疗原理是通过温扶阳气达到纳下和收功的目的，使"坎中一阳"回到本位。纳下的作用、收功的作用就是造就一个"少火"的局面，就是温扶"坎中一阳"，就是造成一个"阳密"的局面，就是造就一个"化精""固精"的局面，即温了坎，也暖了土，也就是说收功收到"水土合德"这样一个"局"上。

更重要的是桂枝法和四逆法化繁为简，使学习中医者很方便找到入门和深入的路径，正所谓"知其要者，一言而终；不知其要，流散无穷"。《备急千金要方·大医习业》曰："凡欲为大医，必须谙《素问》、《甲乙》、《黄帝针经》、明堂流注、十二经脉、三部九候、五脏六腑、表里孔穴、本草药对，张仲景、王叔和、阮河南、范东阳、张苗、靳邵等诸部经方，又须妙解阴阳禄命，诸家相法，及灼龟五兆、《周易》六壬，并须精熟，如此乃得为大医。若不尔者，如无目夜游，动致颠殒。次须熟读此方，寻思妙理，留意钻研，始可与言于医道者矣。又须涉猎群书，何者？若不读五经，不知有仁义之道。不读三史，不知有古今之事。不读诸子，睹事则不能默而识之。不读内经，则不知有慈悲喜舍之德。不读《庄》《老》，不能任真体运，则吉凶拘忌，触涂而生。至于五行休王，七耀天文，并须探赜。若能具而学之，则于医道无所滞碍，尽善尽美矣。"

在今天，如果我们按照以上孙思邈孙真人所说去学习，如果能够完成，当然是尽善尽美，但像那样学习而没有方法路径，则很可能皓首穷经也难入中医堂奥。"将升岱岳，非径奚为！欲诣扶桑，无舟莫适！"可以说卢氏给我们提供了很方便、很正统的"径"与"舟"，卢氏的贡献于是亦可见一斑，厥功大矣！

四、关于钦安卢氏医学若干相关问题的讨论

（一）中医学理论体系形成和发展的简要回顾

1. 先秦、两汉时期：《黄帝内经》《难经》《神农本草经》《伤寒杂病论》。

2. 魏晋、隋唐时期：《脉经》《针灸甲乙经》《诸病源候论》《新修本草》《备急千金要方》《千金翼方》。

3. 宋金元时期："儒之门户分于宋，医之门户分于金元。"河间学派、易水学派、金元四大家。

4. 明清时期：温补学派、温病学派。

5. 清末民初时期：中西医汇通学派兴起。

6. 新中国成立后：政府大力提倡中西医结合，如活血化瘀理论、通里泻下治法等。

（二）扶阳学派对《伤寒论》理论与实践的创造性发展

《伤寒论》以人体伤寒为切入点，建六经辨证，首重阳气，揭示其真机在于气化。在其112条方中，属温热药物处方计85个。六经辨证其实就是基于三阴三阳不同界面而又相互联系的气化活动的辨证。就是说，三阴三阳，"一步换形，一步更名"，内部联贯着的就是元气的运行，六经的表现就是六气运行的表现。而六经辨证的妙义在于"观其脉证，知犯何逆，随证治之"。

钦安卢氏医学"以火立极"，以气之体立论，认为"仲景之六经还是一

经，人身之五气还是一气，三焦还是一焦"。卢师曾说："治病，治三阴三阳病就是治气，治气就是治坎中这一阳气，抓住了坎中一阳就抓住了根。"

张仲景发明了"六经辨证"，以气之用立论。

我们说抓住了"坎中一阳"，就抓住了根，至关重要，这一点是很清晰的，但人体生病时，气的活动即气化的表现，又是相对复杂的，这又直接关系到治疗上的一个次第问题，这也同样非常重要，卢氏非常重视。而这一点，仲景的六经辨证、仲景的立方垂法给我们指明了很好的路径，卢氏所发明的桂枝法与四逆法则给我们指出了很明晰的方向。钦安在《医法圆通》强调"知所先后，则近道矣"，即是此意。

公正地说，六经辨证是伟大的，但钦安卢氏让它变得更伟大，揭示得更深刻，后者在继承中从源头上发展了，扶阳思想理论使我在"观其脉证，知犯何逆，随证治之"时，不管在任何病情、任何阶段都会考虑到"坎中一阳"的根本性，因此辨治疾病过程中更主动、更理性，也不易被假象迷惑，正所谓"不畏浮云遮望眼，只缘身在最高层"。而物理学家们所强调的"有什么样的理论就能观察到什么现象"的说法，亦是深刻之语。

（三）关于易水学派与温补学派

1. 易水学派：代表人物——张元素、李东垣、王好古

我重点谈李东垣的学术思想：李氏认为："夫元气、谷气、荣气、清气、卫气、生发诸阳上升之气，此数者，皆饮食入胃上行，胃气之异名，其实一也。"意思是说，元气虽然来源于先天，但又依赖后天水谷之气的不断补充，才能保持元气的不断充盛，生命不竭。若脾胃气衰，则元气得不到充养而随之衰退。基于以上观点，李氏认为内伤虚损病证，强调"内伤脾胃，百病由生"，治疗多从脾胃入手。

2. 温补学派：代表人物——薛己、孙一奎、赵献可、张景岳、李中梓

我们着重谈一下张景岳的学术思想。其实整个温补学派的诞生，虽然名家甚多，其学术思想主要都建立在命门和肾的关系上。张景岳堪称温补学派的一代宗师了，他喜用熟地只是一个表象，其实，这是他以"命门""真阴"等概念为核心的学术思想在实际应用的必然结果。称他为温补学派，自有其道理。作为温补学派的代表，他对阳气的重视是毋庸置疑的，而且也讲到了，描述到位了。他强调"生化之权，皆由阳气"，他在《类经附翼·大宝论》说"天之大宝，只此一丸红日；人之大宝，只此一息真阳"；"是以阳盛则精血盛，生气盛也；阳衰则精血衰，生气衰也"。那为

什么他在治疗时又紧紧抓住阴而喜用熟地呢？从根本上说，这与他对阴阳关系的根本认识直接相关。景岳认为，人的生命之根在命门，而命门为元阴元阳之宅，在命门的元阴元阳是互根互济的。什么是命门呢？张氏认为"肾有精室，是曰命门"，即命门为"肾脏藏精之府"。互根互济的元阴元阳藏在命门，张氏就将二者合称为"真阴"，命门就成了"真阴之脏"。景岳说"所谓真阴之用者，凡水火之功，缺一不可"，即意味着真阴是阴阳合体。那为什么元阴元阳合体不叫"真阳"，而叫"真阴"？概因元阳藏于命门是阳气以一种阴的形式存在，所谓"阴者藏精而起亟也"。他认为，一切疾病都是命门中的元阴元阳即真阴出了问题，故其有"无水无火，皆在命门，总曰真阴之病"之说。张氏虽然认识到人体"生化之权，皆由阳气"，但其欲温补命门中的阳气，基于其对真阴内涵的认识，认为在命门中阴为阳根，故其补阳必补阴，他的左归饮、右归饮、左归丸、右归丸均用熟地。张氏在《类经附翼·真阴论》中说："凡物之死生，本由阳气，顾今人之病阴虚者，十常八九，又何谓哉？不知此一阴字，正阳气之根也。盖阴不可以无阳，物之成也成于阴，此所谓元阴元阳，亦曰真精真气也。"其补阳之思路大抵如此，也构成温补学派的特色。

卢师在第二届国际扶阳论坛的发言中曾说：张景岳《类经附翼》讲得很好，但他在用上没有兑现。他把命门讲得很明白，在用上又推翻了。钦安认为：他们不是不敢用姜附，是不明也。没有真正明白，所以才不敢用。依我个人认为，景岳用药在用上出现的偏差，正是在体的认识上出现了偏差，折射出温补学派与扶阳学派在理论认识上的本质出入。扶阳学派基于乾元一气的本源，认为生命以火立极。乾元一气落入坤中化而为水，水之"坎中一阳"直接受命于乾元一气。"坎中一阳"亦为真阳，阴阳互根的原因，人有多少真阳，即有多少真阴，这即是"阳主阴从"，钦安所谓"阳旺一分，阴即旺一分；阳衰一分，阴即衰一分"，正是此意。此处"阴阳互根"与温补学派的"阴阳互根"有什么不同呢？此处之阳秉承先天乾元一气，是先天之阳；而温补学派之阴阳、景岳之阴阳按其说明与描述，已是落入后天的与后天的"阴"等量齐观的后天之阳，有天壤之别也。与后天的"阴"相对的"阳"，因受阴的等量制约，所以无法逻辑地给出其"阳予之正，阴为之主"的功用，也无法逻辑地给出其与乾元一气的直承性，而体现出天对地对人的主导性，无法体现出"阳主阴从"的原理性意义，自然也就无法支撑"天人合一"这个人体生命的顶层设计。

另外，易水学派李东垣认为"补肾不如补脾"，温补学派张景岳等认为"补脾不如补肾"。就理而言，温补学派诸家的"补脾不如补肾"更可取，然其"真阴"的概念已落入后天的阴阳，故其实际的效用未必赶得上"补肾不如补脾"的李东垣。写《本草求真》的清代的黄宫绣也一样，他谈命门火也很好，但在用上又否定了。而在理和用上都能很好保持一致的就是从郑钦安开始的扶阳派了。

温补学派赵、张、李诸家在补肾用药上均受薛己的影响，以六味地黄丸、八味肾气丸为主，张氏尤以创右归丸出名，即于温补药中加入熟地等养阴药，他们如此用药影响后世中医临床用药300多年，至少就目前我们对"阳主阴从"的感觉、认识和把握而言，确实有些扼腕嗟叹。

（四）严格地说扶阳学派不是一个学派

严格地说，扶阳学派不是一个学派，更不是一种时髦！卢师在第二届扶阳论坛的发言中反复地说，严格地说，扶阳学派不是派不派的问题，扶阳思想深刻地反映了《内经》的本来面目。《内经》的作者是哪一派？张仲景是哪一派？扶阳实际是中医的根，《内经》就是中医扶阳的根，张仲景的《伤寒论》就是中医扶阳的根。我以为甚是！卢师曾说："实际上，人身的一元阳气就是正的问题，只是没有去画符号。"所以啊，扶阳学派叫"正派"也无妨！扶阳医学有地域性吗？卢师祖孙两代人外地行医的经历足以说明了这个问题。关于"阳主阴从观"，我们应从更深远、用更深邃的眼光来看待。

（五）扶阳思想理论于当代社会的特殊意义

1. 当代社会的阳损因素

（1）先天不足。

（2）嗜食生冷寒凉。

（3）误用苦寒药物。

（4）滥用抗生素。

（5）工作烦劳。

（6）房事问题。

（7）非时作息。

（8）心性因素。

2. 扶阳与治未病，扶阳与远期疗效

"从生命以火立极"来看，从六经辨证的观点看，任何疾病的发展，任何三阳病的发展，都有可能入三阴，都会危及"坎中一阳"，因此站在立极的立场上考虑，截断疾病的发展路径是一个主动意识。同样的思路，治未病也是一个主动意识，而不是被动意识，并保证这种主动意识可以转化为一种理论指导性很强的技术操作。因此，卢氏"养生治病，以扶阳为纲，保天下众生长寿健康"。过去，在老成都，卢氏家族有一个特点，就是逢大节气时，都要煮四逆汤，不管男女老少，只要来的人都要喝上一碗。在冬天，四逆汤里还加羊肉，加红辣椒。这是一种基于"天人合一"的养生方法，是通过加强人体"坎中一阳"，以利于身体在每一个节气中与天相应而动的养生方法。

（六）扶阳思想理论的国际影响日甚，并对当代医学发展方向形成深刻影响

1. 国际扶阳论坛召开

1908 年第一代"卢火神"卢铸之建"扶阳讲坛"，受益者众；2007 年卢崇汉为绍隆所学，以承师志而重建"扶阳论坛"，2011 年又建"国际扶阳论坛"。扶阳之风远播海内外，尤其在日本影响甚巨。

2. 扶阳思想对当代医学认识论的影响

当代医学的首要目的是发现和发展人的自我健康能力。

《素问》曰："无问其病，以平为期"。

《伤寒论》曰："凡病……阴阳自和者，必自愈。"

卢师在第二届扶阳论坛发言中说："人的自愈能力来源于命门火（坎中一阳，亦元气也）。人体生命活动的各种表现都是命门火在起主导作用。命门火旺盛，人体才能安和无病，人体才能健康长寿。"

（七）扶阳思想理论对中国中医高等教育的影响

中国中医科学院院长张伯礼院士曾说："中医的存亡在需求，中医的发展在创新，中医的进步在技术，中医的兴亡在人才，而继承的核心是中医思维方式和方法。"

我们认为相对于当代中医高等教育的现状而言，扶阳思想理论就是一种特殊意义的创新与发展，更是直承着《内经》与《伤寒论》的思想之根，是原原本本的中医思维方式与方法的揭示，而且道理显然，其于中医高等教育的影响自可期待。

五、结论

以《周易》《内经》重阳思想为核心支撑的钦安卢氏医学反映了《内

从『阳主阴从观』思想理论的建立谈卢氏对当代中医发展的划时代贡献

经》的本来面目，亦可以说中医学理论本来就是如此，而"阳主阴从观"是这一理论的基石。因此，以"阳主阴从观"为核心观念的扶阳思想理论的建立对当代中医学的发展是有划时代贡献的。我们认为这一观念的提出者和完整的钦安卢氏医学扶阳思想理论构架的建立者卢崇汉教授堪称一代宗师，历史会证明卢氏的贡献是全面而深刻的，是意义深远的。

"观水有术，必观其澜。日月有明，容光必照焉。"扶阳医学思想理论必将对中国医药学乃至当今世界医学产生深远的影响，这是没有疑义的。其应寿世寿民心愿而归位，顺现代文明昌盛而愈彰。

大哉扶阳，善兮崇汉！

谢谢各位的聆听！借此机会，深深感谢卢师8年来的悉心教诲和培养！

跟师学习仲景钦安卢氏医学的感悟（四）

刘力红

孙永章： 各位代表下午好！看到全体代表兴趣这么高涨，我作为主持人也感到非常高兴。今天下午我们按照大会的安排，邀请论坛的发起者刘力红教授做报告。在刘教授做报告之前，我先简单说两句自己的感想。

扶阳论坛今天开到了第六届，从第一届在广西召开以来，在我们在座各位专家、代表的共同支持之下，可以说一届比一届人数多，影响也一届比一届更广泛。中午吃饭的时候，刘老师讲到一个问题，说他出国讲学时，被问到的第一个问题就是关于扶阳论坛的事情。这一点说明了什么呢？说明扶阳论坛作为一个在全国颇有影响的、纯粹的中医学术论坛，已经产生了积极的影响，通过这三届国际扶阳论坛的举办，它的影响也已经走向了世界。上午我们也都聆听了唐教授的报告，我觉得他的报告为我们扶阳论坛和整个扶阳学派在理论建设方面奠定了坚实的基础。我相信有这样一批有影响力的专家，扶阳学派从理论到实践，已经形成了一个从领军人物，到学术著作、团队传承等自成体系的学术流派。

还有一点特别有感想的是，我们这个论坛之所以有这样大的影响力，更重要的一个原因，就是因为我们这个论坛有一个核心，有一个灵魂，这个核心和灵魂就是像卢师、刘师、唐农校长等这样一批为中医鼓与呼的专家，他们的存在就是整个扶阳论坛最核心的内容。我们每一个代表走入这样一个论坛，我想你就会感受到整个中医气场的伟大号召力，你一走入这样一个气场，你就会融入中医发展的大潮当中。我听到唐农教授一句话，感到非常振奋，就是扶阳学派的产生以及传播不仅仅是扶阳学派的一个学派问题，它将对中医发展产生广泛的影响。

有人说古有《伤寒论》，今有扶阳派，这个比喻应该说是十分恰当。我相信，经过我们在座的专家以及代表的共同努力，扶阳学派对中医、对中华民族文化的传播，必将产生巨大的引领作用。

我就简单说这么几句感想，下面让我们以热烈的掌声邀请刘力红教授做报告，他的报告题目是"跟师学习仲景钦安卢氏医学的感悟（四）"。大家鼓掌欢迎！

刘力红：尊敬的师父、唐校长、吴老，各位前辈、各位同道，大家下午好！

我很高兴能够参加这一次的扶阳论坛，为什么说很高兴呢？因为今年对我来说是很艰苦的一年，如果不是师父的鼓励和方方面面的关爱，还有孙主任的鼓励，今年这个论坛我不一定能来。为什么说今年是我很艰难的一年？年初的时候我父亲去世，这对自己的心身有很大的影响，接下来不久又是我非常崇敬的李老去世了。李老在中医界的影响大家都知道，李老跟我本人也有很特殊的因缘，尽管我们在学术的见解上、在临床的某些方法上存在差异，或者说存在不同，但是这样一位老人，他的人格、他对中医的赤子之心，是我非常崇敬的。李老跟我父亲长得非常像，有些时候从背影看，还分不出来谁是谁。一连串的几件事情应验了《内经》里面谈到的悲伤肺，真正把我的肺给伤到了。要不是师父的关爱和精心治疗，还有从内心的鼓励，我自己真有一些畏惧到这个会场上来。以往我看到那么多人参加论坛会很激动，今天看到那么多人，心里面却有一点发慌。孙主任的一再鼓励，才使我有勇气来向大家汇报，如果不能够讲那么多，还要请大家包涵、谅解。

今天我讲的题目还是"跟师学习仲景钦安卢氏医学的感悟（四）"。从第二届扶阳论坛开始，我就一直在谈这个题目，因为拜师以来，自己的每一点进步都离不开师父的教导，在师父的教导下，在点点滴滴感悟的汇聚中走到今天。上一届在成都的扶阳论坛，大家有幸见证了《卢火神扶阳医学文献菁华集成》前两部的发行，发行以来，我一直在断断续续地读，但到现在仍未读完。原因当然是困难太多，有些时候一个案要读上十天半个月，甚至十天半个月还不一定能弄清楚，而一旦弄清了，就会有一种贯通的感受。本来想在这次的论坛谈谈读书的感受，现在显然没有这个心力。

拜读这两部宝典，令我感触至深的是太师爷卢铸之的序言，尤其是开首"医必先明理路而后可言方药，临证之际望色观神，闻声问情，以至切脉，实本诸理而考之法，以立确切不易之方，期尽轩、岐、扁鹊、仲景之能事，此非可空作漫语以欺人也"。祖师爷强调什么？强调为医首要是先明理路，然后才可言方药（方药也就是具体的应用）。这是一个原则，或者说是成为良医的必经之路。实际上，本次论坛即在践行祖师爷的这一教言，卢师没有多谈附子的运用、剂量等，也没举病案，唐校长也如此，这其实是一种拳拳之心，希望我们先明理路！我也了解，有同仁还是期待师父讲方药。其实，不是不讲方药，而是理路明了，方药是不难的，这与理路未明，先究方药，是完全不同的，这是我的肺腑之言。

为什么说行家一出手，便知有没有？有人也治好很多病，但是在哪个境界，理路是否真正通，一讲，行家就知道你是在哪个层面。因此，我们要端正思想，下功夫先明白这个理路。这个理路究竟是什么？昨天师父从整个文化的角度、从宋明理学的角度系统地谈了这个问题，今天上午唐校长也进行了深刻阐述。我从简单的谈起，中医最基本、最根本的理路是什么？就是中医的两大特征：一是整体观，二是辨证观（辨证论治）。这就是中医的基本理路，这就是中医必须先要明白的东西。沉潜下来好好思考，这耳熟能详的东西，我们真正明白了没有？

聆听了这两天的报告，我觉得其实一直在讲这个观念和理路。历届的论坛，师父他老人家是循循善诱，层层开显，昨天又把端口前移，讲到了黄庭。设想，如果一开始就讲黄庭，大家会听得云里雾里的。上午唐校长的讲座，我认为也是在谈这个问题。可以说，昨天师父已提点到理路的尽头，而今天上午唐校长的演讲，则是在能够用语言表达的层面，进行了非常透彻的阐述。所以，其实我也没有什么可多讲的了。

我就从文字的角度去谈一谈，希望能给大家有一个新的视角。

一、整体观念

中国文化强调文以载道，"整体"二字，实际上已将所有奥妙都涵盖其中了。

我们先来看"整"的造字，上面是一个"敕"，敕有多个含义，如告诫、敕令、整治和整顿等；下面是一个"正"，正是什么？《说文》讲"正，止于一也"，因此，保持在一的状态就叫"正"。敕正为整，因此，整体的整即通过系列方法整顿、整治，使我们保持在正的状态，保持在一的状态。师父曾说过为什么讲扶阳是不得已之事，因为扶阳就是扶正。扶正，是中医最根基的东西——"正气存内，邪不可干。邪之所凑，其气必虚"，也是中医的全部。因此，我们今天讲扶阳是学派，是一个方便。

我们再看"体"，从"体"的造字可见人的本叫体。

合而言之，"整体"就是说正为人的根本，一为人的根本。师父在历届的扶阳论坛都在谈一，尤其是第四届扶阳论坛，几乎都是围绕"一"，在"一"这个层面去引领。为什么说"一"是人的根本？上午唐校长也引用《内经》的教言"阴阳者，数之可十，推之可百，数之可千，推之可万，万之大不可胜数，然其要一也"进行了阐发。因此，这个"一"确实是人的根本，能够知道"一"，在一的层面谈阴阳，那就回到了中医的原典，或者说回到了中国文化的原典。否则，就不在原典了。立极，其实也是要立足于这个原典来讨论。

今天上午唐校长反反复复强调"一"，这个"一"，不管是对中医，还是对传统文化，它都是试金石，离开它就会出问题，就像昨天师父反复谈的《太极图说》，从某种程度而言，以我比较浅薄的理解，《太极图说》的问题出在离开了"一"，它是在"二"的层面谈阴阳，而不是在"一"的层面谈阴阳。所以就导致后来像温补学派这些大家，尤其是景岳先生，在体用上的分离，谈体谈得很好，可是一到用就不能相应了，如《大宝论》，朗朗上口，感觉景岳先生是谈到根底了，但是落实到用时却脱节了，究其原因，其实仍在"二"的层面谈，而不是真正的阴阳合一。我们看《太极图说》讲"太极动而生阳，动极而静；静而生阴，静极复动"。我们体会一下，动静是不是分开了？动而生阳，动到极点了才静，静才生阴。而师父的说法是，动的当下就是静，动静合一，动静一体。《内经》讲"阳中有阴，阴中有阳"。阴阳是不可分的，怎么会动极了才有静？阴阳动静已经分了，这就不是原典。我们说止于"一"，就是这个动静合一，阴阳合一的"一"。

正，就是止于一。这个"正"、这个"一"，包括了中国文化的全部，儒、释、道都讲究"一"，我们甚至可以说中国文化是"一"的文化。正的含义很多，难以尽言，我简略地讲。《内经》对正的解读精妙绝伦。什么叫作"正"？"当其时为正，非其时为邪"。当其时，也就是能够止于当下，刹那都在当下。止本身就是静，但是你要刹那都当其时，你要不要动？那是刹那都在动中，就像孔子说的，"子在川上曰，逝者如斯夫，不舍昼夜"。你要体味到当其时和当下，就必须要知止。深入中国文化，就会发现阴阳怎能相离？动静合一、阴阳一体是最深邃的基础。

这个"一"太重要，"一"就是动静一体，必须在"一"的状态下，天人才能合一，心身才能合一。上午唐校长结合《道德经》和《内经》等深刻阐发"一"对于人与天地相当重要：其精甚真，其中有信，精信合一，其用在神。正因为有了对"一"的这个认识，才有《素问·四气调神大论》里的"从之则治，逆之则乱"。常言道"顺天者昌，逆天者亡"。从也好，顺也好，讲的就是一。从者、顺者，一也。不从、不顺，就是逆，就是不止于一，就非正，非正则邪。是什么东西最容易使我们远离当下，不当其时？是情绪。昨天上午楼老（楼宇烈）也谈到这个问题，而我这次身体出状况就是因为深深受情绪的干扰所致。因为情绪，我们离开了正，离开了整体，离开了中医所强调的最基本的理路，身心就会寸步难行、遇灾值祸。这是我对整体、对"一"的感悟，其实昨天师父和今天上午唐校长的讲座也都是在谈"一"，苦口婆心地讲，最终就是为了让大家明白这个东西，希望大家好好涵泳。

二、辨证施治

我觉得这是对中医基本特征的另一精妙总结。辨证辨什么？辨证（症），我们经常用言字旁的"证"，其实"证"也通"症"，过去我对症状的"症"不是太重视，《思考中医》里我就撇开了症，只谈证。但今天我重点谈症状的"症"，因为随着领悟的加深，我觉得"症"确实太奥妙、太精妙。造字的前辈真是厉害，我读许慎的《说文解字》时经常感叹许慎是得道高人，而不仅仅是编字典的人。今天上午唐校长谈到两个很重要的概念：一个是外部逻辑，一个是内在的直觉，即内在的经验。许慎的《说文解字》活脱脱地体现了这两点，若无深刻的内在体验和经验，他不可能去这样解一个字。轻描淡写的一个字，何以解释得入木三分？于是乎，我觉得对这样的文字工作者，我们需要仰视！他不是就字论字，而是确实将内在的直觉和经验透显出来。如症状的"症"，就很活泼。什么情况下会产生症？我们前面重点讲了整体观念，这正是中医的灵魂。所谓整体观，揭示了正是人的根本——一是人体的根本。"正"加上疒字旁，意味着正病了，正不能作为人的根本，一不能作为人的根本了，也就是失去了整体，人就要生病了。顺之者昌，逆之者亡，当我们不能止于一，就失去了整体，失去了一，这就是逆，我们就会走向疾病，甚至走向消亡。辨证，实际上就是透过对失去正的，即机体的反应的辨识，去找到失去整体、失去一的原因，然后根据这个因，施以相应的治疗，这就是辨证施治。实际上，辨证施治和整体观，二者是一，不是二，因为只有我们真正明了整体，明了一，明了正，我们才知道怎么去辨证施治。

再看正之奥秘，今天上午唐校长多次引用"阳予之正"，这是《素问·阴阳离合论》最重要的一句话。师父为什么说扶阳就是扶正，而不是扶偏？这是有经典明文教证的——阳予之正。正，是谁给予的？是阳予之，是阳在保证机体处于正的状态。我们看正的造字，真是精妙绝伦。正（五色正）这么一写，其中的蕴义我们应该心照不宣了。我反复琢磨《卢氏临证实验录》，感受到祖师爷实际上就是在讲这个"正"字。

我们看这个正字，最下面一横，是水，黑色的；最上面是什么？是火，红色的；中间的这一竖是什么？是土，黄色的；左边的这一竖什么？是木，绿色的；右边这一横是什么？是金，白色的。这就是正字图，实际上也是我们临床的示意图。

在最下的是水，其色黑，《卢火神扶阳医学文献菁华集成》的这两部宝典和师父在历届扶阳论坛的开示，都很强调坎中这一阳的蒸腾。阳气蒸腾，这个寒水才能沸腾、上升，才能滋养木。即水温暖了，木才能够升起来，才能呈现竖起来往上走之象。五行的排列都是很精妙的：水在下，火在上，土在中央。水不温，木不会往上，因为木气要温、要畅才能条达。若肝木不温，则不能够条达、向上，不能生火。所以这一竖往上走，就是木生火。接下来是火生土，也需要条件。火炎上，如何能生土？在《卢氏临证实验录》经常讲到，君火要往下照临，才能暖土，即火往下就暖土了。《卢氏临证实验录》也多处讲到"二火相照"，二火相照为了什么？我们看这个正字，其实二火相照就是为了温暖中土。昨天师父把最根本的秘密点出来了：黄庭蕴于土之中，二火相照最后回到黄庭。然后土才能够生金。金处在右边中间这个位置，它往下就可以生水，这样五行就圆转了。五行圆转，百病不生。这里面的很多奥妙，大家可以细细去揣摩。

时间已到，今天在各位的帮助下，比较顺利地完成了任务，感谢大家，感谢师父！

孙永章：刘老师用短短的一小时时间，谈了他跟师学习仲景钦安卢氏医学的感悟。我的理解，这个感悟有三部分：一是对扶阳理路的理解，二是对人体生命观、整体观的理解，三是他学习《卢氏临证实验录》的理解。我相信这对于在座的各位代表，会有非常深刻而系统的启发。回想曾有代表打电话来找扶阳论坛求治某病的方子。刘师对我们的启发在哪儿？刚才刘师提到，我们要更重在理路的认识。不知各位是否注意到，扶阳论坛现在开到了第六届，每一届我们都要把《扶阳讲记》发到大家手里。这本小小的《扶阳讲记》，实际上是我们整个扶阳论坛奠基之作。我作为会议的组织者，这本书是我手头的宝书，每当遇到各种疑难杂症，就拿出来读一读，看看卢师的理路是什么，然后按照这个理路去走，绝对不会有方向性的错误。我想，这就是刘师再三强调扶阳理路的原因。

我个人的理解也跟大家分享一下，记得上次张存悌老师讲他的认识时，说现在西医的病名有记载的已有一万几千种，若我们按病名去治，肯定是没有优势的。我通过学习《扶阳讲记》这些著作，有所感悟。我想，扶阳思想落实在临床上，按以下三个理路来对付一般的疾病，应该没有什么大的问题。

第一个理路，对待任何疾病要立足在是寒气侵袭人体进行认识。任何疾病，不论是风寒暑湿燥火，其实都可以归结到一个"寒"上。因此，不论是癌症还是风湿病，还是其他任何疾病，都可以用桂枝法来作为开路先锋，先趟出一条路来。

第二个理路，昨天卢师已经把最核心的东西给大家揭出，不知道在座的有没有听出门道。北京扶阳中医门诊部的董老师非常激动地跟我聊，说听卢师的课后找到自信了。我说你有什么心得？他说卢师讲到一定要重视中土。确实，我们整个扶阳的思想，要时时刻刻顾护中焦。刚才刘师又用一个大的正字，做了深刻的描述。

第三个理路，在桂枝法对外祛除寒气、对中焦顾护的基础上，最后引入四逆法。

我相信用这三个理路的法，去统筹一切疾病的治疗，你会逐渐通过扶阳论坛登堂入室，再加上自己的悟性，一定会成为有所造诣的大医。

这是我刚才听了刘师的讲座，结合这几届论坛、自己看书和跟其他朋友交流的体会。我们在座的各位，可以把我这点滴体会在临床上试一试、用一用，也许我们通过互相的思想碰撞和交流，能够对扶阳的理路有一个根本的把握。

让我们以热烈的掌声再次感谢刘师的精彩演讲！

跟师学习仲景钦安卢氏医学的感悟（四）

天人合一与"附子先生"

吴荣祖

孙永章：下面让我们以热烈的掌声，邀请云南吴佩衡扶阳学术流派第二代学术继承人吴荣祖老师来做大会演讲，大家鼓掌欢迎！吴荣祖老师也是我们扶阳论坛的重要发起人之一，他是云南著名的中医教育家、临床家、云南经方学派的开创者吴佩衡先生之嫡孙，也是国家中医药管理局批准的吴佩衡扶阳学术流派第二代学术继承人。他本人也是全国第五批国家级名老中医师带徒指导老师，并且在学术著作、学术论文、专利发明、科学技术奖等方面也都颇有建树。前几届的扶阳论坛吴老也做了精彩的报告，在每一届的论文集里面也都有收录。我们这一次又非常荣幸地邀请到吴老来做报告，我想他更注重的是从吴佩衡公的学术思想研究方面进行阐述。

刘老师有一个思想，就是认为扶阳论坛是一个平台，是一个广纳中医大贤、大德的平台。我想大家也可以看到，除了以扶阳学术思想传承、以内服药为重点之外，我们还兼纳各种疗法。我也再三强调，我们这样一个扶阳论坛，希望在座的各位代表，不断地给扶阳论坛推荐大德大贤，让他们登上这样一个平台，为大家更广泛地传播最根本的中医学思想。

下面让我们以热烈的掌声请吴老给我们做报告。

吴荣祖：各位代表、各位同道，今天很荣幸参加扶阳论坛，把自己在吴佩衡先生学术思想探析过程中的一些体会跟大家交流分享。今天我特意围着红色的围巾，因为在开幕式的时候，要求大家都戴红围巾，我一看，感觉会场的阳气特别重。为什么呢？因为红色是南方的火色，中国对红色的崇尚，以及我们东方对红色的崇尚，是有史可鉴的。我们迎接贵宾要红地毯，我们喜庆时要挂红灯笼，我们讨媳妇都要穿红衣服，所以说红色是中国红，这是象征。今天我来的时候，我的徒弟问我热不热，我说热也要戴，因为红是扶阳学术的象征。

闲话就这么几句，能够见到这么多同行，我很高兴，大家都孜孜不倦地探求中医扶阳理论的内涵，这是非常难能可贵的。因为扶阳不是一派、一家、一个人的事情，它必须是很多群体的努力才能做到，众人拾柴火焰高！振兴扶阳的理念，也是振兴中医的一个方面。现在有的人对扶阳有不同的看法，提出要反思什么的，其实我觉得，对扶阳的理解，如果能够从生生之道这一块儿去理解，就没有什么冲突了。中医不论滋阴也好，泻火攻邪也罢，都应该是统一的。

我把今天要讲的内容归纳为 11 个部分，下面我们就依次展开，围绕着吴佩衡老先生的著作，把他的扶阳思想给大家做一个介绍和共享。

一、天地是一大宇宙，人乃一小宇宙

吴佩衡先生在他的著作《医药简述》中说："宇宙自然界是一整体，先有天地，然后方有水火与金木，此为土生四象之论据。中土为轴，四象如轮，轮轴运转不息，即成宇宙间的圆运动。天是一个大宇宙，人是一个小宇宙，所以有天人相应之说。"记得我刚考进中医学院的时候，我祖父就提前给我灌输了这个大宇宙和小宇宙观。当时听得还很懵懂，因为刚从自然科学的思维进入中医思维，脑筋转化还需要一个过程，现在随着时间的推移，对中医这个人与天地相参、与日月相应的宇宙观有了深刻认识，我觉得这是中医的非常重要的一个观点。所谓天人合一，不仅是中医这样认为的，这也是从《易经》、从几千年中国文化中延绵流传至今的。

为什么中医能治一些新的病毒、细菌，如冠状病毒、耐药致病菌等，大家考虑过没有？就是因为中医研究的对象——天、地、人，始终处在一个恒定的环境。我们知道，搞研究很强调实验条件，你要发表一个新的、有创建性的、有突破性的学术观点，就必须把你的实验条件提出来，客观地表述以后，让更多的实验室和专家按照你这个条件进行重复验证，通过重复才能证明你这个科研发现的正确性。我们中医为什么几千年来治病始终有效，甚至过去地球上没有出现过的新的疾病，仍然可以在中医的思维方法指导下、通过适合的方药进行治疗而有效？这就是因为我们的天地人这个大的环境没有变，是相对恒定的。所以我在给我的学生讲课时就强调，如果我们要重新审视中医的整体观和辨证论治，那除非是我们在另一个星球、在太阳系以外的有生命的星球上，因为那个时候整个环境都变了，那时可能我们才又要神农尝百草，才又要从头开始研究，研究出那个星球的天地环境与生命体之间形成的规律，寻找对那个星球的生命体有效的治疗方法。我们目前恒定的这个环境，以后会不会变？我认为虽然地球有一些人为的破坏，但人类已经开始思考，开始避免这些破坏，恢复它的自然状态，所以这个环境仍然是恒定的。我觉得中医是一个长久不衰的医学，它的优势，随着科学的发展会越来越受到人类的重视。

吴佩衡先生讲大小宇宙的时候，有一幅图，叫圆运动示意图，在《医药简述》里专门有一页进行了整理。他把中医的整个内涵通过圆运动图归纳进去，这不简单啊！从这里面我们可以看到气机的升降沉浮，充分体现了中医"天人合一"的文化内涵。

我们仔细看，这个图里有阴阳五行、气象物候、地域方位、生理心理、八卦意韵、气化升降、四季寒暑等，这一切都在圆运动示意图里有生动的展示，我们可以说这个图是推天道以明人事。为什么我要把这个图展示出来呢？因为我觉得吴佩衡先生的思想不是凭空想象出来的，不是因为他喜欢用附子就成了"附子先生"，他是有严格的中国文化和中医理念为支撑的，这个图体现的其实就是一个系统观念，现在不是有一个系统思维吗？我就想，为什么我国系统论研究的先驱钱学森教授在谈到人类未来医学的时候，再三强调医学不是寄托在西医的身上，而是寄托在中医的身上。为什么？就是因为中医的系统思维，就是因为天地是一个大宇宙，人是一个小宇宙，人的每个脏腑的气化功能又是一个子系统。

所以我觉得谈中医，要有这么一个宇宙观，就是把大小宇宙搞清楚，不仅要观察人身的疾病，也要把人身的疾病放到天地人的自然环境里去研究和观察，这样你会觉得非常生动和奥妙。过去我对这点不太理解，春生夏长秋收冬藏，这是自然的轮回，其实这里面有很明显的气机的升降。地球如此，人亦如是。所以中医学，有的人说它是一个自然的医学，也有人说它是一个人体的医学等，其实都是讲的它的一个系统性、天人合一的整体观。

中医有什么特色？刚才刘教授说了，是天人相应，也是整体观和辨证论治，人人都这样说，但是真正能够理解的我看并不太多。所以我们都会在治病过程中跟着西医走，一个病分几个证型，西医认为是什么病，我们就按西医的思路去做，做到现在，包括我们的科学研究，有几项获得了成功？这很值得我们认真地思考。因为今天不是讲圆运动，所以这里我就略讲了，只是提一下吴佩衡先生思想的源流。

下面我再谈谈人类崇拜太阳的共性，这个问题我在广西召开的第一届扶阳论坛上已做了详细介绍。从古到今人类一直是崇拜太阳的，最近看到

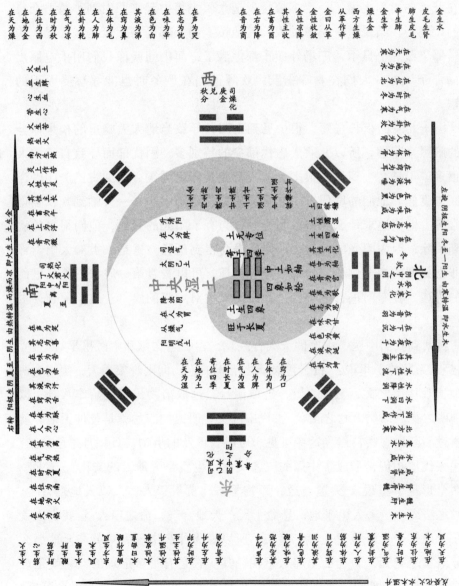

圆运动示意图说

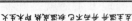

一个资料，北欧的一个进入北极圈的城市，即挪威小填留坎，那个地方到了冬天黑夜特别长，白天特别短，本来处于现代社会，挪威又是一个非常富裕的国家，家家都有暖气，在家里面是不会冷的，生活在北极圈里面的人，应该是过得非常好的。可是当他们的政府为他们做了一个可视太阳，即在城市的山顶上做了一个多棱镜，把太阳光集中起来照射到小镇群众集会的广场上，结果这个小镇的人、其他镇上的人都赶来，聚集在广场上庆贺。那个照片上显示，广场外面车都停满了，而中间就像我们用手电照出来的那个地方，人们在欢呼雀跃，欢呼他们在严冬时也能够享受太阳的照耀。

由于北欧的夜长昼短，很少见到太阳，导致当地人大脑里的松果体分泌的脑黑素不够，所以北欧人患忧郁症的特别多，因忧郁而导致自杀的人也很多。于是，一到冬天很多北欧人都跑到赤道周围，比如古巴、印度洋地区去度假。他们的度假方式非常简单，就是晒太阳，一天晒到晚，晒得非常黑。他们追求什么？追求阳光！因为有了阳光的照射，他们很多的病得到消除；因为阳光的照射，他们的寿命得到延长。这是人类对太阳崇拜的非常典型的两个例子。如果大家有兴趣，可以看看第一届扶阳论坛里面我的讲述，我专门进行了一些总结，谈人类对太阳的崇拜。这个问题，很有意思。

再回到我们中医，中医的天人合一观，在中国文化和中医里早有论述。《易经·系辞传》里说："古者包羲氏之王天下也，仰则观象于天，俯则观法于地，观鸟兽之文，与地之宜，近取诸身，远取诸物，于是始作八卦，以通神明之德，以类万物之情。"古代中国文化研究的起始就是乾坤天地，就是通过不断地观察自然界这些可见、可触、可及的事物，日积月累地总结，一代一代地相传，形成了中国的三才文化，也就是天地人的文化。《素问·宝命全形论》里说："天覆地载，万物悉备，莫贵于人。人以天地之气生，四时之法成……夫人生于地，悬命于天；天地合气，命之曰人。"我们人就是在天地这个大环境里生存、生长，所以说为什么中国人对乾坤天地那么崇拜，大哉乾元，为什么要那么重视？其实它是有很多道理的，它就是观乎法相。纵观自然界，太阳照射的地方生命就是旺盛，植被就是发育茂盛，动物种类就是特别多。相反，太阳照不到或者少照的地方，生物种类就很少，植被也很差。所以《灵枢·岁露论》说："人与天地相参，与日月相应也。"这个观点把对阳气的崇拜、对太阳的崇拜表露无遗。《素问·生气通天论》里总结道："阳气者，若天与日，失其所则折寿而不彰。故天运当以日光明，是故阳因而上，卫外者也。"崇拜阳气、崇拜太阳以及崇拜火是人类的本性，是客观的东西，不是人为臆造的。《灵枢·刺节真邪》云："与天地相应，与四时相副，人参天地。"人的生理状态和天地是完全相适应的，人的病理状况也和天地完全适应，所以我们应了解天地的变化与生命的关系。

为什么现在希望大家能够抽时间读一读《易经》？《易经》是中国文化的源头，《易经》文化里，乾坤演化的六十四卦都是阳的演变而带来的，从而出现二十四节气的变化。所以中国文化对太阳、对阳气的崇拜不是谁定的，是我们几千年来人类生存总结得来的。这在农耕文化里体现地尤为突出，农业生产非常重视二十四节气，以阳气和太阳的变化来指导农业生产。现在我们的粮食连续多年获得丰产，中国人养活了世界上四分之一的人口，现在的农业土地受到了建设的侵占，人口还在不断增多，为什么我们现在粮食还有余，人们说是我们的农业科学家研发了新的麦种、稻种，这的确不错。但是如果新的稻种、麦种背离四时而去栽种，该春种你不去种，该秋收你不去收，我们的粮食状态会是什么样呢？这说明不误农时更为永恒。所以说中国文化是以太阳为主的文化，以阳气为重的文化，它具有现实的意义，我们永远也离不开它。

我建议大家看一部科教片，名叫《地球的脉动》，大家有机会去看看。"地球的脉动"这个片名取得非常好，脉动就是生命，脉不动就是死亡，片中从高空卫星到地表，从各个层面立体地观察地球生命是怎么变化的。生存在两极的生物，到了冬季，尤其是南极，每年都有半年的黑夜，那些帝王企鹅是怎么生存的？那是成千上万只企鹅互相簇拥着围成一个圆，相互取暖保护自己的阳气和温度，不吃不喝就这么待着，到一定的时候，内外圈的企鹅就互相换位置，以保证体温，这样的状况一直持续到下半年白昼出现。整个冬天都是雄企鹅站在那里孵蛋，雄性以阳为主，能耐寒。等到太阳从地平线上一点点升起的时候，企鹅们就开始叫啊、闹啊，就出现了"动"，非常经典！虽然是动物，但动物就是生命，古人研究不是提倡"观鸟兽之文，与地之宜"吗？为什么会有候鸟的迁徙？为什么会有海洋生物的回流？都是在找阳气！我记得还有一个深水的探测，西太平洋的马里亚纳海沟，是世界最深的海沟，深到什么程度呢？可以淹没珠穆朗玛峰。在那么深的海沟里，由于水温极低，很少有生物，但是在科学家称为"烟柱"

的地热释放的地方，居然有大量的生物存在，就因为"烟柱"周围的温度达到摄氏七十度左右，这说明任何生命的存在，都离不开"阳热"。

几千年前，古人只能坐地观天，现代科学可以从卫星上观察地球，但现在观察到的自然状况完全印证了古人观察和思辨的真实性和可重复性。我这里有两个图，通过这两幅图，可以说明天地以日运为中心，方显植被的生、长、化、收、藏；人生以阳气为中心，方显人类的生、长、壮、老、已。我们为什么把小孩叫作稚阳，把青年叫作朝阳，把壮年叫作正阳，把老年叫作夕阳？这都是以阳气的消长来区分的。这就是我们中国文化的核心，也是中医文化的核心。生命需要阳，为什么不重阳呢？清代医家杨西山在其所著的《弄丸心法》一书中说："人之阳气，犹天之日，仰观乎天，可悟乎人。"从中可以悟出人的生命的道理。老子在《道德经》里面讲："人法地，地法天，天法道，道法自然。"王充在《论衡·变动》里面讲："天地并为上，人物应于下。"我觉得对比古人和现代科学对天地、自然的观察结果，我们会更加体会到中医这个"阳主阴从，阳尊阴卑"理念的科学性，这不是哪个人随便说、随便写的，这是有科学依据的。

二、体悟"七损八益"，树立扶阳理念

第二个问题，我谈的是体悟"七损八益"，树立扶阳、护阳的理念，这也是吴佩衡先生非常重视的一点。

《素问·阴阳应象大论》曰："能知七损八益，则二者可调，不知用此，则早衰之节也。年四十，而阴气自半也，起居衰矣。年五十，体重，耳目不聪明矣。年六十，阴痿，气大衰，九窍不利，下虚上实，涕泣俱出矣。"现在对七损八益的争论很多，有一种观点认为它是房中术，我不同意这种看法。年四十阴气自半，人到了四十阴气就上涨到一半了，人明显出现衰弱。我们看运动员就是一个例子，到三十多岁就称为老运动员了。因为他们的运动，耗的就是阳气，到三十多岁当然就比不过十多、二十多岁的了。

吴佩衡先生特别重视《内经知要》里李中梓的这段话："二者阴阳也，七损者阳消也，八益者阴长也，生从乎阳，阳惧其消也；杀从乎阴，阴惧其长也。能知七损八益，察其消长之机，用其扶抑之术，则阳长盛而阴不乘，二者可以调和，常体春夏之令，永获少壮康强，是真把握阴阳者矣，不知用此，则未央而衰。"你想一个人能够常体春夏之令是个什么状态？是生长丰盛的状态。所以中医是非常尊重阳主阴从这种关系的，是以阳为主

的思维。说《内经》是崇阳的书，是以阳气为主的书，这是有根据的。我们谈人类的文化，从人类的古代谈到今天的现实，谈的都是"阳气"这个问题。张景岳在《类经》里也谈到阳气的重要性，我在这里就不赘述了。

在《素问·气交变大论》、汉代董仲舒的《春秋繁露》、清人黄坤载的《素问悬解》等书中，重阳的思想是非常明显的。《素问·气交变大论》言："善言天者，必应于人；善言古者，必验于今；善言气者，必彰于物；善言应者，同天地之化；善言化言变者，通神明之理。"通神明，就是把握住最高的规律性。学中医有这么一个理论和理念的支撑，就会心里踏实。现在我们所看到的、感觉到的这些现实，跟这个理数十分吻合。

另外，吴佩衡先生非常推崇郑钦安的书，推郑钦安的书，助学院的教学。佩衡先生是云南中医学院首任院长，他能够在云南中医学院推行郑钦安的《医理真传》《医法圆通》这两本书是很不容易的，他就是要推崇以阳为主的理念。在20世纪60年代这两本书非常少见，认知者也不多。所以当时他把他收藏的这两本书，让云南中医学院的老师们抄在蜡纸上，然后油印出来，作为中医学院的院内参考书。他在这两本参考书的序言中说："清代蜀南临邛郑钦安先生所著的《医理真传》和《医法圆通》，在诊病方面，能把握阴阳，以六经辨证施治，并总结了数十年的临床经验，提出了一些独到的见解。同时文字浅显易懂，便于学习……从指导临床意义来说，是有一定参考价值的。"这两本书我们云南中医学院的老五届学生，人手一册。所以我们云南的中医用附子不像其他地方那么少见，分量也不像其他地方那么少，用附子60g是非常常见的，这是与佩衡老先生所做的努力分不开的。傅文录先生在谈到这本书的时候有这么一个评价："在学院一级的大学中间，推广一个人们尚未认知的学派与学术思想，可谓是天下第一。"因为当时中医院校的教材都是阴阳平衡论，只有他提出了以阳为主的观点。所以当时在云南也有人说："吴老院长有点偏，把学生都引到扶阳的这个偏上了。"你要树立一个新的观点，有人议论那是好事啊！就像我们今天的扶阳，为什么有这么多的议论？如果我们的扶阳论坛讲得平平淡淡，人们一点反应也没有，那就不能传承一个新的学术理念。如果我们现在讲的是糖尿病分五个证型、肾衰分七个证型，谁愿意听啊！所以说，首先就要立这个"偏"，立"偏"以评"偏"，评"偏"以纠"偏"，最终方能树立具有鲜明特色的正确的中医理念。

至于苦寒药的用药状况，不要说现在，就是仲景时代、钦安时代，也都在大量地用苦寒药。我们今天很多医生看病，不注意顾护病人的阳气，大量用苦寒药。有很多难治的免疫性疾病，虽然用激素能够控制病情，但病人出现了明显的副反应：满月脸、水牛背、颜面痤疮、口苦咽干、脚冷腰痛等，这些副反应如果运用中医病机理论进行分析，我认为激素就是"鞭打瘦马"，人病了那么长时间，已经阳气不足，还对他的肾上腺皮质进行激发。我们曾做过动物实验，用三组动物进行比较，一组用中医温肾的方法，一组用激素的方法，一组是空白组。动物处死后，取出肾上腺称重，用激素治疗的这组肾上腺明显萎缩、重量减轻；没用激素的还能保持在一定的水平；用温肾法的治疗组，肾上腺皮质却增重。这说明什么呢？说明对肾上腺皮质不足引起的免疫反应，中医是帮助肾上腺皮质恢复功能，而非损伤它。这种现象我们在临床上见得很多。吴佩衡先生重视阳气的理念不仅体现在他的临床工作中，还体现在他的教学工作中，以及对学院的管理工作过程中，他认为这是一个真理，应该去追求它。

三、人生的主要生命线与次要生命线

这也是吴佩衡先生说的。什么是主要生命线，什么是次要生命线？我们知道，中医很重视先天和后天，心肾为先天之本，脾胃为后天之本。先天和后天是一个什么关系呢？是一个相生的关系，少阴之上，热气治之，是阳热之气。少阴是手少阴心和足少阴肾。手少阴心火我们叫丁火，足少阴肾的命门火我们又叫癸火（水中之火）。它的相生是什么？心火生戊土，命门火生己土。相生的主要生命线和次要生命线就有一个母子关系，吴佩衡先生是怎么说的？娘壮儿肥是生生之道。所以你补土，不论怎么补，一旦忘记了先天，也就忘却了火土的相生关系，从而失去了生生之道。我们现在优生优育也要讲生生之道，不仅人如此，动物的繁衍也体现了生生之道。比如雄狮成年后要被赶走，怕的是近亲遗传，削弱狮群的能力，只剩下母狮。被驱逐出去的雄狮就成为流浪狮，要到很远的地方去争夺雄狮的地位，继续繁衍，避免了狮群的萎缩，这是动物的天性。所以"补火生土"法运用在治脾胃病的时候，就应重视四逆辈的运用，正如《伤寒论·辨太阴病脉证并治》第277条所讲："自利不渴者，属太阴，以其脏有寒故也。当温之，宜服四逆辈。"

我们刚才说了，主要生命线、次要生命线就是相生的关系，在以脾胃为中心的一个左升右降的中医升降理论里，强调先后天的关系是非常重要

的。比方说肾要升、肝也要升，才会有水、木、火的升，才有心、肺、胃的降，这就是升降的理念，是一个轴和轮的关系，就像一个车轮的轴和四周轮的关系，轴轮是运转的圆运动，这个圆运动的动力就是先天心肾为主的一种动力源在起作用。彭子益老先生的圆运动思维，现在有很多学者在探索。有了升降，则有"升降出入不废，则神机不灭"。升降息，生命就会结束。只要有升降的运动，人的生命就可以延续，就可以生存，就可以抵抗疾病。所以吴佩衡先生在他的著作里说："如只重视后天之调理，忘却先天心肾之关系，徒治其末，忽略其本，病轻或有效，病重则无益有损……若只知后天，犹如有轴而无轮，若只知先天，又如有轮而无轴，均不可能成其为整个圆运动之作用矣。"我准备下一步就要把我们扶阳派的扶阳观念用圆运动思维进行整理。我们扶阳派的圆运动思维和彭子益先生的圆运动思维有内涵的差别，我们重视阳气的升降，这是非常突出的，而且起始重视"初之气，为厥阴风木"。而彭子益先生重视的是以秋降为主的圆运动，这个是有差别的。我也正在研究这个问题，怎么阐述中医扶阳理念的圆运动思维？采用什么方药来解决以阳为主的圆运动问题？值得大家深思。

四、探颐黄坤载"六气解"，了彻六经主气、标本转化规律，重视本气衰旺论

吴佩衡先生非常重视黄坤载的理论，他经常跟我们说，学理论要学黄坤载，学用药组方要学郑钦安。他认为黄坤载的理论有更严谨的方面，而郑钦安的理论实践效若桴鼓。以黄坤载的《四圣心源·卷二·六气解》为例，他说："内外感伤，百变无穷，溯委穷源，不外六气，六气了彻，百病莫逃，义至简而法至精也。仲景既没，此义遂晦，寒热错讹，燥湿乖谬，零素雪于寒泉，飘温风于阳谷，以水益水而愈深，以火益火而弥热。生灵夭札，念之疚心，作六气解。"他看到了当时中医的治疗现状，没有把六气搞清楚，寒者寒之，热者热之，"零素雪于寒泉，飘温风于阳谷"，是形容这种治疗导致了生灵涂炭。所以佩衡先生在他的《伤寒论讲义》和《医药简述》两部著作里，特别引用了很多黄坤载的《六气解》，他要求我们特别要注意这个问题。比方说，他对少阴君火、太阴脾土、阳明燥金都有详细的气化理论。所谓六气就是六经气化，少阴之上热气主之，少阳之上相火主之，太阴之上湿气主之，阳明之上燥气主之，太阳之上寒气主。所以有人说，中医就是天六地五，讲的就是这六气。

吴佩衡先生用"本气衰旺"和"六气偏见"来讨论内伤外感发病的基本规律，以及证型的多发性和倾向性。在六气演变过程中，也就是六气在整个发病的过程中，由于本气的衰旺和六气的偏见，导致疾病的一些倾向性和多发性。为了研究这个问题，我曾经做过一个科研，依据的理论是：《素问·至真要大论》曰："帝曰：六气标本，所从不同奈何？岐伯曰：气有从本者，有从标本者，有不从标本者也。帝曰：愿卒闻之。岐伯曰：少阳太阴从本，少阴太阳从本从标，阳明厥阴不从标本从乎中也。故从本者化生于本，从标本者，有标本之化，从中者以中气为化也。""从"就是气的归向性，有从标化，有从本化，有从标本化，有不从标本而从中化这些普遍的规律特征，特别是不从标本而从中的阳明厥阴，有很多医家的解释都比较粗糙，水流湿，火就燥，都是敷衍的解释。

我们的科研项目是把1988年到1997年昆明市中医医院的凡属于消化道疾病的病例进行了统计，共计1022例。这种统计有什么好处呢？就是样本够，样本量大，时间年限长，只要是我们中医院病历档案室存档的都进行了回顾性统计。这些病例不是我吴荣祖一个人看的病例，而是医院里众多中医的临床病历资料。经曰"阳明病不从标本而从中也"，阳明病多是从中化的，阴湿演化，伤及阳气。我们统计的西医病种有6个，浅表性胃炎、糜烂性胃炎、慢性萎缩性胃炎、胃溃疡、慢性结肠炎和十二指肠球部溃疡，根据归类大致有8个证型：脾胃虚寒、肝胃气滞、湿热内蕴、肝胃郁热、胃阴亏虚、寒邪客胃、食滞胃肠和瘀阻胃络。在这1022例中，从中化，从寒湿演化的，占到了61.7%。这就说明从中化确实是中焦阳明病的一个特征。因为各地不同，我不知道大家在治疗脾胃病的时候，理中、建中、平胃、六君类方剂的使用频率如何？承气、白虎用得多吗？这就需要大家在临床中去观察。所以标本中气是讲疾病的趋向性、易感性。六气标本中见，实际已包括了内外感伤，百病莫逃。我在云南讲课的时候，特别讲到六气的标本中气，我们学中医的一定要关注这个。虽然标本中气有点难懂，但是读懂了就把握住了大局。所以我们要特别提倡重视标本中气的研究。

六气变化是以身体内部六气的特点来揭示疾病的规律。所以我在标本中气的讲学中，特别提出一个题目——治病救人与治人抗病，治病救人是西医、中医的目标，但我认为除此之外，中医更是治人抗病——通过治人来达到抗击疾病的目的。我记得"非典"期间，广州搞了个中医治疗组，因为导师们年事已高，担心经不起SARS病毒的侵袭，所以没有直接进一线，他们坐镇在隔离区外指导。学生弟子不断从一线打电话汇报病情变化情况，各种指标、数据千头万绪、错综复杂，使他们无从下手。这时导师给了一个经典的指导，强调弟子们要看着病人的四诊变化进行辨治，而不是看着病人的影像变化、生化指标去治疗，最终取得了满意的治疗效果。试想，在治疗中如若失去中医特色，当然就会无法下手；而从中医的角度、人的角度去处理，你就会感到主动、心中有数。

五、少火与壮火论

这是吴佩衡先生非常重视的一个理论。按照《素问·阴阳应象大论》说："壮火之气衰，少火之气壮，壮火食气，气食少火，壮火散气，少火生气。"佩衡先生在他的著作中说："壮火乃邪火，而非真火也，如温病、瘟疫病、伤寒阳明白虎承气证以及湿热阳燥证等之邪火。少火乃心脏之君火，肾之命门火及少阳相火是真阳之火，而非邪热壮火也。"最后他总结："邪热之壮火必须消灭，真阳之少火则绝不可损。"对于真阳的少火我们不能损它，损它叫自毁自伤，但是对于邪热的壮火，因为它食气、耗气，我们必须尽快地消灭。所以壮火、少火，也是扶阳大师们非常重视的。壮火当灭，就可以用白虎承气合剂，这在《吴佩衡医案》里有案例，有一个瘟疫病热盛逼阴证以及瘟疫病热深厥深阳极似阴证，是一个非常重的感染性温热疾病，他用的是白虎、承气再加上川黄连，两个方就把病人救了。这里就不做细致展开，大家可以看《吴佩衡医案》。

反之，少火就是人需要的正气，我们应积极地顾护它，因为它能"生气"。在力挽少火方面，佩衡先生主张用白通、四逆方，在他的医案里也有阐述。有一个伤寒病少阴阴极似阳证，患者是 13 岁的少儿，他用的就是白通汤加肉桂，附片用到 400g。还有一个小儿伤寒病的肠出血危证，也就是急性腹膜炎，患者是一个 8 岁的小孩，他也是以四逆汤为主，附片用到 130g。这两个病人，都被他从危急死亡线上抢救回来了。这些病人都是当时在我们云南西医医院已无法医治，下了病危通知的病人，最后吴佩衡先生接手抢救，把他们救过来了。所以吴佩衡先生用附子的独到之处，在云南，就连那些留法、留美的西医大专家，都是交口称赞的。当时抗生素的类别比较少，特别是当肠伤寒、肺炎之类的疾病到危重晚期，只能束手待毙时，佩衡先生用温阳扶阳的方法，用温少火的方法，挽救了很多生命。

六、形而上谓之道，从阴阳之道审视《伤寒论》，提高临床辨治能力

到了晚年，吴佩衡先生把他全部的精力都集中在注解《伤寒论》上。云南中医学院和云南省卫生厅专门给他派了助手，这些助手有的是老中医，有的是学儒学的，还有的是学古文的，一起帮助他注解，非常辛苦。在他的《伤寒论讲义》概论里说道："《伤寒论》是以《内经》理论为基础，结合临床实践而进一步阐发的医学论著，其中具体运用八纲八法，以作六经分证，创立辨证论治的规律，以指导临床，洵为理法方药具备的经典医籍……故足以体现《伤寒论》一书在中医学中之价值矣。"吴佩衡先生在《伤寒论》的研究方面，被我们云南公认为开本省经方研究之先河。他从四川来云南的时候，云南从事《伤寒论》研究的学者很少，他来了以后，通过临证治疗疗效，树立了学经方的榜样，掀起了学经方的热潮。

我认为凡扶阳大师都是伤寒的大家。诸如郑钦安、卢铸之、范仲林、祝味菊等，他们都是把伤寒研究得非常清楚的人，下了很多功夫。但是伤寒大师不一定是扶阳大师，为什么？因为有些学者更重视三阳证，重视少阳这一阳枢，对阴枢的研究不够。我们知道，六经开阖枢。有一个阳枢是少阳，有一个阴枢是少阴。阳枢是疾病进退表里的一个枢机，阴枢是人体生死存亡的一个枢机。所以为什么少阴病死证多，原因就是这个。病到三阴，尤其是到了少阴，为什么四逆汤能够起作用，为什么火神派医家在三阴寒化重证的治疗中能力挽狂澜？所以我今天发出呼吁，热爱扶阳的同道要增加理论的积淀，要学习《伤寒论》，这是非常重要的。不要以为你用30g附子我就用60g，你用100g我就用300g，这样我就是火神派了，这是不对的。其实中医临床的扶阳观念来源于《伤寒论》，仲景就是重扶阳的一位临床大家，在三阴寒化证中他提出的方子，其历史价值和现实意义，至今还影响甚广。

《伤寒论讲义》这本书还没有正式出版，因为《伤寒论》的条文还要补充一部分，这本书有什么特点呢？特点就是它是紧紧结合临床来写的。我们知道，研究《伤寒杂病论》的著家有大约500多家，注解《伤寒论》的有2000多家。这么多的著家大约可分为：错检重订派，也就是校正重订；维护旧论派；辨证论治派；还有以喻嘉言、柯韵伯、徐灵胎为代表的方证对应派；再有一个气化学说派，包括张隐庵、陈修园、黄坤载等。但是我

还要补充一个新的派别——就是阴阳辨识派，有两个代表，一个就是郑钦安的《伤寒恒论》，一个是吴佩衡的《伤寒论讲义》。对这本著作，我是这样评价的："编著伤寒，倾心注血；上溯《内》《难》，博考诸家；谨守病机，把握阴阳；注释公允，贴近临证；'按语'精辟，彰显造诣；六经辨证，守约之道；后学研读，必益临床。"这本书为什么说紧贴临床呢？因为我们知道研究伤寒的有以方测证派，就是随文解释，而吴佩衡先生却是结合临床来解释。在少阴三急下病证的解析里，如第320条"少阴病，得之二三日，口燥咽干者，急下之，宜大承气汤"，第321条"少阴病，自利清水，色纯青，心下必痛，口干燥者，急下之，宜大承气汤"，第322条"少阴病，六七日，腹胀不大便，急下之，大承气汤"。吴佩衡先生在注解这些条文的时候特别提到，少阴是生死的枢机，辨识差之毫厘，失之千里，生死反掌，不可救矣。他认为这3条所给出的症状表述字简而意奥，鉴于汉书是用竹简所著，要准确理解条文，必须前后文互参，以方测证之随文注述容易使后学难于把握。他认为少阴热化证的"三急下"，必须兼有口渴思饮的状态、恶寒恶热的差异、口气蒸手与否、谵语郑声的区别、舌质舌苔的老嫩、脉象浮中沉指力的变异等，必须有阳热证据才能用下法。如果只看到口燥咽干就急下，必易误治夺命。类似的情况在《伤寒论讲义》里还很多，如五泻心汤证、三结胸证，都进行了详细的四诊合参、阴阳辨证，指导我们在临床上如何把握。

这本书我觉得非常有意义，但是面世太少，好在现在国家的64个"全国中医流派传承室"中，吴佩衡先生是云南的代表，流派传承室有团队、有经费，我相信经过努力这本书应该面世有望。在《伤寒论讲义》中，他还特别提出了一个辨阴阳十六字决，这个可能大家都熟悉了。辨别寒热证的十六字要诀：寒证"身重恶寒，目瞑嗜卧，声低息短，少气懒言"；热证"身轻恶热，张目不眠，声音洪亮，口臭气粗"。这十六字诀也印证了我说的温阳大师必定是伤寒大师这句话。吴佩衡先生自己对《伤寒论》有一个评价，他说："伤寒二字立津梁，六气循环妙理藏，不是长沙留一线，而今焉有作医郎。"

《伤寒论》重不重要？显然重要；《伤寒论》读起来难不难？肯定难。但是要在温阳大法上有建树，临床温阳理念要升华，我觉得读《伤寒论》非常重要。我们不要偷懒，不要认为扶阳就是简单地用附子。有人问我，大回阳饮能不能讲一下，还说为什么吴老师不讲附子了，他开始讲"理"了。

天人合一与『附子先生』

这是因为理是最重要的，理就是道，道者，阴阳天地之道也，我们讲了这么多，其实都是在讲道。

七、临证擅用经方，依经方组方法度，提炼中药"十大主帅"

张存悌老师非常赞扬吴佩衡先生组方用药的精炼，就是五六味药，味数不多。吴佩衡先生的主要用药是从《伤寒论》六经辨证里面提炼出来的十味药，这十味药的功效都在他的《医药简述》里面做了充分阐释，特别是对以四逆辈为主的四逆方的化裁。所以他在他的书里面说："此十味药品，余暂以十大'主帅'名之，是形容其作用之大也。由于少数医家，以为此等药物性能猛烈，而不多使用，即使偶然用之，而用量较轻，虽对一般轻浅之病亦多获效，但对于严重病患及沉疴痼疾则疗效不显。据余数十年经验，如能掌握其性能，与其他药物配伍得当，且不违背辨证论治之精神，在临床工作中，不但治一般疾病效若桴鼓，并且治大多数疑难重症及顽固沉疴，亦无不应手奏效。"我们看这十大主帅，有温药，有寒药，有泻药。现在有的人说扶阳派只会用附子，就是用四逆汤，所以叫"附子先生""姜附先生"。不是这样的！为什么没有人敢反对《伤寒论》，而且都要遵从《伤寒论》？是因为它有三阴三阳的体系。三阳证就要清、汗、下、和，三阴证就要温、热。所以说我们扶阳派只会用附子，我觉得不全面，扶阳派用附子是在生生之道的基础上，提炼升华了阳气的重要性以及阳气的易损性，通过现实中阳气受损的大量的疾病的临证总结出来的。如果我们这么理解，就不会老是在这里争吵了。佩衡先生用药有个特点，走而不守，以动为主，不加用滋补的药物。因为温阳派大师重阳，阳就主动。《吕氏春秋·尽数》曰："流水不腐，户枢不蠹，动也。"生命就是动，用药也要动，动则生阳，阳生阴长嘛，这才合乎生生之道。

八、做"知几"者，防微杜渐，治三阴寒化证

《伤寒论》第323条曰："少阴病，脉沉者，急温之，宜四逆汤。"为什么不说四逆汤"主"之而用"宜"，为什么少阴病脉沉就要及时用四逆汤？从生生之道来看，阳气的易损性、多发性，导致了保护阳气的急迫性，在"有阳则生，无阳则亡"的思想的基础上，树立扶阳的重要理念。所以我们有"上工治其萌芽，中工治其已成，下工治其已败"的说法，追求治未病其实就是这个道理，包括三伏天、三九天的灸法，都是在为扶阳做努力。

吴佩衡先生在《伤寒论讲义》第36页有这么一席话："四逆汤为少阴虚寒证之主要方剂，本方不仅能治太阳以及三阴寒化证，如得其要者，一方可治数百种病，因病加减，其功用更为无穷。编者以为此方既能回阳救逆，化气而生津，则凡男女老幼一切阳虚因寒湿而病者，皆可服用。何必定要见阴盛阳衰已极，四肢厥逆，真阳将脱之时，而始放胆用之，未免太不知几。知几者，一见是阳虚内有寒湿之证，即以此方在分量上斟酌予为防范施治，只要认证准确，万不至拖延成为一种慢性疾病，更不会酿成纯阴无阳之候。一旦酿成纯阴无阳之候，虽仲景立方之意甚善，然恐已危致难挽，追之不及，至此反被不识者指责医生之误用姜附，而不知用姜附之不早也。此是平素经验所得，特笔记之。"这是他在"四逆汤"后做的一个解释。佩衡先生关于四逆汤的加减圆通应用，在他的《伤寒论讲义》里分析和讲解是非常多的。

九、"两感于寒者，必可免于死"论

这个论点从何而来？是从《素问·热论》来的。大家知道《伤寒论》是从《热论》发挥、阐述、实践、充实而来的。《热论》曰："人之伤于寒也，则为病热，热虽甚不死；其两感于寒而病者，必不免于死。"只要两感于寒出现发热，就是一个非常危险的证候。因为太阳经受寒，太阳之里是少阴，人体正气不支，外邪表里相传，影响少阴，危及心肾，是病危的一个重要传变途径，是死亡的重要突破口。如《伤寒论》仲景的序里所说："余宗族素多，向余二百，建安纪年以来，犹未十稔，其死亡者三分有二，伤寒十居其七。感往昔之沦丧，伤横夭之莫救，乃勤求古训，博采众方，撰用《素问》《九卷》《八十一难》《阴阳大论》《胎胪药录》，并平脉辨证，为《伤寒杂病论》合十六卷，虽未能尽愈诸病，庶可以见病知源。若能寻余所集，思过半矣。"说明当时他的家族三分之二都死了，死于心肾的衰竭。《内经》认为"体若燔炭，汗出而散"，热不怕，汗出就解决了。所以那个时候有误汗、过汗、火攻等治法，导致了奔豚、心肾衰竭等重症。那个时候对于表证都是以汗为主，开鬼门散热。但是一旦引起少阴心肾的阳虚，用这种方法单纯地开腠理散热，必然会亡阳。

也许在《伤寒论》未出之前，仲景在总结热病过程中就看到了这个问题。怎么解决这个问题？仲景提出了两个方子，一个是麻黄附子细辛汤，一个是麻黄附子甘草汤，就是用附子这味药守住少阴心肾的阳气，有阳则生，无阳则死，守住了阳气，再去开腠理、祛表邪，才能够固本祛邪、扶正祛邪，或者叫扶阳解表，这就解决了这个问题。《伤寒论》第 301 条曰："少阴病，始得之，反发热，脉沉者，麻黄附子细辛汤主之。"第 302 条曰："少阴病，得之二三日，麻黄附子甘草汤微发汗，以二三日无证，故微发汗也。"仲景在两感于寒的发热病这个问题上，是一个创新，超越了《内经》那个时代，如果那个时候有诺贝尔奖，可能我们的仲景可以获得。

所以吴佩衡先生认为，对于治疗两感于寒的太阳少阴表里病，必须扶正祛邪，他对麻黄附子细辛汤的方意做了深刻的阐述，在《伤寒论讲义·少阴病》里说："盖附子无麻辛则不能开腠理而解表邪，易致发热不退。反之，用麻辛无附子则不能固肾阳，易致大汗虚脱。因此，本方组合相互协调，附子其性纯而不烈，发汗而不伤正，稳妥之至，可谓尽善尽美也。"佩衡先生灵活应用这个方子，在书中他列举的 12 个临床病案，以及前几次我介绍的他的病案，都可谓效若桴鼓。麻黄附子细辛汤的发汗尺度的把握，吴佩衡先生纯熟到什么地步呢？他说："可以用麻黄附子细辛汤发汗，也可以小发汗，也可以不发汗反收虚汗。"就是说一个扶正解表方能够发挥多元性功效，可以发汗，也可以小发汗，也可以不发汗反收虚汗。一个方子在祛表邪的时候能够做到如此收放自如，说明他在这个方面的造诣是相当高的。

佩衡先生还强调对六经辨证要把两个关，"一个是把好太阳关，一个是重视少阴病"，以应对六经病变。

他的《麻疹发微》这本书，可能有人读过，在他所处的那个年代，对麻疹这个急性的麻疹病毒感染疾病，由于西药治疗的手段很少，所以死亡率很高。为什么他会写《麻疹发微》呢？那是因为当时他的老家四川会理发生了麻疹，小孩死得非常多，而他在昆明治疗麻疹非常成功，会理的同道便写信来请他出一个方子，他把此病的治疗用药等详细情况写信告知会理同道，这就形成了《麻疹发微》一书的雏形。会理同道依他所嘱用药，挽救了很多小孩，后来昆明同道也用此方法，治疗也每每见效。

在《麻疹发微》里他把麻疹分为顺证、险证、坏证和逆证，轻的麻疹可以不吃药，只要保护好小孩不要再受凉，饮食清淡就可以了。对于身体健康的小孩，根本不必吃药，麻疹一出，疹一透，就好了。往往是由于误治、延治，或小孩体质较弱，导致一些传变，最为危险的就是传到少阴。所以对险证他提倡用温经扶正解表的麻黄附子细辛汤，对坏证用大回阳饮，逆证用四逆辈方。在这本书里有几个病案：一个 2 岁的麻疹危症小孩，用附片用到 3 两；一个并发肺炎的 4 岁女孩，附片用到 4 两。旧秤一两相当于 30 克，4 两就是 120 克。只有这样大剂量地用药，才能把 4 岁的小孩在危重的时候挽救回来。吴佩衡先生就是在这些逆证、重证中显示出了他的惊人疗效和高超技艺。

十、中药附子及"附子先生"

为什么称吴佩衡先生为"附子先生"？就是他善用附子，善用附子组方拯救三阴重症，这是成就他成为扶阳大家的成功之举。为什么三阴重症那么厉害呢？我已经讲过，少阴枢机是生死之枢，和生死之门一样，出来就生，进去就死。在这个关键的时候，用附子来抢救三阴寒化证，是最有效的。再结合我说的"重阳理念"，常用、善用、巧用附子，这样就把这个生生之道融会在他的理念当中了，也融会在防病、治病和养生之中了。

对我祖父，在我们云南传得很神，说吴佩衡先生的家门口放着一只大洋桶，里面装着煨好的附片，凡进家门者必须喝一碗附片汤。说得很玄乎，我说我没见过，太夸张了。但吃附子在云南很普遍，一到秋末冬初的季节，很多家庭都煮附片，甚至有的饭馆也卖附子、草乌煮肉、附片煮排骨等，大家认为吃了这种药膳可以长寿，可以除病，精神振奋。因为它可以补少火，扶命门。健康人吃附子就是补少火，就是补你的太阳。你有太阳，阴寒之邪、阴霾之气就无法侵入你。

当然用附子要有科学的原则。在治病过程中，我提出阴阳要约三级观，我们从阴阳的角度来看扶阳的意思。

1.养生观：养生防病护阳为要，阳密乃固。（注：扶阳就是要做到阳密，"密"是重要的）

2.治病观：治疗疾病辨识阴阳，阴平阳秘。（注：在治疗疾病的过程中，我们要认真辨识阴阳。郑钦安先生的阴虚问答、阳虚问答，都是辨证、辨阴阳，只有阴平阳秘，才能精神乃治）

3.康复观：病后康复育阳为先，阳生阴长。（注：病好后也要重视阳气的扶助、功能的恢复、代谢的恢复，这是人健康恢复的重要基础）

我们现在争论的最大的焦点就是在治疗的层面上，老是认为扶阳派治什么病都是用附子，真的什么病都是用附子吗？李可老先生虽然有破格救心汤，但他还有治疗一些以热邪为主的疾病的方子。吴佩衡先生和郑钦安先生都是这样。不管你是清热派还是滋阴派，最终你要达到什么目的？就是"阴平阳秘，精神乃治"。如果在这个问题上我们能够统一起来，就不会在你用附子、我用熟地，你用石膏、我用桂枝这些细枝末节的问题上发生无谓的争论。争论是可以的，但是我们要有一个理念，治疗就要辨证，就要辨识阴阳。不论你是表里虚实寒热，终究是以阴阳为纲，以道为纲。遵循这个道，我们就能上升到阴阳这个层面，上升到太极这个层面，我们就站得高，视野清晰，不至于一个温病来了，你还开麻黄附子细辛汤，还开什么四逆汤了。

至于说康复，康复为什么要育阳为先？一个病人病好了以后，你要劝他调养，要适当运动，找机会到阳光灿烂的地方活动一下，接近自然植物，吸点负氧离子等，这就是育阳，精气神回来了，尤其是神回来了，这个人就完全康复了。

十一、结语

最后一点，送大家几句名言作为本次讲座的结语。

吴佩衡先生说："盖凡一种学问，非寝馈于其中数十年，断难知其精义所在……古今医理，极而难穷，欲得一守约之道，实非易也。守约之道，识别阴阳致病之定法，守约之功也。"这是他所强调的。郑钦安也强调："余沉潜于斯二十余载，始知人身阴阳合一之道，仲景立法垂方之美。"从两位先贤所强调的可以看出：一位扶阳大师、一位大家的成熟，并不是那么容易的，需要自己长年累月的辛苦积累和勤奋。学会六经有什么好处？人就能"守约"；仲景说的是"思过半矣"，你想世间一半的病都被你治好了，那你是一个什么样的医生？神医啊。

我讲两个现代人，一个李小龙，大家都很熟悉了，截拳道创始人，他在总结咏春拳以后，发明了一个简单明了的截拳道，很快能把对手打倒，他认为那些花拳绣腿根本没有什么意思，截拳道可以简制胜。他的哲学导师总结说，其实哲学就是把复杂的东西简单化。

乔布斯大家更熟悉，人们拿着手机点一下，世间万物都出现在手机屏幕上，发明者乔布斯说："这就是我的秘密，专注和简单。简单比复杂更难，你必须努力让你的想法变得清晰明了，让它变得简单，但到最后，你会发现它值得你去做，因为一旦你做得简单，你就能搬动大山。"

所以我希望在座的各位，以后我们扶阳要从一方一药的基础上来提升，上到道上，重点研习《伤寒论》，不要轻视《伤寒论》。这样你就会在处理六经病的过程中，温清补消都能用，特别是三阴重症寒化证，你都能够治疗，这就不简单了。所以说我希望大家通过努力，都能搬动大山，谢谢大家！

孙永章：我们从大家热烈的掌声，可以看到大家对吴老精彩讲座的肯定。今天下午，吴老从理论到实践，用朴实的语言，给大家做了一个非常实用的讲座。大家有没有注意到，我们扶阳论坛的安排有一个特点，基本上前面是以理为主；中间，像我们吴老这样的理法方药俱全；后面的张存悌、傅文录老师是以实际操作为主。所以大家不要心急，学会整个扶阳的理，慢慢你就会进入实战境界。让我们再次感谢吴老！

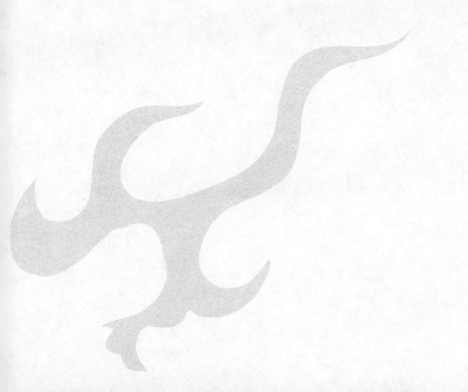

专题演讲

新安医学流派特色及其现代化研究
——兼论扶阳理论与实践

王　键

主持人（胡春福）：很高兴受大会组委会的委托，来主持王键校长这个专题报告。今天我们很荣幸请到安徽中医药大学王键校长，请他给大家介绍一下有关新安医学的一些学术方面的成果。王校长在中医药教育、科研、临床等方面都是医药行业国家级的专家，他是国家科技部973计划中医专项专家组成员，是国家中医药重点学科建设与指导委员会委员。他在理论研究、科研实践，包括新安医学流派传承、学术发展等方面，学术造诣很深。在新安医学方面，还有一个国家中医药学术流派新安王氏医学传承工作室。今天王校长在有限的时间内，向大家介绍一下其个人多年来对新安医学从理论研究、学术价值到文化发展等方面的经验总结。我顺便插一句，王校长是我在安徽中医药大学学习时的班主任。作为学生我很荣幸再次聆听老师的教诲，也希望大家通过王校长的讲座了解一下，在安徽这个地域，在"南新安，北华佗"的大背景下，新安医学的发展走向和学术价值。王校长是这方面的学科带头人，在我们整个中医学术流派传承、学术发展方面，肯定会给大家带来更多的有益的启示。让我们大家以热烈的掌声欢迎王校长。

王键：很高兴能够借助扶阳论坛这样一个极具影响力的学术盛会，来介绍一下新安医学，在感受扶阳论坛的学术魅力、学术思想、学术经验的同时，介绍新安医学，也是一个很好的互相交流的机会。我与广西中医药大学唐校长是好朋友，他在中医经典领域、中医临床以及中医文化方面的造诣，在扶阳学派研究上的成就，很多方面都值得我学习。另外，刘力红教授对中医深层次的思考，对扶阳这个流派学术发展所做出的积极贡献，也让我由衷地敬佩。正是出于这样的考虑，作为东道主，我也想借助在安徽举办扶阳论坛这样一个机会，给大家介绍一下安徽的新安医学。随着时代的发展，现在分出许多学科，流派之间就像学科一样，传统叫流派，当

113

代叫学科，学科是需要互相开放的，需要互相交流的。只有互相取长补短，我们在任何一个科学问题、临床问题的认识上面，才能臻于全面和完善。

我们现在叫论坛，其实在古代叫讲坛。我们安徽是新安医学的发源地，歙县在明代嘉靖年间有一个乌聊山馆，每年都有两次全国的医家汇集到歙县，进行各个领域的学术交流，最后出一本论文集《论医荟萃》。我亲身感受了扶阳论坛今天上午和晚上的会场气氛，这样一个阵势，这样一种人气，表明我们的学术在不断繁荣，表明扶阳这个流派的阳气很旺，命门之火很旺，生机勃勃，奋发向上，确实是昭示着一个流派、一个事业可持续发展的强劲势头。

由于时间关系，今天晚上我重点讲一讲新安医学流派的学术成就、形成因素和主要特色，以及最近这些年我们在这个领域所做的研究工作。因为国家中医药管理局第一批确立了64个流派传承工作室，扶阳派是传承工作室之一，我们新安医学王氏内科也是传承工作室之一。所以借这个机会也跟大家做一介绍。另外这个会的主题是扶阳，我会从新安医学这个角度，谈谈新安医家对阳气的顾护问题是怎么认识的。同时也借今天晚上这个机会谈一些我的看法。

流派问题为什么值得研究？在进入21世纪科学技术非常发达的背景下，为什么还要回顾过去，去寻求、研究、探讨流派的学术和传承的意义？中医流派为什么值得重视？因为它是在长期的学术传承过程中逐渐形成的，是理论与实践相结合的结晶。我已看过这次论坛的论文集，包括几本专著，都是理论和实践的结晶。尽管有很多专家不一定来自大医院，但是在实践的积累中取得的确切疗效和丰富经验，这本身就是值得重视、值得尊重的，是理论和实践的结晶。在中国古代医学史上，曾经出现过众多的医学流派，而各个流派之间的相互争鸣、渗透和融合，就促进了中医学术的发展。两千多年的中医发展历史，也就是中医两千多年学术发展历史，也就是各个流派相互交流、渗透，互相补充，共同推进中医学术发展的历史，从而使中医的理论体系不断完善，临床疗效不断提高，最终形成一源多流的学术格局。所以我想，我们新安派也好，扶阳派也好，岭南派也好，海派、吴派、孟河派也好，都是一源多流，相互之间是可以互相补充、互相渗透、互相融合的。学术流派对中医学术传承和发展究竟起什么样的作用？我曾经在珠江论坛上就这个问题进行过交流，与很多学术界的朋友进行过探讨。归纳起来就是以下五个方面。

第一，学术流派是医学理论产生的土壤。我今天翻了大会的论文集，从《内经》时代一直到卢崇汉教授、到刘力红教授，他们都在扶阳这个问题上有很多理论上的建树，提出了非常有价值的科学思想、科学观点。所以流派是产生理论的土壤。

第二，学术流派是医学理论发展的动力。在不断的实践当中发现问题，又通过实践去解决问题，同时又发现新的问题，流派传承本身就是一个理论发展的过程。所以流派是理论发展的动力。

第三，学术流派是理论传播的途径。为什么不研究单独一个医家而要研究一个流派？流派是一个群体，这个群体本身相互之间就有一个学术理论的互相传播问题。我觉得中华中医药学会组织这次以扶阳论坛为主的流派学术盛会，相当大程度上是为了推动学术的传播。

第四，学术流派是人才培养的摇篮。今天坐在这个会场的有四五百人，我想还有更多扶阳派的传人和专家还没到会。扶阳流派的影响力不仅在国内，甚至在国外，都有影响力，这实际上起到一个人才培养摇篮的作用。

第五，学术流派是医学经验传承的方式。扶阳派用附子的经验，用肉桂的经验，用桂枝的经验，特别值得其他流派学习和借鉴。

所以学术流派是中医学术传承的土壤、动力、途径、摇篮和传播的方式。我国现在发展中医药事业，推动中医药学术进步，着力加强中医学术的传承，必然要重视流派的工作。

新安医学流派与扶阳流派一样，是中国传统医学中具有代表性的医学流派之一。新安医学流派有什么特点呢？它和其他流派相比有什么不同之处呢？概括起来说，第一，它的文化底蕴是非常深厚的。第二，它的学术成就非常突出，不仅仅在一个方面。第三，名医名著众多，800多年延续不断的新安医学发展历程中，产生了800多位医家，留下800多部医学著作。我们学校有一个古籍部，收藏了大量的新安医学文献。第四，它的历史影响非常深远，我们在潜移默化中不同程度地接受了新安医学的学术精华，现在的内妇儿外等各种教材当中，都大量吸收了新安医学的学术经验，所以它的学术影响是相当大的。第五，地域特色非常明显。新安医学的"新安"两个字，是一个地方区域的命名，所以新安医学流派的地方特色比较明显。扶阳是以治疗的理念、思想、方法，成为一个流派，实际上扶阳派也有它的地域特色，肯定也是一方水土养育一方人，人们所具备的体质和疾病的特征决定了要以扶阳的方法来进行治疗，在临床应用上也有地域性。

相比较来说，新安医学的区域特色比较明显。

现在我介绍一下什么是新安医学？新安医学发源于安徽南部，在安徽、江西、浙江三省交界的地方，某种程度上说是三省文化汇聚的地方。在清代的地图上，新安这个区域包括了一府六县；隋晋的时候叫新安郡；唐宋之后称为徽州府；新中国成立以后叫徽州地区；20世纪80年代改成黄山市。新安医学实际上就是黄山那个地方一个地域性的特色医学。为什么命名新安？因为那个区域里面有一座山叫新安山，新安山下来有一条江，叫新安江，所以那个3000多平方公里的区域叫新安郡。任何一个地方的命名是和那个地方的自然、地理、环境特点相联系的。有新安山、新安江，才有新安郡，然后才有新安医学，包括了现代安徽南部的歙县、休宁、祁门、绩溪和江西境内的婺源。婺源原来是属于徽州府的。

扶阳论坛⑥（第二版）

专题演讲

流派那么多，为什么新安医学值得研究呢？这可以从中医学术发展史上去看，也可以从中国科学史上看。大家都知道英国剑桥大学有一位很有名的学者叫李约瑟，他写了一部书叫《中国科学技术史》。他的一生都在研究中国的科学技术。在他的著作第一卷，对中国的传统医学、整个中国的科学技术发展的基本状况，做了一个高度的回顾性总结，也给了很高的评价，与此同时也提出了一些科学史上的问题。明清之际，在中国科学发展的历史进程中，北宋到明代之前，在整个世界上中国科学技术是处在领先地位的，四大发明绝大部分都在这个时段。明清之际，尤其到了明代中叶之后，随着西方近代科学的兴起，也就是欧洲文艺复兴之后，中国科学技术的发展趋于缓慢，相对来说开始走下坡路。整个中国的科学技术在世界科技当中保持千年之久、让人望尘莫及这样的地位不复存在，反而渐渐趋于落后。这是针对整个中国的科学技术发展水平来讲的，但并不是所有的学科都趋于衰落，都趋于落伍，都趋于缓慢了。读过中国医学史的人都知道，中医药学最鼎盛的时期就是在明清时期，明清是中医学发展史上的一个顶峰。我们现在很多的医学理论、治疗模式、理法方药，最有成就的一个阶段主要是在明清时期。这是从传统意义上去衡量的。所以李约瑟对中国的传统医学是高度评价的，特别地看好。

在明清时期，主要的医家集中在什么地方呢？集中在新安这个地域。在整个中国科学技术处于落伍状况的背景下，新安郡这个区域，新安医学发源地这个区域，不光是医学非常发达，文化、科技、经济等方面都是非常发达的，科技文化呈现出空前的繁荣景象。现在我国三大地方显学，包括敦煌学、藏学和徽学。徽学主要指的就是新安医学发源地这个区域的学说。其中新安医学的区域特色和优势尤为突出，成为徽州文化的一大亮点，成为中国传统医学人才与学术的一个"硅谷"，从徽州文化的角度看新安医学，是一个非常好的视角。正因为如此，新安医学一直受到关注，不仅医学界，文化学界、经济学界，包括研究生态文明建设者，都很关注新安医学这个问题。

今天晚上我就通过以下七个内容展开说一下。

一、新安医学的成就表现在哪些方面

新安医学为什么像扶阳派这样有这么大的影响力，关键是它在历史上标志性的成果、突出的成就。任何一个具有区域特色的传统流派，无不有其多方面的成就来奠定它的历史地位，产生深远的影响。新安医学的突出成就表现在很多方面，我归纳为五大方面。

第一个方面，人是主体，医家是主体。我看了这次论坛的论文集，从郑钦安先生一代一代传下来，人是主体，领军人物非常重要。新安医学医家辈出，医著宏富，从北宋到清代末年，时间跨度800多年，在这个区域当中产生了有影响的医家800多位，这些医家是在医学史上有记载的医家，除此以外还有大量没有被记载的医家。其中明代医家153人，清代医家452人。医家主要集中在明清之际，尤其是清代。有代表性的医家大家都非常熟悉，汪机、孙一奎、吴谦等，吴谦撰写了一部很有影响的医学著作《医宗金鉴》，其中《删补名医方论》100多个方中，有很多是具有扶阳色彩的。叶天士是新安医家，著有《临证指南医案》，温病学派的领军人物。吴崑大家也都知道，《医方考》这部专著是医学史上第一部方剂学专著。江瓘著有《名医类案》，非常有名。我看这次的论文集当中有很多专家记录了自己的医案，医学史上的第一部系统性医案就是江瓘的《名医类案》。还有徐春甫的《古今医统大全》，郑梅涧的《重楼玉钥》，汪昂的《本草备要》，这些都是新安医学的著作。程钟龄《医学心悟》这本书，可能大家不一定看过，但是在潜移默化之中大家都受到过这本书的影响。八纲辨证就是程钟龄《医学心悟》总结的，中医治疗八法"汗、吐、下、和、温、清、消、补"就是程钟龄整理的，所以才形成我们现在最有代表性的八法，严格意义上讲扶阳法也是八法之一。我看到有一位专家的论文，把扶阳法与其他方法进行有机组合，这实际上是温补法的拓展，但基本方法是八法中的温法。这些医家在医学史上影响力是非常大的。

另外看我们新安医家的医学著作，北宋到清代末年产生或成名于新安一带的医家，编撰了医学史上有影响的医学著作800多部。这是一个数量的概念，关键是看这800多部书涉及了哪些领域：研究《内经》等医经类方面的专著107部，研究《伤寒论》《金匮要略》的有70部，最多的是研究内科的专著，有210种。我看扶阳这个治疗方法是内外妇儿各科都用，甚至外科都有用扶阳法的。新安医家还有很多的医案医话专著，有77种；关于养生的专著还有15种，涉及的学科领域非常广，包括针灸在内。这表明新安医学涉及的领域是比较广泛的，是多方面的成就。代表性的著作，如《医说》是中国现存最早的代表性的医史著作，《医方考》是方剂学第一部方解著作，《名医类案》是第一部系统的医案类著作。还有关于研究和重新编次《伤寒论》的《伤寒论条辨》，还有《赤水玄珠》，还有《本草备要》《医宗金鉴》，这些都是新安医家的代表性著作。中国中医科学院余瀛鳌先生曾经说过："新安医学的各类医籍，在以地区命名的中医学派中堪称首富。"我想一般人说一句话不一定有分量，但是余先生这句话是有分量的，因为他是当代研究中医文献、研究各家学说、研究各家流派，最有代表性的专家之一。我相信他的这个评价是公允的、是客观的。

第二个方面，我刚才说了，那么多医家，那么多著作，还是数量的概念，最重要的是看学术建树，有没有学术上的创新。在明清时期，新安医学的理论创建达到一个顶峰，它把理论和实践有机地结合起来，对整个中医的发展提出了有代表性的学术思想。实际上新安医学的学术思想有很多，我们整理出版有一本《新安医学学术思想精华》专著，我们在这本书中列举的是十个方面的代表性学术观点："营卫一气说"，营气、卫气的运行，营卫之间是什么关系，对我们整个机体的状态起着什么样的作用；"动气命门说"，扶阳派重视的是命门的阳气，新安医家很早就提出来，明代孙一奎就提出动气命门说，当然不仅仅局限在阳气方面；还有"错简重订说"，这是新安医家的治学态度，对中医经典进行考订之后纠正了很多错误；"新感温病说""燥湿为纲说""八纲辨证说"大家都知道，新安医家在八纲辨证基础之上还增加了一个燥和湿的问题，我看到这次扶阳论文集中，有些明显看到有燥证的情况，还是要用扶阳方法来治疗，这是很独到的。湿邪停滞的情况下毫无疑问要温补阳气，提振阳气以燥湿化邪，而新安医学在燥和湿的问题上认识有所不同，也是非常深刻的；还有"暑必兼湿说"，大家学过中医基础理论都知道这一学说，是谁提出这个观点的呢，是新安医家；"外损致虚说"，外部损伤到一定阶段就会出现虚弱症状，包括一些外科疾病到了一定程度，都会出现虚弱的症状；所以阳和汤里面为什么要用鹿角霜，就是因为外损致虚；还有"八字辨证""医门八法""养阴清肺法"等这些学说，都是在医学史上非常有影响的。

第三个方面，是学术传承。我想我们扶阳流派也是这样，是一代一代传承下来的。卢崇汉先生是扶阳派的第四代传人，在座的各位可能是第五代、第六代了。学术传承非常重要。新安医学之所以源远流长，800多年延续不断，繁荣昌盛，一个重要的规律就是名医世家的传承，与传承有极大关系。根据史料记载，相传五代以上的在新安这个区域有影响的医学世家，在医学史上或者地方志上有记载的医学世家，就有63家，有北宋张氏医学、南宋黄氏妇科、清代郑氏喉科、王氏内科、曹氏外科等，这些都有学术传承人存在，是延续不断的。新安王氏内科到我是第六代，比王氏内科传承更久远的张氏医学、黄氏妇科、郑氏喉科等传承都在十几代，甚至三十代以上，连续不断，现在还有传人。新安医学的传承主要是家族传承为主。

第四个方面，新安医家还有一个很特别的地方，就是重视学术交流，在学术上引领时尚。我们现在叫中华中医药学会，实际上在明代，1568年，新安医家的一个领军人物徐春甫，他就在北京发起了我国医学史上最早的一个医学学术团体组织，叫"一体堂宅仁医会"。1568年是明代隆庆二年，正处于整个科学技术和医学发展的顶峰阶段。第一批参加"一体堂宅仁医会"的有46人，他们分别来自湖北、江苏、福建、安徽、浙江、广东等地，汇集到北京，组织了这个医会，可以说是由医学成就最高的一批精英组成，46人当中有21人是新安医家，这就足以看出新安医家在当时的整个学术地位。领军人物是新安医家。所以新安医学是发源于本土，大舞台却在域外，具有区域文化特色，又具有广泛的学术影响力。这是从学会的角度来看的。

新安医家还发起了论坛，就是明代嘉靖年间有位新安名医余傅山，他在歙县徽州府设立了一个医馆，叫乌聊山馆，设坛讲学，交流医学经验，全国各地的医家到这一讲坛上交流医学经验。就像我们今天在稻香楼这个地方，来自全国各地的扶阳派的专家们汇集在一起一样。新安医家在那个时候就进行了广泛的交流，然后每一次交流之后就形成一本论文集，名为

《论医荟萃》，这实际上是最早的医学论文集。交流中思维非常活跃，也就带动了医学的进步。这种风尚一直延续到现在。

此外，新安医学在国外的影响、在域外的影响也很大。新安医学发源于新安这个小小的区域，但新安医家的活动不仅仅局限在这个区域。新安医学是伴随着徽商和徽学的传播逐步走出古徽州，通过新安江和从徽州到杭州的徽杭古道，一条是水路，一条是山路，由徽州到杭州、扬州、苏州，进而传播到江苏、上海、北京，乃至湖北、广东，所以与杭州的钱塘医学，江苏的吴门医派、孟和医派，广东的岭南医派，上海的海上医派，包括北京的燕京医派，进行广泛的学术交流，从而扩大了学术影响，推动了学术进步。这是新安医学非常重要的一个学术的胸怀，一种开放的意识。所以安徽作为新安医学发源地，扶阳论坛到我们安徽来开，我们新安医家、安徽医家是非常高兴的，因为传播的是高明的学术见解、学术思想、有效的临床经验，对完善新安医学的发展是有帮助的。另外新安医学在海外也是有广泛影响的，以日本、朝鲜这两个国家为主，两国不仅通过各种途径吸收了大量的新安医家的学术和经验，而且整本翻译、刊印新安医学著作，有些版本流传至今。日本有一位医家名丹波元胤，著有一本著作《中国医籍考》，其中收载了新安医家63人，有新安医学著作139部。这说明新安医学在海外、在国外也是很有影响的。

这是第一个大问题，医家多，医著多，成就突出，学术传承好，学术交流活跃，奠定了新安医学的学术地位。实际上新安医学发源地的交通并不发达，占地面积也并不大，为什么会有这么大的学术影响力和成就呢？

二、新安医学的形成因素

下面我讲第二个大问题，新安医学的形成因素。

新安医学是伴随着徽商、徽学的兴盛而兴盛的，实际上医学的发展离不开科技，也离不开经济，离不开文化，离不开社会。像这次论坛为什么邀请专家来的同时，我们也要邀请地方的领导来，因为地方领导带来的是政治、经济、文化对学术推动的正能量。学术发展固然是我们专家的事，但是学术的进步、繁荣、发展需要社会各方面力量的积聚。新安医学也是如此，它的兴起也得益于天时、地利、人和，是历史、文化、经济多方面因素的积累和催化的结果，它的形成主要与以下四个方面有关系。

第一个因素，根据历史的记载，我国历史上因为战争有过三次人口的大迁移。中国历史上的战争有一个特点，主要是在北方，在黄河以北开战，相对来说，真正到长江流域以南的战争的发生比例要低得多。一旦发生战争，人总是往南方跑。跑得远的往往是什么样的人？是官宦之家、名门望族、文化精英。三次人口大迁徙，对新安医学发源地的徽州影响最大。一是晋代的两晋之乱，二是唐末五代之乱，三是宋代的靖康之变。北宋、南宋之间，众多的中原士族南迁。徽州的很多人都是从中原迁过去的，因为战争而发生迁徙，迁过去的这些人都是世禄之家，都是名门望族，都是文化精英，都是高层次的人才，因此新安一带成为中国少有的儒士高度聚集的地区。人才要素是第一位的。南宋建都临安，也就是杭州，文化南移，徽商也跟着兴起。人才迁徙过去后，经济也发展起来了，创造了非常好的社会条件。这是历史因素。

　　第二个是文化因素，我们特别强调一个文化的问题。唐宋以后新安这个地区普遍崇尚儒学理学。因为朱熹是徽州婺源人，程朱理学在徽州地区影响是根深蒂固、潜移默化的。徽州一带受儒学和理学影响非常大。还有一个特点，就是当地建了很多书院，就是相当于我们现在的科学院、大学或者是学术机构。就新安一个境内，书院林立，仅仅一府六县之地，有影响的书院有54所，相当于在那个地方办了54所大学。这样一个文化平台的建设，对当地文化的发展是得天独厚的。此外，当地的老百姓喜欢读书，喜欢做学问，所以考上状元的特别多。远山深谷，居民之处，就是在深山里面，高山峡谷里面，家家户户，凡是有居民居住的地方，莫不有学有师，都很讲究做学问。当然朱子之学兴天下，但举国上下讲起来最熟的，讲起来头头是道的，坚守理学这种理念的唯推新安。程朱理学全国上下都在崇尚，但是最发达的、修养最好的主要集中在新安区域，所以新安又有"东南邹鲁""理学故乡""儒教圣地"这些称谓。新安理学整体提升了整个区域的文化素养、人文素养、学术素养。新安医学和别的地方性医学流派相比，独有的一个特点就是儒医互通，很多医家本身学问就非常好，首先是学问家，然后是医家。或者有些人是先学医，然后做学问。儒学和医学互通互融。做学问的时候，学而优则仕，要么去当官；学而困则商，要么去经商；学而仁则医，或者去当医生。做学问不是当官，就是经商，或者是当医生，这就是价值取向。那么医生当中，有些是先儒而后医，先做学问后当医生；有些是先医而后儒，先学医后做学问，亦儒亦医，所以学问非常好。没有深厚的文化底蕴，不可能有那么多的学术成就和学术著作。这是文化因素。所以我们现在特别倡导大家要读书，要做学问。今天晚上这么晚还有这么多人在这里听讲座，说明扶阳流派的学风非常好。我去过不少地方做报告，很少有在晚上安排做报告的，晚上做报告听的人不可能有这么多。我只有一次是晚上在天津中医药大学做过报告，也是一个大堂坐满了人。但我没有想到今天这么晚还有这么多人坐在这里听报告。这就说明扶阳派人气旺以外，大家还都讲究做学问。

第三个因素是经济因素，必不可少。就像我们这次论坛，四川的药商给了我们经济支撑，我们的会才能开得好。经济基础非常重要，为什么？事业的发展没有经济基础支撑是不可能持续的。徽商是徽州文化的酵母，是徽州历史全面发展的支点，徽商经济为新安医学奠定了雄厚的经济基础，是新安医学发展的动力。徽商是儒商，他和山西的晋商不一样。儒商，商人本身就是做学问的。另外徽商还有一个非常好的价值取向，那就是贾而好学，又做生意又讲究做学问，喜欢和有学问的人交往做朋友，喜欢和医生做朋友，喜欢捐资发展文化，建书院，支持医生出书。徽商积累资本以后助学兴教，建立了那么多书院，为新安医学培养人才提供了条件，储备了后备人才。而且徽商还直接投资医药，胡庆余堂就是徽商胡雪岩投资兴建的一个医药实体，推动了新安医学的发展和繁荣。全国各地很多类似于胡庆余堂这样的平台和基地，都是新安医家捐资助建的。安徽境内、湖北境内、广东境内、江苏境内的很多药店，都是徽商开的。

第四个因素，徽商经商走遍全国各地，他走到哪里就把新安医学推广到哪里。因为徽商经商的同时也要注意身体健康，经常把一些很知名的医生都带走了。徽商经商到什么地方，医家就跟到什么地方。所以新安医学也就借助于徽商，传播到全国各地，包括海外。经济对一个事业的发展、学术的发展进步和繁荣，举足轻重，有积极的推动作用。

第五个因素是地域因素，那个地方的地理环境很好。去过黄山的人都知道，黄山是奇绝名山，有黄山，有齐云山，山水锦绣，青竹绿水，山好水更好。特殊的地理环境，也为新安医学的形成和发展创造了有利的条件。那个地方的特点，东有大鄣之固，西有浙岭之塞，南有江滩之险，北有黄山之麓，一条新安江自西向东横贯其中，道地的中药材资源非常丰富，环境得天独厚。每年我们学校的专家教授都要带着学生到黄山中药资源基地，去进行中药资源考察和标本采集工作，黄山的中药材资源非常丰富，有1800多种道地药材。所以四面环山的封闭性，从地理环境特殊条件上看，形成了新安医学的地方性和相对独立性。大家能够在那个地方安居下来，能够静下心来做学问，能够静下心来钻研医学问题。我看这次论文集中很多文章写得很好，我上午翻了一下，那一定是作者静下心来，白天看病、晚上总结出来的，心静下来才能写出好文章。像现在社会整个心态都浮躁了，静不下心来就不可能做学问。在新安那样一个环境下容易静下心来做学问，但也并不是完全封闭的。新安江自西向东横贯其中，水的流动性也就强化了新安医学的兼容性和渗透性。当然这是一个比喻。四面是山，人相对独立，当中有一条新安江，人就会有灵气，对外也有交流，不是完全隔绝的。这是地域环境。

概括起来，新安医学形成的主体要素是人，是儒学底蕴非常深厚的徽州人。第二个要素是徽商、徽学和中医学有机结合，三者缺一不可，经济文化和医学的这种结合才推动了新安医学的发展。第三是时间要素，它起于北宋，兴盛于明清，持续八百余年而不断。哪一学派都达不到这样的时间跨度，延续三五百年就不得了。而新安医学八百余年延续不断，一直到现在。空间要素是新安医学非常重要的一个特点，就是徽州的本土人和中原来的域外人的相互结合。三次历史大迁徙，中原一些名门望族迁过去了，一批精英迁过去了，和当地人融汇在一起，这无论从社会性因素和生物学因素来讲，都是非常有利的。所以我归纳了，有深厚积淀的中原文化，迁徙到徽州，是新安医学的形成基因，那是优质基因；程朱理学的潜移默化，是新安医学形成的支柱，做好学问才能做好医生；徽商经济的蓬勃发展对新安医学的形成和发展起到推动作用，徽州书院的高度发达是新安医学形成的温床，促进了各学科的学术交流，也能培养人才；山水相隔的地理环境是新安医学形成的背景。

这是第二个大问题——新安医学的形成因素，包括历史因素、文化因素、经济因素、地理因素，相互之间是有影响的、有联系的。

三、新安医学有什么特色

这个问题研究了很长时间，这里也适度地做一个比较能站得住脚的总结和归纳。我用两种提炼方式讲新安医学的特色，从八个方面来总结。我曾经向张伯礼院士请教，他还是比较认可的，在某种程度上我也受他的启发和点拨。

第一个是地域性，新安医学的发源地，中心在徽州一府六县，这是毫无疑问的，否则就不叫新安了。

第二个是文化性，新安医学发生发展是植根于徽州文化，和徽州文化紧密联系的。

第三个是传承性，以家族链为主要载体。

第四个是创新性。我看扶阳派理论也是在不断地创新，除了阳气不足，要用温阳法、扶阳法之外，阴虚的人特殊情况下也可以温阳化阴，扶助脾肾之气，使气血生化有源，可以解决阴液不足的问题，这是理论上一种创新。新安医家在这方面创新的例子就太多了。

第五个就是实践性。医学不脱离实践，看病是医生的第一责任。我想任何一个扶阳派的专家把病看好是关键，研究再深，没有疗效不是真正意义上的扶阳流派医家。新安医家就是这样，首先是要看好病。还有就是要善于总结。新安医家善于总结，一部《医学心悟》总结了八纲辨证、医门八法，其实总结最好的是《医宗金鉴》这本书，内外妇儿各科都有。台湾每年医师检考都以《医宗金鉴》这本书为蓝本，只有把这本书吃透了，医师资格考试才能通得过。现在我们很多的医生是不钻研《医宗金鉴》的，其实这本书总结得特别好。还有开放性，学术思想在全国广泛传播，广泛性研究的领域，涉及多个方面。

另外，我还从这三个方面总结了新安医学的特色：一是从学术源流上，由儒入医，博采众长，有徽州文化为底蕴。新安医家研究经典的功夫是非常深厚的，他们那些医案是引经据典的。在理论研究上面，有继承，崇尚经典，也勤于著述。

二是新安医家精于考证，治学非常严谨。所以有一个错简重订派，师古而不泥古，积极探索创新，学术建树是非常丰富的。尤其在临床上，善于辨证调理。辨证论治的很多方法、策略、思路和模式都在新安医家学术上有所体现。善于辨证调理，注重固本培元，善用养阴清润、调和气血、健脾化湿等，有几十种独到的治疗方法。

三是在临床用药的风格方面，善于采用道地药材，用药轻清灵巧，尤其善于采用虫类药活血通络。叶天士《临证指南医案》中，很多疾病都用虫类药，实际上活血通络的方法在新安医家学术著作中是一个特色。但是新安医家在用药方面跟扶阳派相比，风格上还是不一样，用药轻清灵巧，药味不多，剂量很轻。这与新安医家行医的区域、病人的体质特点，是有关系的，这是它的特色。前两天我们在北京开会，北京大学有一位专家，他说新安医学是有灵气又有灵动的医学，这对我还是有启发的。他说为什么讲有灵动、有灵气呢？因为你用药比较轻。这是北京大学的一个教授看了新安医学后得出的一个结论，说新安医学是灵动的医学。我觉得这个提法很好。这也是新安医学的一个特色。

四、简单说一下新安医学的学术思想

因为这个内容展开以后太多，我点到为止。一共有十个方面。

新安医家在探索中医学术当中是敢于突破的，或者是大胆创新，或者善于总结，提出了一系列富有科学价值和重要影响的学术见解。这当中既有原创性的观点，也有博采众长、融会贯通、凝练提高、继承性的学术发挥，对中医学的学术发展都是有重要价值的。

第一是营卫一气的问题，我看在这次扶阳论文集中有喜欢用桂枝的，有喜欢用黄芪的，我想用桂枝、黄芪、白芍这些药，除了温阳、扶阳这个角度考虑之外，其实营卫之气也受到很好的调节。汪机发明营卫一气说，拓展并丰富了朱丹溪"阳有余，阴不足；气常有余，血常不足"的内涵，以营卫一气为基础阐发了补营有养阴与补气的双重价值，使丹溪的养阴学说与李东垣的补气学术思想在理论上达到了统一。营卫一气学说把朱丹溪和李东垣的观点融会在一起，为正确使用人参、黄芪这类补气药奠定了很好的理论基础，所以形成了后来的固本培元学说。扶阳派善用附子，新安派善用人参、黄芪。

第二是动气命门说，这与扶阳派是有共同之处的。明代以前，命门理论众说纷纭，停滞不前。孙一奎融合了儒、释、道多学科的发明，提出了"动气命门说"，实际上是新安医学温补培元学术思想的功臣。他认为命门乃两肾中间之动气，非水非火，乃造化之枢纽，阴阳之根蒂，即先天之太极。五行由此而生，脏腑继之而成。在孙一奎《医旨绪余》这本著作中，有一篇文章叫"太极图说"，对命门概念的生理、功能、定位和机体整体功能，做了高层次的表述。他认为命门之火作为一个动气，是阴阳的根蒂。所以脏腑的功能、五行的运化、气血的运行，都与命门动气有关系。

第三是有求真的意识。"错简重订说"我就不展开论述了，这实际上是说做学问严谨考证。

第四是汪机的新感温病学说，汪机在总结历代医家治疗温病经验的基础上，首次提出了新感温病学说，补充了伏气温病认识的不足，为后世温

新安医学流派特色及其现代化研究——兼论扶阳理论与实践

病学的发展奠定了重要的基础。现在我们在临床上治疗温病分为两种，是新感温病还是伏气温病，这两种温病在治疗方案和思路的选择上是有差异性的。所以对后世温病医家影响很大。

第五是燥湿为纲说。清代有一个医家叫余国佩，是婺源的一位医家，写了一本书《医理》，这本书还没有正式出版，我们图书馆存有一本手抄本。他是倡言六气独重燥湿，燥湿二气可寒可热，创造了一套独具特色的燥湿为纲的理法方药思想，是为医家、病家从来未见未闻之说，后来石寿山的《石氏医原》对此大加赞赏，至今仍有重要价值。与清代喻嘉言的《医门法律》对燥邪的认识等是不谋而合的。所以在八纲辨证的基础之上，应该加上气血辨证、营卫辨证、燥湿辨证，这样才比较全面。新安医家的一些观点，润燥的方法，化湿的方法，包括温阳的方法，都在他们的治疗中加以应用。余国佩还著有一本《婺源余先生医案》，书中的医案，我发现很多医案用药就是抓住润燥化湿这一点。

第六是暑必兼湿。实际上就是暑邪一定兼有湿邪，对温病学家的影响很大。不展开说了。

第七是外损致虚说，是清代医家吴澄《不居集》中提出来的。他提出了解托、补托的两种治则，为虚劳病因学说和虚劳的治疗做出了积极贡献。

第八是八字辨证说，程钟龄的八纲辨证，阴、阳、表、里、寒、热、虚、实，高度概括总结，一直影响到现在，可谓辨证论治体系当中的一个纲领。

第九还有程国彭的医门八法说，汗、吐、下、和、温、清、消、补，刚才说过了，是由新安医家独家归纳总结的，一直影响到现在。扶阳派也是八法之一。

第十是养阴清肺法。清代以前，新安医家主要用养阴清肺法治疗白喉等喉科疾病，疗效非常好。在养阴清肺的基础之上，后来又拓展到《医门法律》的清燥救肺。二者之间也是不谋而合的。喻嘉言的清燥救肺汤和郑梅涧的养阴清肺汤，都是治疗阴虚肺阴不足这类疾病的非常有影响力的方子。

这是十大学术思想。由于时间关系没有展开说，其实每个观点展开，都有理论和实践的典型案例。

五、新安医学流派的形成规律

新安医学流派的形成规律对我们扶阳流派的研究也是有借鉴意义的。

一个流派能不能成立，它的发生发展具有什么规律，很值得研究，我认为主要是八大要素。

第一是要有代表医家。郑钦安是扶阳学派的代表医家，那新安医学的代表医家就太多了。第二是一定要有学术主张、有学术思想。第三是要有独到经验，临床能解决问题。第四是要有学术传承。第五是要有医家群体。第六是要有学术载体，一定要有学术著作。我看这次论坛的论文集就是学术载体。第七是要有历史影响。第八是要有活态存在。这八个要素是对新安医学形成的基本回顾，我想对其他流派来讲，这个规律都是具有共通性的。

六、我们近几年在新安医学方面所做的一些工作

我想借这个机会给大家介绍一下我们近几年在新安医学方面所做的一些工作。

一是人才培养，我们从 1978 年就开始招研究生了。2008 年开办新安医学教改班，从本科生中遴选 30 名学生进行强化培养，一名学生两位老师，实际上 60 位老师带 30 名学生。30 位老师是前期的，另 30 位是后期的临床老师。这个教改班学生的质量非常高，每年毕业就业率非常好。二是文献整理，我们已经收集了新安医学文献 400 多部，建立了数字化处理的文献数据库。三是学术研究，我们最近 10 年出版学术著作 40 余部，发表新安医学学术论文 700 多篇，有 20 多项课题开展新安医学研究。四是平台建设，我们有新安医学研究室，有研究中心，有科技创新团队，有教育部的新安医学重点实验室，每年都要举办新安医学论坛，已经举办了好几届了。五是科学研究方面，我们用新安医学独到的治疗思路和经验，针对临床优势病种开展研究，像糖尿病、呼吸病、脑病的研究，还包括妇科疾病、喉科疾病、骨伤科疾病，都将新安医学的经验融入我们当前的治疗方案当中去，提高临床疗效，形成诊疗规范和质量评价标准。我们学校的新安医学团队有几十个人，是教育部的重点实验室主要的科研人员。

我们新安医学重点实验室做什么？你一个学术流派搞什么重点实验室呢？这实际上是教育部对我们流派的高度重视，专门设置的一个研究新安医学流派传承的重点实验室。因为研究有代表性的中医学术流派，对继承中医学术经验、挖掘中医临床思维、促进中医学术发展、提高临床水平，是具有重要意义的。我们建立了四个平台，科技创新平台、人才汇聚平台、

成果转化平台和合作交流平台，使这些平台成为传统特色继承与创新的基地，也成为高层次人才培养的基地。我们通过这个实验室建设，保持地方性流派研究的领先地位，并不断创新。通过我们的平台，通过我们的团队，通过实验室，我们要去承担国家重大科技项目。我们有国家科技支撑计划项目，有26个国家自然科学基金项目，这还不包括国家中医药管理局和安徽省的科研项目。另外我们还突显地方医学流派的特色，打造国内外有影响的团队，取得了一批创新性的科技成果。我们新安医学研究有两个标志性成果，一是2011年我们的《新安医学精华丛书》获得了中华中医药学会学术著作一等奖。今年，我们的研究项目"基于新安医学特色理论的继承与创新研究"，也获得了中华中医药学会的科技成果一等奖。三年间获得两个一等奖，作为一个地方学术流派的研究，我们还是有一定的学术成果的。我们整个实验室的建设思路，是应用现代信息方法或者现代科学技术方法、现代循证医学研究方法、现代中药研究方法，通过多种形式、多种途径、多种技术的综合应用，通过这些研究进一步加强文献研究的水平，进一步开展特色理论的整理，揭示科学内涵，进一步拓展新安医学在临床应用的领域，提高临床的诊治水平，进一步加强新安医学道地中药材的研究，包括名方验方的研究和开发，进一步加强创新人才的培养，加强国际交流，所以这个实验室的平台是综合效应。我们的研究方向有四个：文献研究与数字化平台研究，特色理论的基础内涵研究，以基础实验为主的疑难疾病临床研究，以基础实验为主的新药开发研究。

第一个方向我们做了三个整理，扶阳论坛也可以做这个方面的思考。整理与挖掘新安医家的特色理论与学术内涵，整理与挖掘新安医家对于疑难疾病的特色诊疗经验，整理与挖掘新安医家的名方和验方，三者一是理论，二是经验，三是名方验方，通过整理并加以数据化。特色研究方面，我们做的是病机的研究和治法的研究，揭示它的生物学基础和作用机制，阐释科学内涵，创新中医理论。我们重点围绕四个病种——中风、糖尿病、慢性阻塞性肺气肿和类风湿性关节炎，从病因到治法，综合一系列成果开展技术性研究。在临床研究方面，我们也是围绕这四个病种，继承新安医家经验，创新临床诊疗思路，优化诊疗方案，建立疗效评价体系，提高了这几个优势病种的治疗水平。所以我们国家临床医疗基地糖尿病病种的研究，相当程度上融汇了新安医家的特色。单方验方的研究方面，一是道地药材，一是单方验方，按照新药研究开发的思路，筛选出新安医家有效方，然后进行院内制剂的研究，在这一基础上搞新药开发研究。这一条路是顺畅的，从文献研究、有底蕴的徽州文化研究，到有价值的新安医学文献整理，到有特色的理论提炼，到有创新的研究思路的形成，到临床评价，到有成熟的新药。所以我们能获得这两个奖。

七、新安医家和扶阳派之间的关系

这个内容是我专门为这个会议准备的，因为时间关系简单提一下。

新安固本培元学派是新安医学中学术阵容最大、历史最悠久、特色最鲜明的一支。明代有两个领军人物，一位是汪机，一位是孙一奎。汪机用人参、黄芪、白术，用得是最好的。他的再传弟子孙一奎，提到了脾和肾的问题，提到了先天之本和后天之本的问题，引起了医学界的高度重视。在此基础之上，形成了以汪机众多的弟子门生为主体的新安固本培元治法的学派。这个流派的特点以培固脾肾元气为治法，临床上善用人参、黄芪、白术，也喜欢用干姜和附子，但剂量没有扶阳派用得那么大，大部分都在3钱（10克）左右，剂量用得比较轻。

关于扶阳的理论与实践，新安医家也有一些观点。明代医家汪机提出了营卫一气说和参芪双补说，扶阳之意十分明显。在他的医案当中，用人参、黄芪、当归、白术的同时，经常加入一味附子，治疗阳虚寒凝的痛经。还有汪机的关门弟子汪宦认为，有火则元气虽损而尤有根基，无火则元气颓败而根基无存。这与扶阳派的观点是一脉相承的，可以说是完全一致的。另外他还将火分为虚实，强调实火可泻，虚火不可泻，临证善用人参、黄芪的同时，也要配伍肉桂、附子、干姜。

明代医家吴洋，受业于汪机，认为只要对症，乌头、附子之类药照用不误，治疗中风偏瘫症，认为宜用人参、附子大补为主，就用两味药治疗偏瘫症。

还有请教于吴洋的余傅山，汪机的再传弟子徐春甫，都提出阳虚大补元气用人参、黄芪，甚者加附子以行参、芪之功，这与扶阳派又有不谋而合之处。新安医家用附子是为了增强人参、黄芪的补气作用。徐春圃临证补脾胃元阳，更是身体力行，强调沉寒痼冷之症贵乎温补，大建中汤加黄芪、白术、肉桂、附子温补元阳，养气血之剂佐以干姜、肉桂，也是要用到干姜、肉桂、附子等。

孙一奎也是如此，他提出命门动气说，他的很多医案中都用到温阳方法，如治消渴病就用温阳的方法。

明代有一位医家叫罗周彦，首创"元阴元阳论"，立先天无形元阳虚损方、先天有形元阳虚损之方等，多以黄芪、人参、当归、白术为主，适当配伍肉桂、附子、干姜，人参、附子、白术、黄芪组方的药物，皆甘温之品，大补阳气，这与扶阳派之间还是有关系的。

明代还有一位医家叫程从周，认为"火与元气不两立"，外感内伤皆注重顾护元气，外感初起，如果过用苦寒，阳证转阴，必须急用干姜、附子挽救危逆，所以他善用人参、黄芪、当归、白术与干姜、附子合用，把温阳的思路贯彻到外感病的治疗当中。

清代医家温补培元派多将人参、黄芪和附子、干姜组合在一起，叫温补扶阳。如吴楚所治多为前医误治或久治不愈的病人，最后就是用重剂人参、黄芪，再加上肉桂、附子、干姜，救治了众多危重之证。他还有夏天用附子、肉桂、干姜的经验，治疗阴证伤寒的急症，打破了夏月不可用热药的禁忌。所以新安医家也是善用温阳、扶阳治疗方法的。

还有方肇权的《方氏脉证正宗》，在医案当中对肉桂、附子的运用非常巧妙，很多的内伤杂病都用，慢性腹泻、顽固性腹泻，像现在的慢性结肠炎，到最后都要用附子，加上补肾固涩的药。

还有一本《杂症会心录》，它的医案医话写得相当漂亮，医学思想和观点很吸引人，整个文字都写得非常流畅。临证用药扶阳抑阴，善用人参、黄芪、肉桂、附子。

程钟龄《医学心语》中专门有一章写火的，我大学的时候写的第一篇文章《关于火的理论探讨》，就是看了这本书的"火字解"之后写的。他认为寻常治法取其平善，病势深重亦当破格投剂。如治大虚之人，可用附子至二三斤者。治阴证重症，虽久用肉桂、附子、人参、鹿茸不嫌其重。这说明新安医家用附子也是很独到的。

程杏轩也是喜欢用附子的，十全大补汤也是用附子的，无论外感疾病还是产科性疾病，肉桂、附子都要用。

近代的上海中医学院（现上海中医药大学）首任院长程门雪，早年治少阴虚寒危重急症也是这样，用附子重量达一市斤许。程门雪也是新安医家，他是婺源人。

附子在新安医案当中使用很频繁。我们统计了13位新安固本培元医家的著作，有600多个医案涉及用温阳的方法，核心组方是陈夏六君子汤和四逆汤的再加味，这实际上是温阳的一种思路，附子的使用频率是比较高的。新安医家的固本培元派和扶阳派的治疗思想，都来源于《内经》"阳生阴长，阳主阴从"这个理论。扶阳派受以张景岳为代表的江浙温补学派影响最大，以善用附子著称，但绝非是最早善用附子者。江浙温补学派深深打上了新安医学的烙印。明清江浙一带的新安医家比比皆是，新安固本培元派和江浙温补派是交叉相融的，两者同属江南这个大家庭，扶阳派是不可能不受到新安医家学术思想影响的。与扶阳派相区别，新安固本培元派用药以人参、白术、黄芪当家，干姜、肉桂、附子为配角，目的在于行人参、黄芪之气。扶阳派以"阳主阴从"为理论核心，善用附子，还是有所区别的。现在我们总结一下，任何一个流派治法用药风格的适应证都是分层次的，有非常适宜，有比较适宜，也有不太适宜的，不可一列而拘，一途而定。扶阳派同样是在补偏救偏的过程中形成的。扶阳派剑走偏锋，标新立异，出奇制胜，有很多可取之处。但是新安医家平淡之中显奇功，也是难能可贵的。历史悠久的新安固本培元派接受了历史的考验，理论上更加成熟，适用范围比较广，相对来说局限性和副反应会少一些。这是新安医家的看法。新安医学流派有固本培元派，有养阴清润派，各有特色，各有专长，随着时代的变迁，五运六气的变化，人类疾病谱的不断变化，临床上要不拘于一家、一派、一法，具体病情具体分析，综合考虑，以平为期，才能取得良好的效果。

　　我的内容就说到这里，谢谢大家。

　　胡春福：今天的会风很好，秩序也很好。王校长除了系统介绍新安医学的成因和学术价值以外，也说到了学术传承的目的和意义。而且言犹未尽的是讲到新安医家重视扶阳及其与扶阳派的关系，如果大家有兴趣，下一次我们请王校长专题讲一下新安医家扶阳、温阳的学术思想。作为王校长的学生，王校长在新安医学领域给我们做了不少指导。今天王校长提到古代医家，从汪机营卫一气说到孙一奎的命门学说，固本培元派是新安医学主要学术流派，又说到今天的王氏医学，他本人是第6代。我跟他学过临床、抄过方，如果我今天继续搞临床，我应该算是王氏医学的第7代。我没有资格讲新安医学研究，但是我从中医文化角度来说，除了王校长说到的新安医学理论文献和临床研究的成就以外，我觉得新安医家的文化成就也是需要在座的各位学习的。今天学风这么好，也可以看出新安医家学风的传承，新安医家的治学方法也是我们需要借鉴的。第三，新安医家的医德修养，也是我们中医需要传承的。第四，我们新安医家的文风传承也需要传承，正因为有了这种文风的传承，在座的才有这么好的秩序，才有扶阳学派的门派特点。我们要坚守文风传承，学术门派才能够经久不衰。

谢谢大家。

孙永章：今天晚上的报告确实非常精彩。整个五百人的大会堂，可以说是掉一根针都能听见声音。我们王键校长的精彩演讲，可以说是通过时空的穿梭，把我们带进了文化底蕴深厚的新安医学之中，确实受益匪浅。让我们再一次以热烈的掌声，感谢王键校长。

郑钦安阴火论及证治发挥

傅文录

孙永章：今天上午，就让我们以热烈的掌声请张存悌老师来做大会主持，大家鼓掌。

张存悌：感谢大会信任，委托我来主持下面的演讲。非常巧合，去年傅老师在成都第五届扶阳论坛上的演讲也是由我主持的，我想大会之所以这样安排，恐怕是因为我和傅老师较为熟悉的关系。因为我和傅老师已经交往了几年，彼此都很熟悉。他从医20多年，一直扎根于基层，在河南平舆县人民医院接触了许许多多的基层群众的病证，积累了丰富的经验。同时他又是一位学者，有关火神派的题材他已经出版了七八本著作，在扶阳学派学术的传播方面贡献突出。近年来他多次到香港讲学，把火神派的种子撒遍了香江大地。以他融临床医生和学者于一身的身份，我想他对火神派的感悟显然是很深刻的。今天他将就阴火问题和大家做一下交流。多少有点遗憾的是，原定的时间是两个小时，现在压缩到一个半小时，所以他可能要跳跃一点演讲。下面我们就以热烈掌声欢迎傅老师开讲。

傅文录：各位来宾，各位同仁，大家好！首先，感谢学会的孙永章主任以及大会筹备委员会的各位领导，给了我这个和大家学习交流的机会，由于我的临床和经验都有限，所讲内容有不当之处还请大家多多指教。

今天我讲的题目是"郑钦安阴火论及证治发挥"。郑钦安没有明确提出"阴火"这个概念，我们是按照郑钦安阴阳辨证法的思路把阴火明确地提出来。在这个方面，张存悌老师做得已经非常细致了，我是在张老师研究的基础之上做了一些自己的思考。

阴火，那就是阴证，阴证就是阳虚，也就是阳虚之火。为什么会出现阴火证？这个问题我们需要很好地思考。众所周知，火是向上走的，水是向下走的，一个向上和一个向下的东西应该是越走越远。可在我们人体内部微妙到水火一体，而且一刻也不能分离，这就是我们人体内微妙的水火关系，也就是我们火神派经常提到的，水与火融洽为一体的关系是我们生

133

命的基础。郑钦安对阴火的解释，就是总结了历代医家对龙雷火、无根火、阴火、虚火等后世的所有说法。虽然病机说法有很多，称呼也很多，但是郑钦安研究以后发现，后世所讲的阴火，也就是说阳虚之火，都是来自坎中一阳，就是水中之火，因为坎卦就是二阴夹一阳。郑钦安明确指出，阴火产生的本质，就是肾中虚阳向上、向外的飞跃现象。正常的情况下阴阳合为一气，是环抱的状态，这种环抱在《内经》上讲得比较清楚，也就是"阴者，藏精而起亟也，阳者，卫外而为固也"，要处于"阴平阳秘"之状态。如果这个环抱在某些环节中出现了不融洽、不和谐，那就会出现阴火证。

　　阴火证非常常见，正如张存悌老师讲的，几乎我们天天都能看到，但是为什么大家视而不见呢？这个问题就需要我们深入地思考。郑钦安讲了，为什么虚火即阴火会上冲或者上扰？这些人看起来有热，但是不敢吃冷的，又不敢吃凉的。有的人还有一个特别的奇怪现象，不知道大家发现了没有，也就是很多我们辨证为阳虚的病人，他们总是感觉心中特别热，但是我们从他的舌脉及辨证来看，用阴阳两把尺子来衡量，他们根本就没有所谓的热。这个热是怎么得来的呢？就是因为阴盛，把阳气逼向外出。因为阳气有一个特点，阳气属火，是向上走的，所以说当阴气盛，把阳气所占的位置挤压以后，阳气就会出现在人体七窍有空隙的地方。所以说这些外现的情况，郑钦安就发现，一般大夫都认为是阴虚火旺。"阴虚火旺"这个词语，我们需要很好地去思考，因为阴虚火旺治疗的思路与火神派恰恰相反。

　　阳虚所导致的阴火上潮，郑钦安有深入的研究。他在《医理真传》中讲得非常清楚，阳气藏在阴中，如同坎卦一样二阴夹一阳，也就是说阴阳是相互环抱的。怎么环抱呢？老子在《道德经》里边讲的一句话，能确切地反应古人对阴阳环抱的认识："万物负阴而抱阳。""负"就是背负的意思，"抱"就是在前面的意思。说明阴阳的环抱，是阴在背面，阳在前面，阳在里边，阴在外边，阳气只能够藏在里边作为火种，不能上浮，如果上浮了就要出现水火分离。郑钦安讲，"病至真气上浮，五脏六腑之阳气已耗将尽"（《医理真传》），即他认为当真气或者虚阳上浮之时，说明疾病已经进入比较危重的阶段。但是，火毕竟有火自身的特点，它既然是火，它与阳火有区别，也就是说我们在临床要区别这个火是在全身还是在局部的问题。因为阳虚体质的人，阴气肯定是盛的。阴盛我们通过观察舌脉，通过望闻问切可以把握到。然而阳虚之人上浮的虚热，往往与我们一般人所看到的热有同样的表现，这就是导致医家认为这些都是火热之证错误的根源。因为关于火热之证，经典上讲得非常清楚，《内经》上讲，"热者寒之"，但是还有一句，"寒者热之"。我们不能单单看到局部的问题，还要看到全身的问题。当你用阴阳这把尺子来衡量这一病人的所有症状表现时，你就会发现病人都是具备阳虚特征，但是这个火在局部也具备火热的表现。因此，郑钦安深有体会地说："总之人皆云是火，我不敢亦云是火。"（《医法圆通》）郑钦安讲的这个火不是真正的火，而是我们现在讲的阴火。

郑钦安曾经举了一个较为经典的比喻："即以一杯沸水为喻，气何尝离乎水，水何尝离乎气？水离乎气，便是纯阴，人离乎气，即是死鬼。"（《医理真传》）我们人体就像一杯沸水一样，阴阳是紧紧地环抱在一起的，在人体内运动不息，一气周流在不停地运行。水是阴，火是阳，但是阴阳合为一体，一杯烧开的沸水，你说是阳还是阴？应该是阴阳合为一体的。当阴阳不能环抱或者分离的情况下，那就会出现火要向上走。所以我们来分析一下阴火之中寒与火的关系。既然全身是寒，局部是火，这种人有两大特征，一个是我们通过舌脉辨证病人的确就是寒证、阳虚证；但是对于局部的热，我们也看到了就是一个热，这个热是局部的问题。为什么发现这么寒的体质之人会出现热？我们在临床上也发现一个奇妙的现象，体质虚寒的人，看见凉的食物特别想吃。但是有一个特点，既想吃，又害怕吃了不舒服，心中很是纠结。大家如果去密切观察这些病人的表现，会发现这些矛盾现象，需要进行很好的思考。因为阳气在流通过程中不能很好地运行，郁滞在某个地方，什么地方有空隙，就向哪儿走，它失去了流行之机，不能在体内的"阴阳太和之气，一气周流运动"过程中，不能走应该走的经脉道路，偏离了它的主题，那么这个火，就在某些方面表现出来了。我们应该考虑的就是，局部的小火与全身的大寒是一个很好的对比。如果我们能从这个源头上分析出这种矛盾现象，会对我们的治疗有很好的帮助。

关于阴火证的形成，张存悌老师做了很详细的探讨，而且把这引经据典的东西都讲得非常详细。这里面有代表性的医家就是李东垣，后世讲的阴火和李东垣所讲的阴火在某些理解方面出入比较大，争议也比较大。但是有一点就是李东垣所讲的，我们应该去思考，他这种阴火一定具备"虚"的表现，李东垣认为是脾胃虚弱，然后产生出一种火热表现，这个火热之表现，我感觉李东垣讲得也是比较详细透彻的。那既然是虚，气虚，我们看一下这个虚能不能引起发热。郑钦安认为气虚是万病之源，因为所有的病，就是这一口气有问题了。俗话讲"人活一口气"。这一口气，就是阳气，就是先天真阳元气与后天的水谷精气相互交融，在人体内周流不息。郑钦安认为：人得病就是一口气的运行出问题了，不是运行得太快了，就是运行得太慢了，过或不及都是有病的表现，不是不足，就是有余的问题。郑钦安在《医法圆通》里反复讲到有余之火，"有余即是火，不足即是寒"。我们在临床上发现，这些病人既有不足，又有有余，这确实是一个非常典型的矛盾症状。全身看到的确是不足，但局部又有余，这就是寒与热的问题。局部的热究竟是如何产生的？是因为真元阳气在流行过程中受到了阻碍，或者是在生发降下的运行过程中不能正常地流行，它会郁滞在某个地方，就会在某个地方产生一些热的表现。借助黄元御的一气周流图，我们就会发现，心肾水火，脾胃肝肺，三大一气周流的主干。气机升降说白了，也是我们心肾为动力所形成的脾胃肝肺的升降，水火运动是产生动力的支撑与源泉。当气虚不足、元气不行的情况下，就会在局部产生有热，这个热就是我们要去考虑的问题了。

一气周流过程中因阻碍所产生的阴火，朱丹溪称之为相火。相火的问题后世争议比较大。但是我感觉，如果用郑钦安"人立极于水火"，结合黄元御的一气周流运行的过程，那就是说这个火是人体内的生命之火的一部分，在运行过程中应该受控于心火，即君命之火。我们为什么要讲相火的一气周流，因为人体内的运动，"动则生阳"，在一气周流的升降运动过程中，只有真元阳气才能运行，阴气是不能运行的，阴气是收敛静止的，只有阳气的推动才会有运动。《内经》上讲"君火以明，相火以位"。君火是坐镇的地方，就像我们经常讲的皇帝是发号施令，但是他是不会动地方的，谁来把皇帝的命令传播到全国的各个郡府州县，去执行呢？那就靠左膀右臂，这就是宰相。所以相火就是来执行君火运行过程中的各种具体操纵问题。因而说这个位置是很重要的，相火所待的地方是相当重要的，相火就是代替君火执行一气周流运行过程的很特殊的一种行动之火。

相火如果在运行过程中跑到君火头上去了，也就是我们常说的，头面就会老是有火症，口腔溃疡、脸上长疖肿、头面部有热象等很多不适症状。这就是相火在运行过程中，跑到君火上面去了，没有在君火的指挥下参加全身的一气周流过程。所以说相火的升降是我们能看到的阴火证之主要引起因素。下面是我根据自己的理解修改引用的两张气机相火升降图。

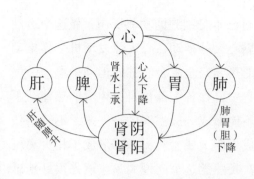
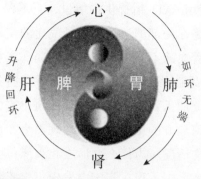

一气周流相火升降图

　　君火是不动的，水生木，水是阴，阴中有火才能生木。这就是相火在升，升到君火之后还要降，降的还是相火。为什么？因为肝胆都是主相火的，相火的流行要在心火主导下运行。阴火的本质问题就是因为"虚"。这个虚李东垣认为是"元气虚"，与火神派郑钦安谈到的"真元阳气虚"的理念是一样的，只是认识有所不同。所以说，"元气、阳气都是生命之本"，我们一刻也不能离开阳气。因为生命在于动，"动则生火"。这二者之火都是我们体内的有效能量，我们一定要知道，这种能量是不能随随便便去拿掉的。由于相火参与人体整个一气周流圆运动过程，所以说我们所有的生命过程，就是相火在运行，因为"长的也是相火，收的也是相火，藏的也是相火"《圆运动的古中医学》）。因为心肾的位置是不会动的，所动的只是相火在流行。就像我们说，五脏六腑都是在固定位置上而不会动的，只有通过气血运动传递各种信息、沟通阴阳、交流物质。所以说我们气血运动中之相火就参与其中。当相火一旦不能进行一气周流，或者受到阻碍，或者是停滞不前，就会在局部导致火症。如同我们走到了十字路口，红绿灯都灭了，大家都想走，最后大家都走不了。为什么？因为大家在路口会产生很多摩擦，影响各自的运行，这才是阴火证形成的关键所在。我们看一下上面这两张，一气周流相火升降图。我们讲的一气周流，包括黄元御、郑钦安等，实际上都在讲气的运行，气的运行就是使相火在周流运行，因为动才有火，不动是没有生命的。

　　君火为用，相火为体。人们能看到的叫凡火，看不到的是相火，凡火为用在上，相火为体在下，体就藏在肾中，就是坎中一阳。所以说，君相二火，只有相火在流行。相火我们用现代医学来解释一下可能就比较清楚了。我们体内各个细胞、各个组织，都是靠它这个相火来提供能量的，这就是 ATP 所提供的能量，它不仅为自己本身细胞的功能所用，做这个运动是在局部的运动，但是气血的流动靠心火的推动，心火像发动机一样推动着血液不断地循环，我们局部产生的热要完全配合心脏的运动来参加一气周流的运动。如果是在这种运行过程中，在各个部位自由生成的热能，不能加入我们一气周流的队伍中来，不能形成一股温润的一气来，不管由任何地方的相火在局部表现出来，就成为阴火或者相火，都形成了相火离位的情况。为什么会形成相火离位呢？我感觉这个问题大家应该去很好地思考。因为我在临床中发现很多疾病，跟心火的减弱有直接的关系。大家回去在临床上仔细观察，当你发现很多病治不好的情况下，一定要在心火上找问题，这个心脏肯定有问题。你想一想，心脏乃君主之官，五脏六腑之主宰，当心火减弱之后，它无法正常带领大家做有序的运动，各个部位自由产生的能量无法在心脏的推动下参与一气周流的协调过程。这个所谓的局部无序之热的发散，就形成了阴火证的表现。这就是我对阴火证的理解。我们大家不能只单单学习郑钦安的学术理念，如果我们能借助现代医学的生理现象来论证阴火证的科学性，这样大家就比较更容易理解。

既然我们认清楚了阴火证的特征，在治疗上我们就有了明确的方向性去把握。阴火证的表现比较常见的是上半身热，手脚大热，都是局部表现。为什么会有这些表现？这是因为相火离开了它行走的道路，跑到了上面或者外面，没有待在它所应该待的位置，就会出现这些阴火证的表现，就会有热象表现出来。火是一种热，是一种能量，火热乃有烧灼之性，是一种很活跃的能量，我们去强行压制，会适得其反。为什么？大家会发现这样一种现象，当我们想灭火的时候，比如火正在烧，如果我们用一盆水来扑灭火，你会发现火不是很快地向下走熄灭了，而是会借着水势向上跑，变成一股剧烈的冲击力向上、向外飞腾。这就是说火的脾气很暴躁，像一个很调皮的孩子一样，如果他在外边捣乱或者是打架，或者做了违法的事情，我们能不能一棍子打死呢？这是不能的。因为我们的孩子需要我们去教育，需要让他从根本上改变自己，这才是教育的方法。一个孩子如果犯了错误，你打得再多，如果他从心理上不能解决心结问题，你是没法让他回到正道上来的。这个火也是一样，这个火是我们自己身上的火，而不是别人身上的火，所以这个火我们不应该把它视为敌人。应该把它视为我们的内部矛盾，有协调的余地，有商榷的余地，有合作的余地，甚至还有用它的时候。

明代医家李时珍在《本草纲目》中对阴火证的解释，我认为非常到位，这对于我们学火神派来讲很有意义。他讲"诸阴火不焚草木而流金石，得湿愈焰，遇火益炽。以水折之，则水焰诣天，物穷方止"，即是说阴火不能把草木点着，但是可以流行在金石之间，遇湿遇水越激烈。灭火，你看这个火用水浇了以后，不会是火向下立刻就熄灭了，一定会向上冲腾，把他这个能量发散完才能灭掉，物穷方止，一直要烧完为止。如果你理解了这个理念，看到这种自然现象，来反思我们身上君火相火正治从治之理，思过半矣。在学习火神派的同时，涉及很多医家的理念，如果我们认真思考这些理念，把认为还不是很完善的地方能丰富起来，就可以完善我们临床治疗手段，这才是我们所要达到的目的。郑钦安认为，治阴火不是以水灭火，而是"以火引火，使火归位"，扶阳的精髓就是扶阳助火，这才是我们治疗阴火证的本质问题。

因此，针对"由于元气虚损是导致阴火证的前提，相火郁滞是阴火证在局部表现"这两个方面，经典上讲得非常清楚，凡是有邪入侵，那就是你的正气不足了，我们还是要从自身上找问题。当你身上有不足的情况下，邪气才有可能乘虚而入，身体非常好，邪气就不可能入侵。这句话可能大家听得比较多，人人都会这样想。但是从火神派角度讲，人从一出生到落地之后我们是一个完整的先天之元气，但是在以后生活中的每一天，都在不断地消耗自身的元气。我们之所以生病，就是因为自身的元气不足而导致邪气有机可乘，所以我们要做的，就是补充机体损失的元气。因为我们生活的每一天都在消耗、甚至在无形中损失很多的元气。郑钦安讲了，我们"这团真气，也非用草木灵根所能补得出来"(《医法圆通》)的，这句话很值得去思考，这个有矛盾吗？没有矛盾。因为郑钦安还给了我们治气的方法，既然我们有病，哪有病？你的气有病。郑钦安讲了："我们人体一团血肉之躯，就靠那一点点阳气在运行，在支撑我们的生命。"这口气有病了，就来调气，用药的目的也是来调气，怎么来调气呢？过旺的平一平，衰弱者助一助，升不上去的我们帮你升，降不下来的我们协你降，停滞不前的我们帮你推一把，郁滞在那儿不走的我们帮你推开，让你达到一气周流心肾交融的状态，也就是说通过调气使真元阳气能回归到固有常态下的功能。

阳性动，而阴性止，当气虚不能走的情况下，不能流通，首先导致的就是阳气郁滞不升，也就是我们经常提到的，肝肾阴虚，阴虚阳亢，现在我们大家对于这个证型要有比较大的改观。阴虚阳亢这句话，用火神派的理论来讲，提得不确切。因为阳气不足，会导致肝气在升发过程中无力而导致其郁滞，郁在那儿不走了，产生的热不能散开，就像一个人一样，走到一条道路上，突然道路上堵塞了，您有急事在那儿发牢骚是一样的。所以这种郁滞不行所导致的火，看起来是热证，实际上在热证的背后，我们会看到是因为阳气不足，在升发过程中的郁滞所形成的。所以《内经》上谈到治火原则是"火郁发之"。经典提示我们，在有火的情况下，我们不是清火，而是来顺从地化解，然后让火走，而不是说局部有热，用手段把它灭掉。我们不能把所谓的火都看成邪气，因为"邪正是一家"（《气一元论与临床》），这句话郑钦安讲得非常清楚。我们针对体内的邪，不要把它看成是敌我矛盾，应该看成是人民内部矛盾，可协调，或者是和解，或者达成协议，甚至有可能利用它的情况都会出现。而不是说当有邪时，就穷追猛打。我们要按照经典上提的思路，叫顺势而治，而不是采取强硬的态度和方法来解决问题。就像我说了，一个家庭叛逆的孩子，我们总不能说一棍子打死，我们还要批评、教育，使孩子回归正道，这样我们才能达到目的。因为正虚会导致气机郁滞不行，这些火对我们生命造成了很多的负面影响，比如口疮，看起来一个小病，但是反反复复发作几年、十几年，甚至一辈子的人，并不在少数，这种情况在我们学了火神派以后，大家就不言自明，扶阳显然是能够解决问题的。我们火神派从现象背后发现了这个火，是因为身体的虚弱、阳气不足，阳浮在外边所导致的，所以我们要把这个虚火潜下来，而不是把它清除，而是要把有用之才送回体内使之能为我所用。

现在我们国家都在积极倡导什么？正能量！这个郁滞之火，我们能利用的尽量利用，能疏发的尽量疏发，这才是我们最高明的治疗方法。郑钦安讲的潜阳封髓的理念非常好。但是我们在治疗这些头面虚火的时候会发现什么情况呢？效果是有，但是反反复复，有时候吃了药还会加剧，大家很困惑。为什么会出现这种情况呢？这就是因为相火不降，失去所在的位置，收敛之性缺乏，导致火气四散。彭子益讲："人体内火气的运行关键环节在于精气的收敛。"恰恰相反，黄元御在《四圣心源》中强调："人体内的所有疾病都跟阳气不升有关。"我认为他们二位说得都非常正确，只是每个人站的角度不一样。生命的造化之极，我们所想达到一气周流的效果，升发与收藏都有关系。我们都知道，温通比较容易，但是温潜、温藏，使它稳固相当难。为什么这样讲呢？大家都有这个体验，一个小病，比如说习惯性外感，这个病很小，但是很多人常年不愈。这是为什么呢？是因为温通开表祛邪很容易，但是你让他阳气归位，归到生命立极的这个点上，让他生生不息，这是相当困难的，需要有很好的手段、方法来做。彭子益讲得非常清楚了，这跟收敛有关系，收敛不到位，相火不能归位的情况下，就像今年不下大雪的情况下，明年的收成就会有影响。为什么会这样？大雪覆盖大地，使我们有用的地温保持，也就是相火藏在下边，藏在下边的水中，第二年，在春暖花开的季节，它会随着四季的生发状态慢慢地来流行。如果当你地温达不到或者相火收藏不到，第二年收成就会受影响。彭子益认为，相火的收藏和精气的关系非常密切，"精气的收敛对于相火的推动与收敛是相当重要，收敛精气与降伏相火，是一种使相火归位的好方法"。这种方法就是能够把无序运动的阴火转化为人体内可利用的一气周流的有序圆运动的最好方法。正如祝味菊所说："当阳气盛而后物尽其用，正气旺而后体无弃材。"（《伤寒质难》）我们讲一个现代现象，因为生活水平提高，营养相对过剩的人比较多，但是我们看到营养过剩的人都是阳虚，他们看起来外相红光满面，热得不得了，但是再看他们的舌脉没有热象。这是为什么？就是垃圾在体内堆积比较多，在一气运行的过程中不能很好地周流，然后通过体表各个部位散发出来。

我在临床上通过多年的观察摸索出三步方法与策略。第一步就是火郁发之，治火要顺从治疗，我们对自己的孩子，如果犯了错误，要批评教育，最后使他能够归到正位上来。火郁发之对于所有的阴火证都有价值。人的生理现象有三大特征，可以支撑我们的生命生生不息，就是饮食、睡眠、大小便。你看多么简单，饮食是进，大小便是出，睡眠是把我们的精气储存起来然后归我所用。如果这三方面一方面有问题，这病再小，终究有一天会出现大问题的。如果我们在调整过程中，时时注意调整人体内最基本的生理功能状态，就是调整饮食、大小便和睡眠，当我们对这三方面的问题慎重考虑并处理得当的情况下，我们对今后的治疗就可以稳操胜券。

曾经看到有一个这样的研究课题，就是研究困扰很多人的失眠问题。研究者发现：四逆汤、归芍龙牡汤、封髓丹治疗都有效，但是发现一个奇怪的现象，总有30%的人没有效果，主要体现在两个症状，舌尖红和大便秘结，这就是典型的相火不降。舌尖红是什么问题呢？心火之外象，就是相火冲击在心火之上没有下来，下不来是因为肺与大肠相表里的这个地方不能向下降，火只能停留在上面，这种人的治疗效果比较差。而且这两个症状就是典型的阳虚证所导致的后果。他们是表象，阳虚是本质。这种阳虚病人大多表现为少阴病，少阴病《伤寒论》讲得很清楚："少阴病，脉沉者，急温之。"我们要时刻准备用四逆汤来防止少阴病的病情加重恶化。但是少阴病还有一个特殊的症状，有的人得病几天以后会发现，"心中烦，不得眠"，张仲景又给了方子："黄连阿胶汤主之。"也有人说这是矛盾的，我们不去追究这个条文有否问题，但是我们临床中发现确实会有这种现象，看到就是一个阳虚证，但是病人有心火不降所导致相火不能下降的情况。所以说像这种情况，如果再去用四逆汤、潜阳封髓丹等去镇潜，效果不是太理想。因为"心中烦"，这个烦是导致不能睡眠的诱发因素。我们可以看到张仲景的思路，既然少阴病阳虚证，又有相火不降，我们就可以把这两个方子合在一块用。很多老前辈要让我们学习《伤寒论》，学习它会使我们把很多问题回到原典的最高治疗境界，这是其中之一。

少阴病有两个特征，也可能是寒证，也可能还有热证，我们不能说就是寒或就是热，我们可以把四逆汤加上黄连阿胶汤合用。但是这种方法不能持久，一旦相火下来立即要转正位治疗。因为苦寒药是伤阳气的，本身是阳虚，我们在治相火时一时使用。如果胃口确实不好，我们可以借助《伤寒论》中的五泻心汤：半夏泻心汤、生姜泻心汤、甘草泻心汤、泻心汤加附子泻心汤，这五泻心汤是调理中焦的。睡眠问题，相火不降，中焦有堵塞，上面有热，下面有寒，不能通过中焦交融配合，我们可以用张仲景的这五个方子作为开路先锋，把上面的余热、下面的寒、中焦的脾胃郁滞都考虑到，做暂时调理，这也是一个很好的思路。但是除此之外还有没有更好的思路？我们既能潜降相火，又能调和脾胃，又能升阳补气，又能清心除烦，使心肾水火相交呢？

有这种方法，这就要在李东垣的《脾胃论》去寻找。李东垣是补脾胃大家，一代宗师，我们对他的学术理念可能模糊的地方比较多。但是他的方药特别灵，因为李东垣的方子是经过长时间治疗积累总结出的有效方法，而且他的方法就在中焦脾胃上做文章，左边升，右边降，加强一气周流，使上边的火往下降，下边肾中生发之气往上走，中间又能调理脾胃。他的理念与彭子益的枢轴论是一样的道理。因为调中焦可以推动一气周流，使上面的火降，下面的阳升，升阳益胃汤就是一个比较好的选择。升阳益胃汤具有升阳益胃、发散郁热、潜降相火的作用。这个方子升阳益胃是走中焦的，里面除了有主升的药黄芪，防风、羌活、独活、柴胡都是往上走的，还有白芍、黄连等向下走的药，就是在中焦脾胃推动一气周流。但是这个方子有一点缺陷，就是升阳散火，我们要在根基上做文章，千万不能动摇了我们的根基，我们的根基就是水火立极，就是以火立极的肾中真阳元气。

我们在这个方子里边再加几味药，就能防止本方动摇根基的问题，就能够很好地去完善这个方子，就能防止升阳益胃向上升起连根拔起的问题。在这个方子里加上龙骨、牡蛎、山萸肉，因为李东垣的方子里面升的药比较多，降的药比较少，升阳益胃主要是升，我们加这几味药后就把降的问题解决了，升阳的同时防止连根拔起。李东垣的方子我们在用的时候很好使，但是有一点要注意，用的时候一定要注意一个前提，就是不能连根拔起。你看很多失眠病人有一个特点，女同志比较多，比较瘦弱，就是我们常说的虚不受补，你上四逆汤也不行，四君子汤也不行，补泻都不敢用。这种情况在女同志失眠中非常常见，而这个方子对于改变这种困境是非常好的思路。很多病人失眠就跟中焦脾胃有直接关系，相火不降，肝气不升，中焦阻塞，这是非常关键的环节。这个方子推动中焦的升降，失眠问题就能迎刃而解。我们用这个思路就能解决相火郁滞的问题，相火下来，中焦肠胃打开，饮食、睡眠、大小便都能得到很好地调整。

头面部的疾病很多都是阴火，实火很少，对于头面的疾病，如果从火神派角度看，几乎所有的内伤病没有实火，都是假火。你想想，我们常见的口舌生疮、牙龈肿痛、中耳炎症、头皮的疮和疖肿等现象，郑钦安在《医法圆通》上总结了58种情况，都是阴火证的表现。这个还不能完全概括，因为李东垣总结的症状也是阴火证，全身的症状都是。李东垣针对阴火证所创制的方子都很好用。但是我们一定要根据情况来用，比如说升阳散火汤，我们既要补气升阳又要把瘀滞之火散掉，防止局部的瘀滞之火对人体产生不良影响。补脾胃泻阴火升阳汤，这个方子我思考了很多年，作为《脾胃论》第一方，为什么用得比较少呢？所以我感觉这个可能还与认识有关系。火郁发之，升阳散火，是一种治标的方法，不是治本的方法。所以我们一定要把握这个原则，因势利导，顺势化解，但是要适可而止。

第二步，潜阳封髓，这就是火神派的理念。当郁热在表面的，我们让相火回去，这就是说，阴火的本质是阳虚，我们要用潜阳抑阴大法。郑钦安有这样一个理念，不管什么病，不管哪个病，只要是阴证，我就不管你什么病了，就是在扶阳抑阴上做文章。我们采用郑钦安扶阳抑阴法，可以取得很好的效果。有三种方法可以选用，不同的人群阴火的症状、表现时

郑钦安阴火论及证治发挥

间、长久、地域、体质差异都很大，什么时间用哪个方子，完全根据病人的阴阳辨证来选用。第一方是潜阳丹，这是郑钦安的代表方。我们看到郑钦安给的方子就是大剂量砂仁、附子，再加龟板。龟板就是阴药，为什么阴证还用阴药，这就是阴阳一体的理念。没有阴药的辅佐，阳药是达不到归根之目的。封髓的方法，郑钦安解释得更精彩，三味药：黄柏、砂仁、炙甘草，辛甘化阳，苦甘化阴。这个方法是个好方法，但是这个阴火证是火，用黄柏完全要以病人的舌脉来考虑剂量，这个剂量郑钦安都考虑得非常全面，疗效确切。郑钦安的潜阳封髓丹是一个很好的潜降相火的方法。

另外一点，就是郑钦安又提出补土伏火法，加强脾胃功能。一气周流能够正常的循环情况下，就不可能出现阴火证。好多阴火证跟中焦有直接的关系，补土伏火的问题郑钦安讲得太精彩了。这些内容大家都非常清楚，所以说他提出有两条思路，一个是附子甘草汤，一个是附子理中汤，都很好。郑钦安提出一个理念，要大剂量的使用甘草来补土。但是大家在临床上要考虑到病人的胃口问题，因为甘草壅滞，会影响胃纳功能，如果是大剂量要考虑药物的搭配问题，大剂量的甘草要择时而用。除此之外，对于降伏相火，或者防止阴火再反复发作，郑钦安还有一个方子叫桂枝龙骨牡蛎汤加附子，这个方子对于治疗女同志更年期症状效果非常好，也就是说这个方子再加上潜阳封髓丹，再加上益肾药，治疗女同志的阴火效果非常明显。还有张存悌老师创制的通用潜阳汤和卢崇汉老师的引火归海汤，对于潜降相火都是好方法，这些方法都值得我们去运用。我们也可以根据我们所学的理念来组方，也可以达到这个目的。阳虚可以用四逆汤，阴火上浮的时候我们可以加龙骨、牡蛎、山萸肉。当你思路清晰的情况下，什么时间用，用哪个方子，这一定要根据病人情况来选择。

第三步，就是收功法。收功法在火神派讲得比较多，因为一个疾病发展到最后一个阶段时，会出现反反复复不能稳定。郑钦安教我们要在根基上做文章，在心肾水火上做文章，在真元阳气上做文章。只有真元阳气充足，病才有可能完全治愈，而进入我们自身的良性循环，达到我们自身生生不息之状态。培元固本法是一个收功的方法。第一方是四逆汤，但是单用四逆汤，效果不完备，最好是加上益肾收敛镇潜的药。四逆汤虽然有扶阳的作用，有收敛的作用，但相对来讲，四逆汤开通的力量比较大，如果把这个开通的作用稳定在我们肾中来，那就达到目的了。如果我们加上益肾的药，就能达到既开通又收敛入肾的作用，所以我取名叫扶阳益肾固本汤，四逆汤加龙骨、牡蛎、山萸肉镇潜，加李可老师的肾四味，我们简单地组方，就能达到这个目的。

再一个就是培元固本法，是李可老先生经过几十年的临床实践，通过观察和总结创造的，基本方一共是六味药：紫河车、鹿茸片、红参、灵脂、三七、琥珀。你看这个名字，"培元固本"，就是说当疾病好了后无法稳定的情况下，就要考虑培元固本。你只有把这个根本固住了，生生不息，才能进入良性循环状态。为什么很多疾病老是反反复复？就是因为它不能进入自身的良性循环之中。培元固本散是培元固本法的代表方。这个方子希望大家不要小看，应该通过临床来观察它的培元固本效果。郑钦安老夫子讲了，草木之根对元气的补充是可能达不到目的的，但是能不能达到，这需要我们去摸索。因为古人探索的理论，有的可能尽善尽美，有的可能不是尽善尽美，我们通过努力使它更加完善，这才是我们学火神派所要达到的目的。

肾气丸或右归丸，有的人说我病好了以后能不能巩固一下，我不想吃汤药了，方便一点，那就吃肾气丸或右归丸。我们不管张仲景和张景岳的组方如何，看这名字我们就知道，肾气丸，肾中有生生之气，右归丸，这来源于他们左肾右命门的学说，都是在肾上做文章。所以这类方子对我们巩固因为阴火证导致的根基动摇，都有确切的疗效，而且服药又方便，所以说巩固起来是相当有效的。

我把阴火证总结出治疗三法，用我的理念讲叫治疗阴火证三部曲，第一步火郁发之，第二步潜阳封髓，第三步益肾培元，这都要基于病人的情况和你辨证的认识来选择合理的方法。我治疗阴火证还有一个认识，就是阴火证都有规律可循。所以这个阴火证治疗三部曲如果你理解了以后，你会发现很多病都在你的预料之中，当我们治病情况下，就知道下一步会怎么样，会产生什么，你会料事如神。就像是我们打仗一样，我们就打阻击战，我们就等着敌人一来就打，你找不着我们，这叫未雨绸缪，我们已经知道你要怎么做了，通过你的体质、舌脉就知道你的疾病到了什么地步。经常有外地病人来找我，也是迫不得已总结出这治疗三部曲，一般开三张处方，告诉他，什么时间吃这个处方，什么时间吃那张处方，通过这几年反馈信息看，效果还是满意的。因为一个外地病人不可能每天坐飞机跑到我那小县城，我那也没有机场，所以减轻病人劳累之苦也是我们需要考虑的。一般我开三张处方，告诉他到什么时候吃这个处方，最后吃什么处方，慢慢病好了，他们觉得不可思议。我说一个疾病都有发展规律，都有这个过程，你只要在每个过程中抓住这几个点，就能解决这个问题。

我简单讲几个医案。这个是头上痤疮案，是我们家亲戚的一个小孩，痤疮很多，头上背部特别多，怎么治都不行，我就开了非常简单的方子，五积散加茵陈。五积散是好方子，能治好多疾病。我就开了3剂，因为过年，我就没有再问。过年走亲戚时我问好了没有，是不是没疗效？他说，你说哪儿去了，3剂药一下去立竿见影，全没了。就这方子吃了以后立竿见影，就3剂药，我都觉得有点不可思议。过去我们常听古人讲，叫张一贴，王一贴，我想我们学完火神派也有可能达到三贴的效果。为什么后来不治疗了，因为小孩元气比较旺盛，不需要培元固本，不需要潜阳，只要告诉他不要吃生冷的东西就可以了。

这个小孩吃3剂药把全身痤疮治好了，如果是老年人又当别论了。在几年前我也治过一个痤疮，就用潜阳封髓丹法，有效果，就是不能稳定，经常反复，百思不得其解。我们就是在反复失败的过程中，反思自己是否抓住了疾病的根源，怎么把握疾病根源之过程非常关键。还有一个典型的医案，太典型了，一位80岁的老太太，手脚大热，脸红，她脸红有一个特点，两侧都红，右侧为主。她总是说她大热，你要看这个人一阵风都能吹倒，你摸她的手脚，都是很凉的，要按我们现在讲，一量体温最多35.5℃，但她又感到热，脸上红。每天在家吃消炎药、清热药，我感觉她这样至少在10年以上。她越吃凉药，脸越红，手越凉，这就是典型的阴证。我就用潜阳封髓丹，甘草量大一点，然后加潜阳的，这个方子吃2剂没有疗效，但是3剂之后突然好了。这就说明潜阳多么困难，吃两三天没有疗效。这个和前面小孩子恰恰相反，小孩子元气足不考虑对根本动摇的问题，像这位老太太我们治疗不能火郁发之，首先要考虑她元气不足，不敢发之，如果用发散之法，会对病人造成非常严重的危害。治疗这个病，开始没有信心，吃到第3剂以后才有疗效，后来就是用桂附地黄丸来巩固。这就是我们的三部曲，走哪一步要因人而异，千万不能一概用之。

再有一位失眠患者，这个是典型的升阳益胃汤证。病人是一名教师，身体很瘦，长期失眠，典型的上面有火，下面有寒，中焦有堵，肠道又不好，是典型的阴火证，就用升阳益胃汤加味，吃了以后感觉效果非常好。但这个方子不能持久地吃，很快就需要进入正常的潜阳状态。第二步就是潜阳封髓，这个病人比较年轻，如果阳潜下去，用成药巩固，或者不巩固也能稳定下来。口疮问题，这种人太多了，睡眠、口疮，都是阴火证，用潜阳丹加味，效果非常好。这种方子我们各位在临床当中都有体会。

更年期用黄连阿胶汤加四逆汤来调整，都有很好的疗效，但是这都是近效。远期我们还要考虑，更年期综合征有两大特点，一个是外证桂枝汤证，内证是天癸竭，所以我们组方既要考虑外证又要考虑内证，如果外证和内证结合起来，就会提高我们的疗效。更年期症状，烦热汗出，烦躁不安，舌淡润，脉沉细无力。病人热得不得了，其实这就是一个肾精亏和外在的桂枝汤证，内部表现就是天癸竭。用这种方子就会有很好的效果。

还有胆胃综合征，也可用这种方法，用附子泻心汤，或者用五泻心汤，来调整中焦。用泻心汤有一个特点，就是一定要注重舌脉，本质是个阳虚，但是舌苔腻燥厚，脉沉中兼滑。这种虚热比较明显，堵在中焦的时候，我们也需要疏理一下，疏理了以后很快本质表现就出来了。我有一个病人，这个病人血压高，面色沉暗，但是脉沉滑有力，舌苔厚腻，口气熏人。吃了5剂药，脉弱下来了，舌苔也有所好转，本质的阳虚就表现出来了。所以用这些过渡药一定要适可而止。

我再举一个比较典型的医案。我一位朋友的老婆，脸上有狼疮性结节红斑，这个在西医来讲是没有好办法治的。她家是安阳的，跑遍了北京、郑州，找遍了名医，没有效果。我就开了3张处方，第一张处方，升阳益胃汤，感觉脸上红冒口不好的情况下，就吃这个方子，不要多，就吃3剂。没有症状以后，潜阳封髓丹加益肾药，就吃这个方子。如果感觉火又上来了，停掉，再吃前方，大概就这样反复循环2个月以后，症状彻底就没有了。后期的药吃八味地黄丸，我用八味地黄丸量比较大，仅供你们参考。如果是河南宛西产的水丸的那种，30粒、50粒、100粒都没问题，每天一二次都没有问题，这个很安全。吃着以后感觉又上来了，还回头循环用。这个病人就问我，傅大夫你怎么知道这个病有这个变化呢？我就告诉她，你这个疾病有规律。虚阳上来以后，形成邪火，要散掉。没有散掉的邪火正气要把它稳固下来。当我们益肾固本的时候，体内积攒的一部分邪气还想出来，还会产生同样的症状，一个疾病每次发作都有同样的症状表现。我们学火神派的，大家都非常清楚。当我们自己得病情况下，你就知道吃哪个方子最合适。比如说我，每次感冒的时候就是麻杏石甘汤加四逆汤，再加二陈汤，就是3剂药。我是阳虚加有郁热，吃3天，就剩咳嗽了，破格救心汤再来3剂，了事。每次感冒就是这个症状，每个人感冒或者常规的病，他规律就是这样，你的体质决定了每次都是同样重复的演化。如果我们对每个病人情况都比较了解，每次开方就这样开就有效，一次就解决问题了。如果换了大夫对这个过程不了解，重新审视，就要走弯路的。

因为时间有限，讲得比较粗糙，是我个人体会。但是我讲的三部曲，如果大家感兴趣可以深入思考。我认为对于火神派来讲，能把握住这三部曲，可以说对天下所有疾病都能够稳操胜券。谢谢大家！

张存悌：傅老师给我们做了一堂很精彩的报告。我们这个论坛可以说是百花齐放，风格各异，有讲道的，有讲法的，有讲术的。傅老师作为一个基层医生，他讲的更多的是临床实践，从这个意义上讲，用一句现在的话讲，更接地气。同时他也是很认真敬业的，为了讲好这堂课，昨晚他还在修改讲稿。让我们为他的辛勤付出再一次表示感谢！

中医奥妙　执简驭繁

高允旺

孙洁：各位朋友、各位嘉宾、各位同道，上午好！

我先介绍一下今天这堂课的主讲嘉宾——山西临汾永旺脑病医院的高允旺院长。近年来，他一直推动扶阳事业的发展，已经近80岁的人了，但他永远都是红光满面、精神矍铄。高院长从事中医临床工作40余年，是扶阳理论和扶阳理念的代表者和推动者。高院长每次演讲都不遗余力地把自己几十年的经验、精华无私地奉献给我们。下面，就请高院长为我们做精彩的演讲——中医奥妙，执简驭繁。

高允旺：各位同道、同志们。咱们都是老熟人了。前面听了各位专家，特别是卢崇汉教授讲的理、刘教授讲的法以及其他专家的实践经验之谈，感到受益匪浅。我是一个比较典型的西学中的医者，先从西医大学本科毕业，在临床实践中开始接触中医、认识中医并恋上了中医，为进一步系统学习和掌握中医理论知识，又考上了中医研究生。在40余年的中医生涯中，在中医理论研究和临床实践中探索出了一些以扶阳为主的中医理念，收到了非常有效的临床治疗效果；结合临床研究撰写并发表了上百篇学术论文；编纂并出版了两本书，其中《脑病心悟》一书影响较大；也应邀参加了多次国内外的讲学，为把我国传统的中医理念推向世界做了一些努力。但这并不表明我中医就学得有多么好，更当不起主持人所说的扶阳代表和推动者这些头衔。

今天，咱们都来参加扶阳论坛，着重研讨中医的扶阳理论，因为万物生长靠太阳，靠的是阳气，阳就是能量。也许有人要问，为什么你要讲执简驭繁？大家听了这几天的课，理论来理论去可能越听越觉得中医的难与繁，而我要说中医很简单。我认为关键是要掌握执简驭繁的道理。只要抓住了阴阳这个核心一切就可迎刃而解。就阴阳来说，他们是既对立又统一的一对，阴离不开阳、阳也离不开阴。咱们扶阳论者绝对不能有唯我独尊、唯我独大的思想意识。因为中医是一门综合性很强的科学，中医著作如汗牛充栋，一个扶阳怎么可能包罗万象？扶阳也仅仅是中医的一个流派、一种认知方式而已。今天，我只想以"中医奥妙、执简驭繁"为题与各位专家进行交流，不周之处，欢迎批评指教。

一、中医之奥妙

首先讲一下我所理解的中医之奥妙。2013 年 8 月，我发表了一篇文章，题目叫《感受中医奥妙，坚信中医姓中》，曾引起同行及专家们的关注，被转载到了好几个大报刊，我也收到了许多赞扬、祝贺及请教的短信。不妨还是从我这篇文章里所总结出的中医之奥妙谈起。

在 40 余年的中医实践中，我始终坚守中医信念，孜孜探求，不曾懈怠，悟出了一些中医的奥妙。中医本身就是一门充满奥妙的科学。为什么呢？奥者为无，妙者为有，合起来就是无中生有。所以中医也是一门无形的科学、玄妙的科学。下面，我分三方面分述于后。

奥妙之一：中医与传统文化。

中医乃中国传统医学，它源远流长并深深植根于中华传统文化的沃土之中。如将中医二字拆而解之，其奥妙可见一斑。

"中"字，即中心、中国、中华之意。

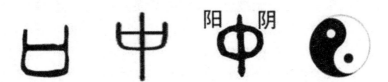

"中"字是一个大口字当中加了一竖，将其分成两个小口，左小口为阳，右小口为阴，恰与"黄河之水天上来"的河东为阳、河西为阴有异曲同工之妙，黄河是从青海省的巴颜喀拉山出发汇入大海，山即为阳，海即为阴。一阴一阳合起来为之道。什么道？因为中就是心，心就是中，进而论之，可见中医就是心医，"心情好，百病消"，心气儿好了，脉络畅通就不易生病，心气不好，医生再有本事也无济于事，说的就是这个道理。所以我们为中医者，首先要学会做病人的思想工作和心理疏导，要把你的心摆进病人心里去，我这里有四句话：最好的医生是自己，最好的药物是时间，最好的心情是宁静，最好的运动是步行。我也应邀给司级以上干部讲过养生之道，我给他们也讲了四句话：权力是一时的，口碑是永远的，金钱是后代的，健康是自己的。这个群体养生的关键主要就是解决其心理问题。因为心为君主之官，统一身之阳气，心之官则思，心是思维之根。所以中国文字之"中"字又隐喻着中医就是要用心治病的理念。我下面再讲一个"医"字。

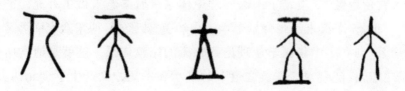

"医"的繁体为"醫"。其中左上之"医"字的边框指医生出诊背的出诊包，里边装的"矢"是冷兵器之一的箭，即指古代为人用针刺治病的砭石。合到一起实指在匣子里装矢之意，古代先祖们以砭石、矢代针为人治病，后来逐渐演变成针刺。右上者"殳"则是人手执砭石之意。而下面"酉"则是火罐、酒坛、艾灸之意，其中火罐、艾灸不用解释，大家都知道是中医治病的物件，而酒坛一是表示用酒泡药治病，二是古代医生针刺或做小手术时消毒用的，可见古代中医已懂得用酒灭菌预防感染的道理。所以古人认为，凡能通晓针、砭、灸者，即是医生，就能为人治病。所以，一个繁体的医字"醫"，便饱含了古代中医丰富的传统文化信息。若进一步广义而论之，古人曾有"上医医国，中医医人，下医医病"之说。笔者认为医国、医人、医病三者是相互贯通、相辅相成的，因为心而身，身而家，家而国，国而天下。要正己、修身、齐家、治国平天下，就必须先祛邪治病，扶阳养生。所以通此道者方可为医。

可见，"中医"二字有二义，即中国之医和中医医人。若从狭义而论，真正的中医是把人治好了，心里通畅了，那就没有病了。从广义而论，真正的上医，是把国家治理好，国强民安，百姓丰衣足食、安居乐业，患病的自然就少了。由此可见，中医是中国传统文化的一部分，而中国传统文化也绝对不可缺失了传统中医文化。

奥妙之二：中医与古代哲学。

大家知道，道教是中国土生土长的固有宗教，它是以"道"为宇宙本源的一种宗教哲学，而《道德经》则是道教最具有代表性的哲学著作。追本溯源，中医的理论与道教思想的本源是一致的。从中可领悟出古人是先研究的道，而后才是以道论医的。老子在《道德经》里说："道生一，一生二，二生三，三生万物。""人法地，地法天，天法道，道法自然。"老子认为道、天、地、人四位中都体现着一个大，其中以道为大，而人则更大。为什么人更大？因为《道德经》的哲学思想认为道、天、地、人都是以人为本的，在天地万物间没有比人更高大的。人与天、地相合而为"三才"，也称作"三宝"。天之"三宝"为日、月、星；地之"三宝"为水、火、风；而人有"三宝"即精、气、神。中医就是在认识了自然的同时也加深了对人自己的认识，这正是以道论医的起始点。如今，党中央提出"以人为本"的理念来治理国家，充分反映了中国传统的人本思想。由道而术才是中医的基本特色（我有一篇文章就是专门论述这一观点的）。由道而术与由人而术是中医和西医的根本区别所在。

如联系到人，道教哲学认为"生杀之本始，天地之道也"，法于阴阳，即是合道。阴为之神，阳为之气，神气相抱，使成生命。正气旺，则健康。正气弱，则邪气必盛，邪气盛则病相侵。所以医生治病要"先助正气之生，始得阳复，此为之扶阳者也"，即祛病延年之道也。明代张介宾《类经·法阴阳》和元代李道纯《中和集》中云："大修行人，分阴未尽则不仙；一切常人，分阳未尽则不死。"亦皆以阳气多言，可见生死之本，全在乎阳气。

讲到这里我还必须再强调一下，扶阳抑阴、以阳化阴这只是一种法，中医还有好多法，扶阳抑阴仅仅是其中之一种而已，千万不要认为是全部。我们在研究、发扬自我的同时，也要尊重别家之长，吸收别家之长，不断丰富、完善自我。

中医来源于道，先有道而后才有医，以道论医，是中华先贤五千年智慧的结晶。《易经》是中华民族的宝典；《道德经》推动了中医理论形成；神农氏从《易》论药，产生了《神农本草经》；黄帝岐伯从《易》论医，产生了《黄帝内经》，奠定了中医的理论体系；后秦越人做了补充，产生了《八十一难》；东汉末年张仲景上承《内经》《难经》，博采众家而著《伤寒杂病论》，创立了中华医学从理论到临床的完整体系，这就是通常所称的"岐黄之道"；随着对"岐黄之道"的继承和发扬，又产生了金元四大家，特别是朱震亨的养阴学说助长了滋阴派的兴起，反而对扶阳起了阻滞作用。

近几年中医学术界扶阳论坛兴起，法道自然，力图把扶阳抑阴之道返璞归真到《周易》和《道德经》上来。

以上所讲的是中医与道教哲学思想本源一致，中医源于道、兴于道的紧密而不可分割的联系。

奥妙之三：中医与西医对比。

我敢肯定地说，今天在座的大家都是"铁杆中医"，但有相当一部分人也接受了现代西医的东西，为什么？道理很简单，因为我们中医收费很低，部分人用中医治病，靠西医挣钱养家，这的确是当下比较普遍的现象。给一位病人针灸一次才收十来块钱，如果在美国一次针灸是 100 美金。在当下中国，中医没西医值钱。现实无情地告诫我们这一代人，如果再不坚定地、很好地传承研究中医，我们数千年来老祖宗传下来的宝贵遗产就要失传了，这也正是我当年放弃西医本科学历由西转中的原因所在。我这么讲并非排斥西医，中医、西医各有其所长或所短。西医侧重于人体实体解剖的一面，而中医则着眼于人体看不见、摸不着的那一面。西医关心的是人体的病灶，中医关注的是生命的整体。西医是人体观，中医是生命观。西医治的是人得的病，而中医治的是得病的人。一个是唯物观，一个是整体观。这就是中医和西医理论观点和思维方式迥异之所在。中医是整体观医学、辩证的科学、无形的科学，是执简驭繁的医学；西医则是直观复杂的医学。

所以中医就是中医，西医就是西医。中医的辩证理论必须融入中医人的血液里，铭刻在中医大夫脑海里，不然就会犯本末倒置的错误。有人不赞成我说的"中医是科学、中医是无形的科学、中医是玄妙的医学"这种观点，甚至对此产生疑义，说我这是一种完全错误的观点。那我不禁要问，说阴阳、五行、脏象、经络是中医的核心，那阴是什么，阳是什么？脏象是什么？经络又是什么？看不见摸不着，那不是很玄妙吗？中医就是在天人合一宇宙观指导下的以阴阳五行为方法论的科学理论，悬壶济世，救扶苍生，历经数千年而不衰，为中华民族的繁衍生息做出了不可磨灭的卓越贡献。而且越来越多的中医治疗疑难病例的疗效已被现代医学所证实。对于中医真实而玄妙的诊疗方法及疗效，一些西方医学家也不禁预言：未来"医学的难题要靠中医来解决"。当前的最热的词汇就是"中国梦"，解决世界医学难题也正是我们的"中医梦"。不妨举例证之如下。

有一位病人，西医诊断为运动神经元病，经治疗略有好转。半年前突然发音嘶哑，舌头萎缩，伸舌无力而不达唇，舌苔厚而燥黑如炭，脉沉而细，尺脉为甚。我给予重用附子方药进行治疗。处方为：补骨脂20g，淫羊藿20g，菟丝子20g，益智仁20g，麻黄15g，辛夷10g，黄芪15g，急性子15g，附子150g（先煎），人参10g，山萸肉30g，服30剂，焦黑的舌苔消除，舌头增大，可伸屈自如，语言也恢复正常。这个病人没有用西医的解剖学、神经学去思考，而是用中医的辨证论和方法论去思考，为什么舌萎不能运动呢？因为舌的功能从"阳"而来，只能由"扶阳"来加强"阳"的功能，故此一个"扶阳"就治好西医治不了的病，这就是中医的奥妙玄机所在。

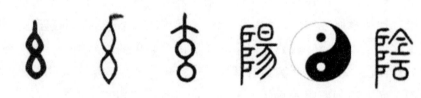

说到玄机，我不妨来讲一讲"玄"字。甲骨文的"玄"（上图第一个符号），金文写作（上图第二个符号），好比把一根绳子撮合一起，一旋转就变成了这个东西，这就是玄。"玄"与"旋"音同义也近，因为旋字一边代表阳，另一边代表阴，两个折叠起来就形成一个圆，而展开又是一个阳一个阴，因为阴阳本来是对立而统一的一个整体。玄就玄变，玄之有玄，原来的阴可变成阳，而阳又可变成阴，阴再变成阳，这一阴阳的转换和变化就是《道德经》中所云"道可道，非常道"。

还有一位病人51岁，西医诊断是肉芽肿，属难治之症。只见其上唇下唇都很厚，上唇向上翻，下唇向下翻。上唇肿胀约1.2cm，表面不光滑，中间有三四道裂缝有渗血，还有大小不等的小结节。下唇也增厚，但无结节和裂缝，时而疼痛发作。西医用过"三素"（抗生素、激素、维生素），也请过中医以清热解表、活血化瘀治法治之，但见效甚微，已3年有余。患者体胖，乏力少动，喜卧怕冷。诊其脉为关脉虚弱而涩，考虑唇为纯肉之体，唇增厚而有小结节为脾虚血瘀，湿热血阻，气虚阳虚之证。方用陈皮汤加附子，重用白术300g。处方：土茯苓50g，白鲜皮50g，白术40g，白芍20g，七叶一枝花20g，黄芪15g，板蓝根15g，柴胡10g，寒水石50g，知母15g，桔梗10g，天花粉20g，生地20g，连翘30g，灯心草10g，甘草10g，赤芍30g，栀子15g，竹叶3g，当归15g，益母草10g，木通3g，通草 3g，山萸肉 20g，元胡 20g。服 30 剂，唇薄，结消，血止。这是什么道理？因为我没有被肉芽肿的西医诊断所困扰，即便用现代化仪器也测不出嘴唇增厚的原因在哪里。而《内经》记载脾主肌肉，健脾可祛湿而消肿；脾能统血，服而节消；脾主运湿，重用白术祛湿而血止。

我院心内科有一位从他院转来的冠心病、心绞痛的病人，由于西医治疗欠佳故请我会诊。其表现为心痛彻背、背痛彻心，胸憋而痛，动则汗出，心悸气喘，经心脏造影显示冠状动脉狭窄，血管堵塞 60% ～ 75%，西医诊断需放 3 个支架。诊其脉，脉沉细迟而弱且舌紫，属《金匮要略》所载胸痹心痛气短，我用温热扶阳、理气散结、敛肺复脉之法论之。用桔梗散和附子汤回阳，方用：附子 30g，桔梗 15g，贝母 10g，人参 20g，丹参 30g，麻黄 10g，细辛 10g，川芎 15g，甘草 15g。病人服十余剂后胸痛大减，后继续服 50 剂后，做心电图显示 ST 段回复，倒置的 T 波低平。此例为冠心病不用放支架，创出了中医治疗的新路子。所以我认为，病主在心，而不能孤立于人身，且与肝、脾、肾、肺乃至全身气血阴阳关系密切、相互依存又相互制约，故不得独治其心而不顾整体，故用扶阳之法推动了全身功能的恢复。

这两个病人都是得益于扶阳法而得救，一个"阳"字收到了妙手回春的效果。

去年有位女性病人，50 岁，是县农业局的一位局长。舌尖上长了个如杏儿大小的肿瘤，体柔软，成天只能张着口，将舌伸于唇外，语言饮食困难，十分痛苦。在一年里头，她去过广州、北京，看过专家七八位，输液、打针、口服药用了不少，但不见缩小反而肿大。有的专家建议手术治疗，但不敢保证说话利索。后来我院治疗，诊见舌尖肿瘤质软充血，瘤随舌动，脉数浮洪，左脉数大，我认为属于极热亢盛，积聚成瘤，属心热之证，应用泻火消积，清热祛邪治之。故选用导赤散加肉桂，方用：灯心草 3g，竹叶 6g，生地 60g，元参 50g，木通 3g，甘草 15g，砂仁 12g，肉桂 6g。先后服用 20 剂，舌头上的肿瘤消失了。为什么治疗心热的导赤散竟然把舌头上的瘤子消了呢？要用西医的思维，你怎么也不理解，若用中医的"岐黄之道"，就觉得有道理：心气通于舌，心开窍于舌，舌为心之苗。导赤散加肉桂，可引浮游之火下行。

以上所述即为本人所领悟到的中医的"玄灵幽微"之所在。同时也表明阴阳学说，特别是扶阳观在中医理论中的地位与作用。

二、中医之执简驭繁

中医是一门执简驭繁的医学。对于初涉中医者，往往因其繁而难得要领，因其繁而浮躁困惑。但凡积淀深厚的好中医，都懂得执简驭繁的道理。我认为，经数千年的继承与发展，中医学已自成理论体系：气血、阴阳、五行是其科学方法论；整体观念是其指导思想；脏腑经络是其核心内容；而辨证论治则是其诊疗特点。况且，中医比起西医有其抽象性和无形的特点，确实难而且繁。但要是说简也确实很简。只要抓住阴阳之道即可执简驭繁。那就是《内经》所说的"阴平阳秘，精神乃治"。这里的关键是"阳秘"，所以《内经》强调"凡阴阳之要，阳密乃固"，"阴阳者，若天与日，失其所则折寿而不彰"。阴阳是人体治疗与认识疾病的总纲，不管疾病多么复杂，病人之证如何变化，但在中医眼里都是万变不离其宗的，不出"阴阳"二字。但是要明阴阳之道，首先必明阴阳之理，若能执阴阳之道即可执万病之牛耳。所以说阴阳是中医之总纲，纲举才能目张。

除了总纲之外，指导具体辨证的还有八纲，那就是"阴、阳、表、里、寒、热、虚、实"这八个字，从古至今概莫能外，随变而变，以不变应万变。再论中医的治病之法，不过"汗、吐、下、和、温、清、消、补"八个字，古往今来名医辈出，流派纷呈，经方时方总括达十万、百万计，但都离不开这"八法"，正所谓"八法之中，百法备矣"。

中医是医道，医道是执简驭繁的医学，当明提纲挈领之理，方能不入迷途再知返。

再说，阳损及阴，阴损及阳，形成疾病的千变万化，貌似复杂，但它却不出阴阳二证，那就是开证与阖证。开证是阳损，阖证是阴盛。开证表现发热、汗出、流泪、咳嗽、流涕、多尿、泄泻、哮喘、呕吐、出血、黄疸、高血压、高血糖、高血脂、脑出血、脑积水等。而阖症的表现则是抽风、失语、尿闭、尿少、腹水、胸水、心包积液、癥瘕积聚，各种肿瘤如脑瘤、肝癌、肺癌等。开证的原因为阳气不足，阳不抑阴。而阖证的原因则是阳不化气，阴成形。开证与阖证与"阳秘"有密切关系，不管阴证或阳证都要以阳来治疗，故以阳主阴从为法则，有阳则兴旺，无阳则衰败。无阳则病来，有阳则病愈。阴阳不是一，是二，阳能主阴就阳主阴从，称为阴阳合一。合者开之，阴者合之，一阳也。病在阳者扶阳抑阴，病在阴者以阳化气。这就是"扶阳"学派立足点和出发点，也是"扶阳"的玄机所在。扶阳能治百病，能治万病，能治中国的病，能治世界的病，能治西医治不了的病。这一点是正确的，是真理，无可置疑。

综上所述一句话：中医是执简驭繁的医学。在浩瀚繁杂的中医理论体系中，只要抓住阴阳这个纲，就抓住了执简驭繁这个理，也就奠定了成功的基础。

根据以上对"执简驭繁"的论述，阴阳是纲，纲举则目张。下面，我再来与大家交流一下本人阴阳辨证治疗疼痛和扶阳抑阴治疗心脑病这两个问题。

（一）阴阳辨证治疼痛

疒冬疼 疒甬痛 辶甬通

疼痛是常见的一种病证，有时很棘手。究其原因，发病机理是什么？治疗的思路与方法及有效之策是什么？如何解决疼痛这一问题？经过多年研究，从中医典籍中找出了疼痛形成的答案。老子对疼这个字就非常有研究，认为这个字很巧妙；疼字里面是个什么字呢？是个冬字，冬是冬天的冬，说冬就预示着寒冷。而冬天在"五行"中是什么呢？是水，水属于北方，在《内经》的《素问·阴阳应象大论》曰："北方生寒，寒生水，寒多结冰。"所以疼痛与冬天、寒冰有决定性关系，没有寒就不会疼痛。

《素问·举痛论》讲："寒气客于脉外则脉寒，脉寒则缩蜷，缩蜷则脉绌急，绌急则外引小络，故卒然而痛，得炅则痛立止。"这段经典之论告诉我们，经脉受寒则收缩，经脉收缩则缩蜷紧急，因而外边经脉受牵引，就会立刻发生疼痛，只要收到温阳之气，疼痛就会立刻停止。

《举痛论》列举的疼痛病例达 14 个。其中就有 13 个是寒引起的，只有一个是热引起的，阴寒就占到 90% 以上。再从"痛"的造字上拆解一下，"痛"字里是个"甬"，"甬"字为通道，"甬"再加上个走之旁就是个"通"字。把"甬"放在病字旁里就是个痛字。巧妙地隐喻着通则不痛之奥妙，那么，在人身受寒后到底是什么不通呢？是经络不通，血脉不通，是积不通，气血不通，瘀血不通。主血脉的又是谁呢？是心主血脉。《内经》病机十九条讲："诸痛痒疮，皆属于心。"这个疼痛与心肾有密切的关系。心为坎，肾为离，心肾在五行中属于南北，北为寒，寒是疼痛的根本原因。"寒则收引"，因而诸病者阴寒占八九。由此我总结出"冰无热不化，水无热不沸，血无热不行，瘀无热不散，痛无热不消，瘤无热不解"这一理论。

对于治疗疼痛，我创立了一个方子：消积止痛散。这个方子来源于中风散，中风散在《太平惠民和剂局方》与《寿世保元》中有所记载。这个方子比较大，有人参、灵芝、首乌、白蒺藜、川乌、草乌、石膏、天麻、川芎、白芷、生甘草各 12g，细辛、荆芥、防风、羌活、辛夷、苍耳子、苍术、僵蚕、地龙、黑白附子、明雄黄、乳香、没药各 6g。烘干，碾细过筛成粉剂，1 次 2g，饭后服。凡是肿瘤痛、癌症痛、风湿痛、头痛都可以使用。也可以做成胶囊剂。一粒胶囊装 0.33g，一次服 5～7 粒。若效果不明显，可加麻黄 10g。麻黄能除寒，能助肺通水道、朝百脉。我治脑血管病有效的诀窍就是巧用麻黄。

（二）扶阳抑阴治心脑病

1. 病因探源

这几年来一直从事于脑病的研究，去年在《中国中医药报》温热扶阳治脑病经验专栏发表了有关治疗脑病 50 余篇文章，随后接到不少读者来信，也有不少单位派代表来学习探讨。从而为扶阳抑阴对治疗脑梗塞、脑出血、脑瘤及残留的后遗症走出了一条新路，也在扶阳抑阴治疗脑病探源上找出了一些答案。

从脑病的病理来分析，可找到扶阳抑阴的理论依据。

（1）诸阳之会，易伤阳

头为诸阳之会，手足三阳经均循行于头，"诸阳之督"的督脉使入于脑，头为一身之颠顶，易受风寒、湿、邪使脑络瘀阻。络破瘀血，水血瘀于脑，阴湿（积证、癥瘕、中风、肿瘤、脑梗死、脑出血等）占据阳的位置，使阳气度外，而阴盛阳虚，故出现上窍阳气已伤，督脉统阳失司，而导致头痛、头晕、肢体积聚、晕厥、昏迷、抽风等。

（2）元神之府，神易损

脑为元神之府，主宰人的精神、意识、思维及生命。故脑病常以神志异常和神机病变为主要表现，诸如头痛、头晕、恶心呕吐、神志昏迷等。如果患中风，则表现为脑肿瘤，脑积水，手足颤摇，肢体偏废、失用，甚至半身不遂，七窍失司，语言謇涩，甚者失语，舌根僵硬，饮水呛咳，口角流涎，目多眼泪，目光呆滞，视物昏花或复视，口角歪斜，耳鸣，耳聋等。

（3）清灵之窍，易闭

《素问·阴阳应象大论》曰："清阳出上窍，浊阴出下窍。"《灵枢·邪气脏腑病形》所云十二经络、三百六十五络，其血气皆上于面而走空窍。大脑在于清灵通利，一旦阴气闭阳，则昏迷，抽搐，神志不清，语言含混。进而气滞血瘀，络破血溢，致瘀血内留，水津外渗，水瘀，结而成积成脑瘤。主要表现为神明失主，肢体失用。

（4）诸髓之海，易阳虚

《灵枢·海论》曰："脑为髓之海。"《素问·五脏生成》曰："诸髓者，皆属于脑。"髓为先天之精气所化生，赖于后天精血以濡养。髓海足，元神灵机之气才能以滋养化生。如果精气不足，则阳虚，瘀积血道，清阳不升，浊阴不降，精血不能奉上，对内影响到五脏六腑的吐纳化藏，对外则有害于统辖四肢百骸的灵放动觉。

因此，治疗脑病应以扶阳抑阴法为主线，应从诸阳之会易伤阳、元神之府神易损、清灵之窍易闭、诸髓之海易阳虚来着手。

治疗心脑病应以扶阳抑阴、醒脑开窍、益神补水、温通辛散、温养气血、利水降浊为大法。

2. 用药研讨心悟

·心力衰竭重用附子以扶阳

西医治疗心力衰竭用的是"毒药"洋地黄，而中医则重用"毒药"附子。二者均在治重危急病当中发挥了显著的作用，而若用"破格救心汤"疗效更显突出。特别是当用洋地黄中毒而不能发生正性肌力的时候，用"破格救心汤"治之定能发挥出人意料的作用。

·"破格救心汤"组成

附子 30～200g，干姜 60g，炙甘草 60g，高丽参 10～30g（加煎浓汁兑服），山萸肉 60～100g，生龙牡粉、活磁石粉各 30g，麝香 0.5g（分次冲服）。

本方脱胎于《伤寒论》四逆汤和张锡纯的复脉汤，而方中的关键是，附子量破格于正常用量的几倍、几十倍，不重用不足以奏功效。再加上重用炙甘草，可降解附子之毒性，有益于充分发挥回阳之力的持久性。

2009 年我和李可先生都应邀去广东省中医院讲课，促膝交谈时就不谋而合地谈到使用破格救心汤之奥妙。其中谈到如果病人到了心衰、呼吸衰竭，心脏纤颤休克时，用破格救心汤必须见到以下三症：一是面色萎黄灰白，唇舌、指甲青紫；二是大汗淋漓、四肢冰凉、手冷过肘、足冷过膝、丹田而温；三是脉沉而弱、散乱如丝、雀啄屋漏。李可还讲道：《素问》讲

"四肢者，诸阳之本"，这时的寒还没有到达丹田，就是还有点阳气，生命当存。在这千钧一发之际，不重用附子不能破此沉寒痼冷，令生命之火复燃。

2011年8月20日，我应临汾市医院心血管内科之邀去会诊病人赵某，男性，53岁，因冠心病、心力衰竭住院，曾因强心利尿而出现洋地黄中毒，全身浮肿、心脏扩大、心律失常，房颤，语言不能，气息奄奄，小便不遗，不能平卧，面色萎黄灰败，唇舌甲紫，冷汗淋漓，舌光无苔。诊其脉虚大沉微弱，故决定急用破格救心汤。因病情危急，附子加至200g，炙甘草加至90g，用开水泡药大火急煎，随煎随喂，连服两剂，使病势急转，后又急煎第三剂，附子再加重，病势开始回转，遂见喘止唇舌变红，四肢转温，有言语，脉缓而微洪，危急回春。

通过这一急救病案，我体会到李可先生的"破格救心汤"之玄机，这个玄机就是生死关头救阳为先，这个玄机就是"扶阳"。古人云："玄者，幽摘万类而不见形者也。"这个"阳"是无形的，是任何高尖端的现代化仪器测不出来的。

我参加过3次国际扶阳论坛会议，对卢崇汉教授讲的法，对刘力红教授讲的理，以及对来自各国的专家学者所述扶阳理论与实践的实例受益匪浅。体会到，扶阳这一大法源于道家的思想和儒家的文化，扶阳理论的发展和扶阳派的崛起，给我在脑病的研究与治疗上提供了科学的理论向导。

我在临汾遇到一位膀胱癌病人，他慕四川成都火神派的卢教授之名，远道而来求治。我有幸亲见卢教授的处方：附子、干姜、甘草、人参、砂仁、蔻仁、女贞子、枸杞子、仙灵脾、菟丝子、补骨脂等13味药。先后3次开方，每次都有变化，药味无变时量有变，有时加减一两味药，可每次都有变化，用药五十剂后，尿血停止，做膀胱镜检查结节消失大半。卢教授告诉病人，中医不像西医见膀胱癌就治膀胱的病，因为肾与膀胱互为表里，治了肾就治了膀胱的病。卢教授曾讲：坎为火，离为水，不知坎中有火，离中有水，水火既济自无病矣。水火不济，若一偏胜百病生焉。肾为树之根本，枝叶虽枯，能培养其根本则枝叶有发荣之日。故阳秘者其肾旺，只治膀胱而忽略其肾失养精，伤其脾土，伤其心肺，那膀胱癌如何能痊愈呢？卢教授凭着对此奥妙之理学达到极的感悟，总结出收功和归根的"上中下"三法则，即上要扶阳助心脾，中要扶阳抑阴调肝脾，下要养精固阳秘。我认为，其方药中附子、干姜、砂仁、蔻仁和肾五味充分体现了他的思想，堪称妙哉。

2013 年 1 月，黑龙江哈尔滨市病人王圣博，24 岁，CT 诊断为脑干旁脑瘤。先后做了 3 次手术。其父母携子来我院求治。父母为了给儿子治病，几乎倾家荡产，我为其会诊时，患者走路摇摆不稳，语言不清，眼球上吊，视物不清，痴呆面容，手足冰冷，遗尿遗精。寸脉浮，关脉虚，尺脉沉迟。观其脉症：浮脉诸病皆责于肾，关虚责之脾胃，尺脉沉迟责于阳虚。因而按卢氏三段扶阳抑阴法，上则扶阳助心肺通一气之阳，肺朝百脉，通调水道；中则调养脾胃，乃医家之王道，抑阴化气；下则养精固涩，温督通脑，升清降浊。处方：附子 30g，辛夷花 20g，麻黄 10g，细辛 15g，砂仁 15g，蔻仁 15g，藿香 12g，五味子 30g，枸杞子 30g，菟丝子 15g，补骨脂 15g，仙灵脾 20g，冰片 0.5g（冲服）。配合热效应疗法、足针治疗、药氧疗法、督脉火罐疗法，经过 50 天的精心治疗，遗精遗尿消失，视物清楚，眼球平视，走路平稳，语言流利。患者出院数日后，核磁复查脑瘤消失大半，上班工作。

中医为什么能治脑瘤？因为中医治病强调的是人而不是治的病。据《内经》载："天食人以五气，地食人以五味，夫五味入胃，各归所喜。故酸先入肝，苦先入心，甘先入脾，辛先入肺，咸先入肾。久而增气，物化而常也，气增而久，夭之由也。"治脑肿瘤要注重阳的作用。《素问·上古天真论》讲"恬淡虚无，真气从之"，为了保全真阳之气，强调了阳气对人体生理、病理影响相当广泛和重要。心无阳则血不能运，脾无阳则水谷不能代，肝无阳则疏泄不行，肺无阳则宣降失司，肾无阳则浊污凝闭，脑无阳则积阻升降。因而提出"气无热不行，瘀无热不散，痛无热不消，瘤无热不解"。脑有积或肿瘤使阳气排于外，阴盛成积，寒气积血瘀，寒邪一步一步地伤阳，因为头脑在颠顶，因而"诸阳"之会易伤，元神之腑阳易损，诸骨水之海伤真元，所以制定出"扶阳治心肺，扶阳调脾胃，扶阳填精益归根"的治疗脑病大法。

3.温热扶阳治脑瘤的医案

（1）脑病

乔某，女，38 岁，平素身健。2009 年 11 月，一日清晨突然双手抽筋，神志不清，3 分钟清醒后，感到左侧身体麻木，站立不稳，畏寒怕冷，在太原某医院做核磁共振，发现右侧脑部 1.5cm×1.2cm 的脑瘤。因家人不同意手术治疗，来院求诊，患者表情淡漠，畏寒怕冷，头痛时，爱用双手按头顶，感到舒畅，呕吐频繁，1 个月内抽搐过 3 次，曾在北京服过中药 60 余剂，呕吐减轻，头痛不减，脉沉紧中医辨证为寒气凝结，血瘀水结，脉络不通，寒湿癥痕。试用温阳辛散法，投入麻黄 15g，附子 60g（先煎），干姜 12g，吴茱萸 15g，七叶一枝花 15g，山慈菇 15g，茯苓 50g，川芎 15g，白芷 15g。服后头痛有减，呕吐消失，抽搐未发作，精神好转。

（2）脑膜瘤

姚某，女，33 岁。2005 年 7 月 21 日以脑瘤术后来我院治疗。患者体胖，约 90kg，平素身体健康，于 2005 年 5 月 15 日早晨起床着地时突然感到右侧下肢麻木，站立不稳，畏寒怕冷，纳呆少食，急送铁路医院。做核磁共振发现，右侧脑部可见 3cm×2.5cm 脑膜瘤。后经手术取出瘤体，活检确诊为良性脑瘤。术后不到 1 个月，脑膜又膨出颅外约 2.8cm×2.5cm 大小，纳呆少食，呕吐频繁，间断性抽搐，脉沉迟。中医辨证：癥痕积聚，寒气凝结，脉络不通。依证立方，以麻黄附子细辛汤原方：炙麻黄 15g，制附子 30g，细辛 10g。服用 3 剂后，抽搐渐渐停止，尿量增加，膨出的脑膜瘤缩小。右侧肢体仍然瘫痪，经用瘫痪得效汤加减，并采用药氧疗法半个月后，患者肢体可以抬动，上肢已动。效不更方，续用当归 20g，茯苓 50g，泽泻 30g，人参 20g，附子 50g（先煎），麻黄 10g，红花 10g，丹参 20g，车前子 60g，独活 20g，羌活 20g，半夏 15g，台乌药 15g。服用 20 天，头皮塌陷，复查 CT 发现瘤体缩小至 1.2cm×0.5cm，患侧肢体开始活动，前臂已可抬起。继用针灸和药氧疗法治疗，食纳增加，体重减轻，精神好转。

通过对此病例的治疗观察，我体会到：采用温热药物治疗脑瘤，具有显著的疗效。据有关文献记载，多数瘤体病学者都认为以活血化瘀、软坚散结、清热解毒之法治疗脑瘤，应当是大家遵守的原则。然而，岂不知肿瘤发生的最主要原因是阳不化气、阴长阳衰、寒血凝滞、瘀血内结，因而我提出治疗肿瘤应以阳化气、温热扶阳、温通脉络、消散肿块、化痰散结为大法，以附子为君药的麻黄附子细辛汤加味，用辛温发汗之法，解开皮腠，通调水道，使尿量增加，脑压下降，瘀血得化，从而热能化冰，斩关夺将，破阴回阳，辟秽开络，化瘤为血，散结活血。气血得利，经络得畅，脑瘤顽疾自可削减，以至消失而痊愈。

（3）头颈部肿瘤

李某，男，39 岁，井下矿工。2010 年 7 月 2 日来院就诊，因颈后不适，自摸颈背部有一肿块，经临汾市医院作 MRI 检查，颈 1、颈 2 颈椎肿瘤，骨质破坏压迫神经，颈项强痛，颈项右倾，转颈时痛，斜颈，左肩酸困，右肩抬举困难，自感背部酸软，怕冷喜暖，出矿井回家，很喜热饮，似感冒状，按感冒治疗总是收效甚微，头眩晕，仰头眩冒，脉迟细涩，舌胖苔白。

病属督脉病变，督脉为诸阳之会，易受寒邪，每天下井采煤不见天日，处风、寒、阴、湿之地操劳，正气易虚，湿困脾土，气血不和，阳气不足，阴气易滞，瘀血内阻，寒伤督脉，经络不通，痛而发作，因骨破损，真阳失运，阳不化气，阴寒成积。

观其脉症治之，宜辛散表邪，颈者太阳之首，用麻黄附子二辛汤，重用葛根、白术。葛根为颈项病的专用药。温通督脉，温阳化瘀，软坚化积，方用化阴消积汤，葛根300g，羌活20g，杜仲20g，麻黄15g，细辛6g，红花10g，川芎20g，白芷20g，白术200g，白芥子15g，七叶一枝花15g，元胡15g，辛夷10g。口服10天，汗出，转颈松动，仍喜温凉，纳呆少食。

上方去麻黄，加云茯苓15g，山慈菇15g，再服十剂，转颈痛轻。瘤体触及大小无变化。又在市人民医院做MRI，较前片未变化，在上方的基础上加补骨脂、鹿茸、鹿角胶以补真阳，加用足针、药氧、头针、拔罐等方法，经过两个月的治疗，并随证加减方药，诸症消失，瘤体缩小。

分析：患者在井下采煤历时10年，寒气湿重，阳气虚损，寒伤督脉，真阳失运，阳气不化，阳不流通，浊阴占据阳位，督脉不通，阴成积聚，用辛热扶阳之麻黄附子二辛汤，辛散表邪，引邪外出，主用葛根通督达脊，以阳化阴，扶阳祛邪，破冰化水，化瘀散结，气血得利，经络通畅，颈部肿瘤，自可消减。

各位同道、同志们，我今天的内容就讲完了。因为所讲内容均属个人心悟，一己之见，不妥之处在所难免，欢迎批评指正。

谢谢大家！

孙洁：今天高院长把他的心血和几十年的经验告诉给了我们大家，把他自己所有的绝学也毫无保留地告诉给了大家。我觉得我们来参加这次扶阳论坛应该是收获颇丰的。大家要学会思考、学会总结，才可以把这次论坛学到的东西变成自己的。昨天从卢老演讲开始，我们这个扶阳论坛已经从医学论坛升华到中华文化的层次，已经把后天返还先天的这种升华点传授给了我们，我相信大家一定会有一点点领悟的。还有，唐校长运用泰卦和复卦介绍了扶阳的思想。真所谓读万卷书不如行万里路，使我们知道了这种阴阳互动的方法。正是这个泰卦，使大家有了灵感，把才能升华出来，才能走进中医之门，才知道中医的奥妙在哪里。今天，高院长通过说文解字的方法谈了中医的奥妙所在。大家只有自己思考、感悟，学到的东西才能升华。再一次谢谢高院长精彩的演讲！

再谈阴火

张存悌

孙永章：各位代表，报告马上就要开始了。我们邀请扶阳论坛重要的演讲专家傅文录来给大家做这场报告的主持，大家欢迎！

傅文录：各位来宾，我非常荣幸能给张存悌老师来做主持，首先我衷心感谢张老师在火神派的启蒙之路上给予我的很大启发。我在2004年之前，就在临床上一直探索有没有好的办法来治疗我们面临的所有疾病，苦苦追求将近20年没有找到突破口。偶然在报纸上看到张老师写的火神派文章，当时感到热血沸腾。所以我就暗下决心寻找这些火神派的信息来作为学习的起点，从那时开始，我一直盼望能够跟张老师坐在一起同台演讲或者是有请教的机会，在几年前我们终于有了这样的机会。张老师在几次的香港演讲中都是我的带路人，作为我的师长带着我去做演讲，我感到非常荣幸。所以我感到，一个人学习的成功，除了自己努力外，师长的指点与引导是非常关键的。所以说张老师对火神派的理论基础的构建、言传和推动，特别是对火神派很多概念性东西的理顺，澄清了历史上很多疑问，他的著作对火神派扶阳的理论以及传承等方面做了详细的介绍，是对火神派深入的探讨。这本书出版以后一再修订，这说明什么问题呢？说明这本书对大家学习火神派是种指引道路、不断提供最好信息的一种载体，我们希望看到张老师的新著作不断推出。再次以热烈掌声欢迎张老师为我们做精彩的演讲。

张存悌：很惭愧，文录能走到今天主要是他的悟性，我只不过稍稍做了一点指引。

我之所以今天再谈阴火，是因为在前两届论坛上都讲过阴火，但是因为不是专题所讲，所以讲得不透彻，这次我希望系统地讲一讲。此外还有一个原因，我一直认为郑钦安的学术精华并不是善用附子、重视阳气，他真正的学术精华在于阴火，对阴火的论述和理论构建上，这是一；其二，阴火是一个十分重大的问题，应该是我们中医最常用的基本概念，但是我们现在没有重视，既然是重大问题就应该大讲特讲。今天我想分三个方面跟大家交流一下。

第一，为阴火正名；第二，郑钦安关于阴火的理论和研究成果；第三，我个人的体会。

一、为阴火正名

1. 阴火概念

阴火，简单地说，就是阴证所生之火，阴盛格阳，逼阳外越所致。肾中阳虚，火不安其位的失位之火，离开坎中之位。阴火的这种概念与其他阴阳对应的概念是一样的，比如说黄疸有阴黄、阳黄，皮肤发斑有阴斑、阳斑，水肿有阴水、阳水，中暑有阴暑、阳暑，扁桃体炎有阴蛾、阳蛾……最有意思的是，张景岳还提出一个阴消、阳消的概念，他认为消渴不仅有阳消，我们在治疗上习惯用滋阴降火、清热等，还有阴消，这就为我们现在治疗糖尿病用扶阳药提供了一个非常重要的支点。遗憾的是景岳阴消、阳消的概念未引起人们的重视。我们今天再来回顾一下，以后治疗消渴病用金匮肾气丸、附子理中汤，就应该非常理直气壮了，因为消渴有阴消这个证型。阴火是成熟的概念，而且远比阴黄、阴水、阴斑等这些概念更常见。一般而论，阴火有几个特点为我们所熟悉，但是我觉得有三个概念值得我们汲取："假火"，这个最通俗，张景岳称为假火；"浮火"，浮在表面的火，这个最形象；但是最规范的说法应该叫"阴火"。

关于浮火，我想起一个典故：当年林则徐在两广禁烟，英美使节请他赴宴，宴席当中上了一道菜是冰淇淋，冰淇淋刚做出来还冒着烟。林大人没见过这洋玩意儿，他以为是热气，就用嘴去吹，英美使节都暗中发笑。林则徐看在眼里但没有吱声，转天他回请英美使节，宴席间也上了一道菜，是芋头泥，就是芋头捣成泥，是一道非常非常热的菜，但是拿出来的时候一点烟都没有。英美使节大人以为是道凉菜，拿起来就往嘴里放，一下烫得哇哇叫。我说的是什么呢？林则徐上当的这个烟就是浮火，那么凉的东西产生一种假象，冒出烟来，这个烟就是浮火，就是阴火。

阴火除了阴证所生之火这个根本概念之外，还有两个很重要的附加条件：第一，它属于虚证范畴，只能是虚证，"龙雷之火原属虚火，得水则燔，得日则散，是即假热之火，故补阳即消矣"。一旦是实证就不属于阴火。我们所说的郁火证，这个是实证，就不属于阴火。因为它是阳证，与阴证是对应的。第二个附加条件，阴火只能以热药治疗，肉桂、附子、干姜，用药则唯大辛大热之剂，所谓以火治之，补阳即消，就是说的这个意思。这两点很重要，在鉴定阴火方面不可忽视。

阴证所生之火，阴火这个概念古代医家认同吗？下面复习一些文献，仲景我们就不说了，他认为阴火是里寒外热、内寒外热，创造了四逆汤、白通汤之类的方剂来治疗，至今仍在沿用。张景岳有一个非常重要的论述，就是阴火是一源三歧路，阴火的根源就是一个，肾阳不足；三歧就是有三条道路来表现，是往上、往外、往下，这点张景岳说得非常清楚："阳虚之火有三，曰上、中、下者是也。一曰阳戴于上，而见于头面咽喉之间者，此其上虽热而下则寒，所谓无根之火也；二曰阳浮于外，而发热于皮肤肌肉之间者，此外虽热内则寒，所谓格阳之火也；三曰阳陷于下，而见便溺二阴之间者，此其下虽热而中则寒，所谓失位之火也。"张景岳把阴火的来源和走向说得非常清楚，我从这句话归纳出"一源三歧"的概念。

李时珍很了不起，他首次对阴火提出了阴阳对立的描述。他说："五行皆一，唯火有二，二者，阴火、阳火也。诸阳火遇草而烟，得木而燔，可以湿伏，可以水灭；诸阴火不焚草木而流金石，得湿愈焰，遇水益炽，以水折之则光焰诣天，物穷方止。以火逐之，以灰扑之，则灼性自消，光焰自灭。"阴火只能用热药治疗，用凉药治疗只能适得其反，火焰滔天。他明确提出了阴火、阳火的概念，指明了治疗大法。这可能是历史上第一次明确地提出阴火和阳火的概念。

舒驰远是郑钦安的老师，郑钦安的《伤寒恒论》就是在舒驰远的《伤寒集注》的基础上演绎出来的。他对阳火、阴火做了明确的鉴别："阳火，实火也，其证恶热不恶寒，舌苔干燥，渴欲饮冷；阴火，虚火也，其证恶寒，蜷卧，舌润不渴。"

最有价值的是陆懋修对阴火做了相当经典的论述，他说："若夫虚火、实火之外，别有一种阴火者，则不予人以易见，故即为人所罕见。""此为龙雷之火，不燔草木，得雨而炽，即阴盛格阳之火，亦即阴极似阳之火，火之最大者也。此则既非实火，又非虚火，而独为阴盛之火。其于病也，虽见种种火象，如面赤戴阳、除中能食、手足燥扰、欲入泥水中坐，而用药则唯大辛大热之剂，一剂可以回阳。"他强调阴火独为"阴盛之火"，"火之最大者也"，显示出对阴火的重视。我们注意一下，陆氏提出的虚火，通常指的是阴虚之火，我们目前也这样认为。他说"虚火、实火之外，别有一种阴火"，意味着他认为虚火和这个实火为同一类病状，都属于阳火。郑钦安就是把阳证归纳为实热和虚热，虚火就是阴虚之火，只是和实热在程度上有所不同，两者都属于阳证。与此对应的是阴火，是假火。也就是说，阳火是有虚有实，虚火有虚无实。

可见，李时珍、舒驰远、陆懋修等前辈已将阴火与阳火做了明确界定。

2. 此阴火非彼阴火

彼阴火是指李东垣提出来的阴火。大家知道最先提出阴火的是李东垣，但是东垣的阴火主要是指脾胃气虚发热之火，和郑钦安的阴火相比，二者有着明显的不同：东垣的阴火，病位在脾胃，性质是气虚，治疗是益气升阳，代表方是补中益气汤；郑钦安的阴火，着重在肾阳，定位在肾，性质是阳虚，治疗不是升发而是潜纳，代表方是潜阳丹、封髓丹、四逆汤之类。两者显然不是一回事。李东垣阴火如果一定要叫阴火的话，我们不妨称之为"脾虚阴火"。经典阴火即阴证所生之火，可以叫"肾虚之火"。

大家知道，李东垣的阴火概念十分混乱，他一会儿说"阴火者，心火也"；一会儿又说"肾为阴火"，其书中指阴火为心火者2处，肾火者5处，脾火者3处，胃火者1处，肝火者1处，肺火者1处，经脉之火者6处，五志化火者2处。大家看看，一个阴火就让他说出这么多含义，歧义叠见，莫衷一是。大家可以去看，在中医杂志上每年都能看到几十篇、上百篇讨论阴火的文章，一直在争论，到今天也没有统一的结论。矛盾在哪儿？它含义宽泛，说到底是名不正言不顺，这个阴火就是名不正。

现在我们应该还阴火的本来面貌，正本清源。阴证所生之火，逻辑上确切，没有任何歧义模糊之处，从理论上讲更恰当。何况李时珍、陆懋修等前贤都已经明确这一点。所以我今天含糊点说，可以说是为阴火翻案，确切点说是为阴火恢复它的本来面貌。坦率地讲，东垣的阴火有点鸠占鹊巢，因为他用脾虚发热的概念占据了阴火的位置，导致现在学界还在争论。东垣在做学问上确实有点不严谨，他这种滥造名堂的例子还有，最突出的就是痹证。《内经》谓"风寒湿三气杂至合而为痹"，我们都耳熟能详，脱口而出。东垣就不用这个概念，非要另造一个概念叫"痛风"，把所有痹叫"痛风"。后来的医家如朱丹溪也叫痛风，还创造了上中下通用痛风汤。有一个痹证就已够用，他非要另造一个名堂。惹得后世医家纷纷指责他，明代孙一奎就斥之为"因名迷失，留害已久"，说他这个"痛风"发明得毫无道理。所以我们现在应该为阴火正名，名正则言顺，彰显它在中医学中应有的位置。这是阴火的含义问题。

二、郑钦安关于阴火的理论和研究成果

第二个问题，咱们看看郑钦安对阴火是怎么认识的。郑钦安在构建火神派理论时对阴火做了大量的研究，他的书中可以说贯穿着一条基线，着意于阴火。书中谈及阴火 11 次，论及阴火之证则比比皆是。乃至唐步祺说："郑氏所特别指出，而为一般医家所忽略的是阴气盛而真阳上浮之病。"郑钦安非常重视阴火，唐步祺看出来了，和我的观点是一致的。他对阴证病情的论述集中于三处，每次都有半数以上的病证都是讲阴火。如在《医理真传》"阳虚证问答"一节，总共列举了 31 种阳虚证，有 16 种属于阴火。他总结道，"以上数十条专论阳虚，指出真气上浮，反复推明"阴火表现。真气上浮是阴火最常见的一个表现。他举出多种阴证中都有一半以上的病情，实际上说的都是阴火。我这么说的意思是说郑钦安对阴火做了大量的研究。

我们归纳他关于阴火的贡献主要有这么三点。今天时间有限，我们只归纳三点。

1. 提出"火有阴阳之别"的纲领

郑钦安最大的贡献是，提出火有阴阳之别的纲领。他在论述血证的辨治时，针对世俗专主滋阴降火说道："不思火有阴阳之别，血色虽红，由其从火化得来，终属阴体。气从阳，法天居上；血从阴，法地居下。"显然这句话不单单适用于血证，所有的火证都适用，既有阳证实热的火证，还有阳虚阴证引起的火证。在论证痔疮的时候，他说，痔疮有 36 种不同的名称，"其形不同，其原则同，不必细分，总在阳火、阴火判之而已"，痔疮就分阳火、阴火两大类，体现了他万病只分阴阳的大概念。火有阴阳之别的纲领是郑钦安关于火证最基本的观点，也是我们判断阴火的一个理论基础。

2. 指明阴火误治是"千古流弊"

第二点，郑钦安指明阴火非常容易误辨、误治，乃是千古流弊。大家知道作为一个新的流派火神派诞生，它都是在与时代流弊做斗争，校正时弊的过程中产生的。郑钦安校正了什么时弊？就是校正对这个假火、对这个阴火的认识不足的时弊。许多医家认为是阴虚火热的病，他都能力排众议，勘破阴霾，揭示出阳虚阴盛的底蕴，告诉大家要用辛热药物治疗。郑钦安有一句非常有名的话："总之众人皆云是火，我不敢即云是火。"大家一

定要记住这句话。就是你们大伙儿都说是火的病，我不敢说是火，我认为可能是假火、是阴证，有一种众人皆醉我独醒的反潮流的感觉。就像口疮、牙痛、咽炎这些局部红肿、疖疮、发热、出血等病证，众人都认为是火，抱定火热成见，投以寒凉药物。他说："若虚火上冲（指阴火），后学懵然无据，滋阴降火，杀人无算，真千古流弊，医门大憾也。"他反复强调这个概念，不认识阴火，用凉药治疗阴火，真是"千古流弊，医门大憾"。他要纠正这个流弊，今天对我们仍有现实意义。

事实上几乎所有的火神派名家都与温病学派激烈争辩过，焦点就是围绕着假热、阴火的见识上，火神派前期扶阳名家吴天士、郑重光的医案集中都有很多例子。吴天士有《吴天士医话医案集》，郑重光有《素圃医案》出版。我们看他们的著作，都是在跟温病学派争论，争得天翻地覆。吴天士有这样一个病例："曾经历五医，俱是表表著名者，不知何故，绝无一人认得是阴证，医至将死，而后待余以峻剂参附救之。"人都快要治死了，才等我用参附来救之。还有一个病例更典型，他一个族弟的母亲，"患呕吐，以证论不过一停饮耳，前之名医，几复杀之，且三杀之，而余三救之。"是说他用热药治好了，另一名医则用凉药来治，"几复杀之"。如此反复三次，"每投药之际，辄如此辩论一番，几欲呕出心肝"，你说争论得多激烈。乃至吴天士发出"曲高者和必寡，道高者谤偏多"的感慨。因为这两本书都是我校注的，我看了不下七八遍。觉得凡是吴天士、郑重光的意见被采纳时，患者都能得到救治；反之，凡是反对意见占上风者，吴门温病学派占了上风，患者都被寒凉药治死。

"千古流弊，医门大憾"，郑钦安在反复告诫后人，千万不要误辨误治这个阴火。

3. 对阴火的辨治卓有成效

当然郑钦安对阴火的辨治是非常有效果的，他制定了阴阳辨决，用以判断阴证、阳证，作为辨认阴火、阳火的不二法门。他研制了潜阳丹，极力推崇封髓丹作为治疗阴火的重要方剂，疗效是"百发百中"的。敬云樵在《医法圆通》的批注中写道："郑钦安只重一阳字，握要以图，立法周密，压倒当世诸家，何况庸手！"他是郑钦安的道友，推崇扶阳理论"压倒当世诸家"，是说疗效。大家都知道郑钦安有一个非常著名的案例，他之所以出名，和这个案例有极大关系，什么案例呢？当年他治好了成都府知府朱大人夫人的吐血证，《中医火神派探讨》开篇第一章就讲这个案例。朱夫人患吐血证，成都府16个地县都派出名医来治，在知府院里治了一年，那些医生住在那里被好吃好喝地招待着。治了一年，越治越糟，奄奄一息。后来他们没招了，就怂恿知府请民间的一个"郑火神"来治，师爷带着八抬大轿请郑钦安看病。郑钦安一看就知道是阴火，出手就是大剂四逆汤，附子4两，干姜4两，炙甘草2两。当时16个地县的名医本来就是因为看不好这个病没法脱身，想找一个替罪羊。他们看到郑钦安的处方，当时绝对不能接受，哪有用附子、干姜治吐血的道理？就等着看他笑话，要置郑钦安于死地。就跟知府说：这方子很好，大人最好把郑火神留下来观察。说是观察，实际上是扣做人质。但是1剂四逆汤服下去，夫人立刻大为好转，很快恢复健康。知府给郑钦安送了金匾，上写"医宗仲景"。一个省长给一个名医送匾，郑钦安就这样出名的。他用四逆汤治疗重症吐血，就是阴火理论的胜利。

三、本人临床体会

下面我结合实践谈谈本人体会。我不太善于谈"道"的东西，但绝对不反对，作为一个临床医生，我更愿意从"术"的角度来谈这个问题，所以我想结合我的案例来谈我对阴火的认识。阴火理论使我对阴火有了很深的认识，临床上疗效也提高好多，过去治不好的病、治错的病，现在都能治好。

1. 阴火证多见，误治者频发

我感觉阴火证十分多见，误治者频发。既然陆懋修称阴火是"火之最大者也"，王冰也称是"火之大者也"，举凡内外妇儿、五官、皮肤、肿瘤等各科均可见到，我每天门诊均能见到，若不识阴火，只能误治。张景岳说："真寒假热之病为极多，而真热假寒之病则仅见耳。""矧庸医多有不识，每以假热为真火，因复毙于无形无响者，又不知其几许也？"是说用凉药治阴火证，治死的不知几许也，特别是外科、五官科、皮肤科是阴火的重灾区，这是因为只见树木不见森林，只见局部不见整体。我个人治了好多这方面的病例，都是多年不愈，或者是高龄病人。以我的经验，那些久治不愈的阴火病证，如痤疮、牙痛、咽炎、口疮等多数都是被误治，反复不愈。他们在谈以往的治疗过程中都谈到，都是请的名医，但治不好。这确实是千古流弊，医门大憾。

2. 阴火是一个重大问题

阴火就像阴黄、阴暑、阴斑、阴水一样，和这些常见的病证概念一样，在教材里就应该有所体现。遗憾的是我们教材没有这个概念，有的是一个大家一直争论不休的李东垣的那个阴火。无论就理论还是临床而言，它都是个重大问题。如果单涉及理论问题，那争就争呗，无所谓。但因为它涉及临床用药，必须搞清楚、搞明白。有一个学者说了一句很重要的话，对我很有启发。他说科学史证明，对一个学科而言，"绝大多数的重要进展都是由引入新概念或者改善现存的概念而取得的"。新概念谈不上，但是我们要改善现实的这个阴火的概念。东垣的阴火是鸠占鹊巢，阴火本来的面貌就应该是阴证所生之火。

3. 阴火的辨证治疗

关于阴火的辨证治疗，我今天虽然是再谈阴火，但我绝不想炒冷饭，所以过去讲的我不重复。但是下面这句话我实在是不得不重复，因为它太重要了。《钦安用药金针》中说："予考究多年，用药有一种真机与众不同，无论一切上中下诸病，不问男妇老幼，但见舌青，满口津液，脉息无神，其人安静，唇口淡白，口不渴，即渴而喜热饮，二便自利者，即外现大热，身疼头痛，目肿口疮，一切诸症，一概不究，用药专在这先天立极真种子上治之，百发百中；若见舌苔干黄，津液枯槁，口渴饮冷，脉息有神，其人烦躁，即身冷如冰，一概不究，专在这先天立极之元阴上求之，百发百中。"因为这句话实在太重要，太精彩了，所以我不得不重复一下。我对阴火的认识、感悟，就是发端于这句话。换句话说，这句话使我认识了阴火是怎么回事，而且我个人以为，这是郑钦安三部著作中说得最精彩、最重要的一段话。

在阴证的大背景下，其他"一切诸证，一概不究"，这是辨认阴火的关键。你不要看牙疼了，痤疮了，咽炎了，这些热象肿痛火形，是阴火，是假火，是浮火。已故伤寒名家陈慎吾先生说过一句名言："洞察阴阳，方能治病；明辨真假，可以为医。"我非常赞成。你要当个医生不难，但你要当一个高明的医生，就必须要做到"洞察阴阳，明辨真假"。我个人的观点要当一个好医生必须要具备这三条：洞察阴阳，明辨真假，我加一个"知常达变"。因为疾病不都是像你常见的，它时常存在一个变数。

阴火的治法：关于阴火的发生我总结为"一源而三歧"，阴火的治疗本人归纳为"一本六佐"。

一本——扶阳为本，"阴火宜引，破阴回阳为君，附、姜、桂是其主药。"很多人称用附子、肉桂，意在引火归原，郑钦安不以为然，不同意这种说法。他说："称桂附为引火归原者，皆未识其旨归，不知桂附干姜纯是一团烈火，火旺则阴自消，如日烈而片云无。况桂附二物，力能补坎离中之阳，其性刚烈至极，足以消尽僭上之阴气。阴气消尽，太空为之廓朗，自然上下奠安，无偏盛也，岂真引火归原哉？"——用桂附不是引火归原，强调了桂附治本的意义。

六佐——六种辅佐方法：潜镇、引降、纳归、酸敛、厚土、反佐。

·**潜镇**：就是用金石或者介类药物，重镇潜藏之治法，其药物以磁石、龙骨、牡蛎、紫石英、龟板、鳖甲、海蛤粉为主。

·**引降**：就是引火下行，药物以牛膝、泽泻、茯苓、车前子为代表。张景岳的镇阴煎中就有牛膝，他说"右归饮，此益火之剂也……如治疗阴盛格阳、真寒假热之症，宜加泽泻二钱"，引火下行。"六味回阳饮，治阴阳将脱等症，若虚阳上浮者加茯苓二钱。"这都说明茯苓、泽泻、车前子、牛膝是引热下行的，这也是常用的辅佐。

·**酸敛**：是以五味子、乌梅、白芍、山萸肉等酸性药物为代表。张锡纯曾经对真武汤中的白芍有过论述："方中用芍药者，非以解上焦之热，以其与参、附并用，大能收敛元阳，下归其宅。"

·**纳归**：就是以砂仁为代表的纳气归肾的方法。如郑钦安创立的潜阳丹，他极力推崇的封髓丹，都是以砂仁为主药，这是郑钦安最常治疗阴火的方子，我们在临床也很常用，两方合起来就是潜阳封髓丹。

·**厚土**：厚土以伏火，是指以大剂量炙甘草的投用为代表，代表方就是四逆汤。

·**反佐**：就是"寒热温凉，反从其病也"。治疗热病的时候该用凉药，但是怕疾病格拒不纳，呕吐，所以要加一点热药；反过来治疗寒病，用热药的时候也加一点凉药。在治疗阴火时伍用一点凉药，代表方就是白通汤加猪胆汁方、加童尿方。另外，热药冷服也是反佐方法。当然用不着六法全用，用一到二种，最多三种。

下面说一下本人近期的案例，体会一下阴火的"一源三歧"表现，治疗的"一本六佐"方法。

再谈阴火

（1）虚阳上浮主要是头面五官表现为主，火性上浮，所以在阴火中虚阳上浮的最多，所以我一向认为五官科是阴火误辨误治的重灾区。

口疮：李女，82岁，口疮反复，舌痛，病已3年，口干口黏，夜间要起来几次漱口，牙龈肿痛，口腔医院屡治不效，脚凉，便涩六七日一行，尿等待，夜三四次，舌淡胖润，右脉滑尺沉，左浮滑寸弱。大家看看，脚凉，舌淡胖润，右脉滑尺沉，足够了。在阴阳辨决中，神、色、舌、脉、口气、二便7项中，我的经验是有2项符合了，个别的1项符合了，比如舌胖润1项就可以确诊阴证。用潜阳封髓丹加味治疗，药用砂仁20g、黄柏20g、炙甘草30g、附子20g、干姜15g、牛膝15g、肉桂10g、骨碎补20g、白术10g、云茯苓30g、仙灵脾20g、通草5g，7剂，水煎服。附子、干姜、甘草是四逆汤，扶阳治本；牛膝、茯苓引归，砂仁纳下，30g炙甘草可以理解为厚土伏火。1个月后诸症消失，大便也通畅了，我没有用通大便的药物，但是治了本了，其他症状也都消失了。

唇疮：许女，70岁，下唇正中长一肿物如黄豆粒大小，色紫暗，疼痛，有时溃破开裂则出血，有时吃饭触碰亦出血，继则结痂，如此反复已10个月。屡服凉药不愈，思想负担很重。舌淡胖润，脉沉滑右尺弱，这就是阴火证，也是用潜阳封髓丹：附子30g、龟甲10g、黄柏10g、砂仁25g、炮姜30g、泽泻15g、川牛膝25g、皂刺15g、白芷10g、炙甘草30g，7剂。守方服药1个月后症状逐渐消失。虽然本病表现为肿痛火形，但是舌淡胖润，尺脉沉，就是阴证。郑钦安告诉你了，"一切诸证，一概不究"。10个月后再次复发，仍予前方治疗半个月痊愈。

口臭：我们过去认为口臭就是胃火、心火导致。患者张男，52岁，口臭，十二指肠球部溃疡5年，时见便血，肢体不凉，舌淡胖润有痕，右脉浮滑，左滑寸弱，面黄，素有糖尿病，空腹血糖6.7mmol/L。舌胖润有痕，根据这一点就可以判定为阴证，口再臭也是假火、阴火。用四逆汤原方：附子30g、炮姜30g、炙甘草60g。5剂，口臭消失。炙甘草60g补土伏火。

牙痛：孙男，80岁，胃癌术后15年，上牙床肿痛2年，屡服龙胆泻肝丸、清胃散即可好转，但反复发作。鼻腔灼热如冒火，便溏，尿黄，眠差，手足冰凉，形色疲倦，食纳尚可。舌淡赤胖润，脉左滑数尺弱，右沉滑尺旺寸弱。此脉好像是阳脉，左滑数，但是手足冰凉，舌淡胖润，就可确诊为阴证。还是潜阳封髓丹加味，用砂仁15g、黄柏10g、炙甘草30g、附子30g、肉桂10g、炮姜20g、牛膝15g、木蝴蝶10g、松节10g、骨碎补25g，白芷 10g，7 剂。

复诊，述服用头剂，牙痛反而加重，我认为不要紧，是邪正交争。从第 2 剂起牙痛减轻，7 剂服毕，牙痛已减八九成，鼻腔灼热消失，守服 7 剂即愈。两年后，这个老爷子又因为牙痛来找我。这个不是我没有治好，是因为天气凉了，受凉了引起反复，很正常。还是用这个方，药到病除。

鼻腔灼热：李女，41 岁，鼻腔如冒火半个月，眠差，呃逆，宿有咽炎，左乳腺增生，月经来时乳房胀痛。舌淡胖有痕，脉滑软寸弱，右尺沉。观右脉尺沉，舌淡胖润有齿痕，确认为阴证，鼻腔冒火是假火、阴火。潜阳封髓丹加味：砂仁 20g，黄柏 15g，炙甘草 30g，附子 20g，茯神 30g，枣仁 30g，磁石 30g，干姜 15g，浙贝母 15g，牡蛎 30g，麦芽 30g，肉桂 10g，鹿角霜 30g，麻黄 10g，白芥子 15g，细辛 5g，玄参 10g，用 7 剂。复诊时鼻腔灼热消失，正好赶上经期，乳房胀痛未再发作。守方巩固，痊愈。

这个病例我也有不满意的地方，不知道各位能看出来吗？这个处方用了 17 味药，有点儿多。我现在追求一种经典火神派的风格：基本上用经方，用药十几味就应该解决问题，绝不乱加药物。因为患者还混合着咽炎、乳腺增生，所谓"杂合之病，需用杂合之药"，药味多了些。我现在用药讲究精简，用经典火神派的方子。我特意找了一段文献来支持这个观点，《洛医汇讲》有一句话说得很精彩："用方简者，其术日精；用方繁者，其术日粗。"温长路教授有一句话很形象地解释了这句话："药过十二三，大夫必不沾。"这是河南中原一带的俗语，一旦用药超过十二三味，这个大夫大概不是好大夫。但是病情复杂，特别像肿瘤病例用药难免要多一点，除此以外我觉得用药应该以简练取胜，这说明你看病看得准。

腮肿：姓马的一位护士，23 岁。3 个月前，左腮似被虫咬，抹了一种药水而发病，腮时红肿，灼热感，天热则发。心烦，足凉，畏冷，咽炎时发。舌淡胖润，脉滑软寸弱，曾在中医院、市七院治疗两周不效。治疗两周没有效果这个病史反而增加我们辨证的依据。因为俗医治疗肿痛火型的病大多要用凉药，最少也要用滋阴药，按阳证来治。从这个治疗本身就可推断出它是阴火，因为你用凉药两周没效果，可以肯定是阴证，要是真阳证的话，两周怎么也有点效果。用潜阳封髓丹：砂仁 20g，附子 15g，炙甘草 30g，黄柏 10g，牛膝 15g，炮姜 15g，肉桂 10g，木蝴蝶 10g。7 剂，水煎服，服药后痊愈。这里用了炙甘草 30g 补土伏火，牛膝引火归原，砂仁纳下，用了 3 种辅佐方法。

我个人认为在阴火的表现中虽然一源而三歧，但火性上行，虚阳上浮的最多，五官科是重灾区。我个人还归纳了一个观点，五官科有四大阴火重症，大家看看是不是这么一回事。最常见的五官科阴火四大症，一个是眼病（眼痛，眼睛红肿疼痛，干涩，我上次讲了好几个案例，我说过不炒冷饭），加上咽炎、牙痛、口疮，这四大病症，是五官科最常见的阴火。这些年来我治五官科的病人很多，因为你治好一个，他领来一大帮。我提醒大家，如果在临床上见到这四大阴火证，千万不要动辄清热泻火，清热解毒，最不济也来个滋阴降火，这就南辕北辙了。五官科是阴火重灾区，所谓"凉从脚下起，火从头上升"。这些俗话也表明了阴火在五官科常见的规律。

（2）虚阳外越主要是发于皮肤肌肉之间

燥热：姓夏一个女士，浑身燥热如冒火，午后尤甚，坐卧不安，严重影响睡眠，有汗阵发，病已半个月，两个月前因高烧住院，滴注左氧氟沙星 10 天，体温已正常。伴有心悸，纳差，口渴，便秘，屡服泻药 1 年。畏冷，冬季脚凉，心电图 V_{5-6}、ST 段下移。在某军区医院住院两次，按心脏病治疗，花好几万都没有效果。查舌胖润，苔根黄，脉左沉滑数，右脉尺弱。还是个阴证，是虚阳外越，用茯苓四逆汤加味：附子 30g，干姜 30g，红参 10g，砂仁 10g，肉桂 10g，茯苓 30g，炙甘草 60g。3 剂药。用了补土伏火的炙甘草 60g，茯苓引火归原，砂仁纳下，四逆扶阳固本。服药当天，酣睡一宿，燥热未发。3 剂药服完一直没再发热。我临床非常愿意治发热病，因为发热通常都是先找西医，治不好才来找你。我觉得我要把他治好了，能显出我的本事。但是这个发热病人我并不多见，因为有一些人早就打点滴去了，所以不多见。所以一旦有发热病人，我非常有兴趣，有积极性。

虚阳欲脱：这是我当年"文革"中下乡时的一个老乡，47 岁，发热已 5 天，体温 38～39℃之间，住院予抗生素消炎治疗。但是昨天吃了一个西瓜就拉肚子，逐渐神识昏昧，心烦不安，言语错乱，手足躁扰，体温 38.3℃，无汗，尿量尚可，舌淡紫润，右边有紫包一个，脉滑软寸弱。医院已向家属下了病危通知。分析此为虚阳欲脱。舌淡紫润，脉滑软寸弱，都是阴舌阴脉。处茯苓四逆汤加味：茯神 30g，附子 30g，炮姜 30g，红参 20g，砂仁 10g，龙骨 30g，牡蛎 30g，香薷 10g，炙甘草 15g，生姜 10g，大枣 10个。3 剂，冷服，每次兑入童尿 50mL。次日电话告知，服药 3 次，有汗，神志已经清醒，发热已退，烦躁亦安。但是感到腹胀，进药改为热服，另外停用童尿。药喝完了恢复常态，继续调理痊愈。

带状疱疹：我上次说过，这个病你随便找个医生，大概都是按热毒来治，用龙胆泻肝汤。这个病人81岁，男性，疱疹发于右肋五六处，疹如粟米，成片成簇，色红，灼热疼痛，连及右腋，汗多。舌略紫胖润，苔薄白，脉左浮弦而软，右弦寸弱。据舌脉断为阴证，用真武汤加味：附子30g，白术30g，茯苓30g，白芍25g，瓜蒌30g，红花10g，白芷15g，薏苡仁30g，甘草15g，生姜10片，大枣10个。用的是真武汤原方合了一个偏方，服7剂，就好了。带状疱疹是个非常难治的病，如果认定是三阴证，用麻黄细辛附子汤、真武汤、桂枝汤，方向对了，都可以治好。

疖疮：这个患者，男，26岁，面、背、胸腹都长满疖疮，反复12年了，屡治不效。这就提示他屡服凉药乏效，从这一点反过来推就是阴证。瘙痒，易汗，两脚冬季常裂，口臭，足凉，形胖，不乏力。舌胖润，苔薄黄，脉左滑寸浮尺弱，右滑软寸弱。因为他有汗，桂枝汤加味：桂枝25g，白芍25g，炙甘草25g，黑芥穗15g，蝉衣5g，防风10g，乌梢蛇35g，皂刺10g，连翘20g，肉桂20g，薏苡仁30g，牡蛎30g，附子25g，砂仁10g，半夏25g。服用7剂，复诊各部位疖疮都变小，口臭也减轻。守方调理半个月，痊愈。

（3）虚阳下陷主要见于便溺二阴之间。

淋证：这个小伙25岁，因为支原体、衣原体感染，静脉滴药两周，现阴茎灼热，龟头发红，小便刺痛，目赤干涩，右小腹抽痛时作，舌略紫胖润，脉沉滑。当时我觉得是个阳证，就用四逆散加味：柴胡20g，枳实10g，赤芍20g，桔梗15g，土茯苓30g，桂枝20g，川牛膝30g，乳香10g，炮姜25g，车前子25g，甘草15g。服用7剂。复诊小腹抽痛好转，其他症状也有减轻，加了枸杞子35g。但三诊时，阴茎灼热反复，且增加了口鼻灼热、尿黄、舌略紫胖润、脉沉滑。反复琢磨，应该是阴证，改用四逆汤合封髓丹：附子25g，炮姜30g，黄柏15g，砂仁15g，肉桂10g，知母10g，土茯苓30g，川牛膝25g，炙甘草30g。7剂。这次诸症均减轻。所以我认为阴证的诊断是对的，附子加量至30g，再加党参、白术，再服7剂，痊愈。我觉得自己阴阳辨诀拿捏得不错了，但是对于这个病仍有反复，把阴证看成阳证，用了四逆散，虽然稍见小效，但这只是一个表象，最终还是判断为阴证收效。

足心发热：这是一个女性，47岁，足心发热两年，哈欠连天，乏累，鼻、唇易生疮疖。偶流鼻血，多梦，舌淡胖润，左脉滑软尺弱，右滑寸沉。四逆汤加味：炙甘草60g，附子30g，炮姜30g，红参10g，砂仁10g，茯神30g。服用7剂。服药后诸症消失。后来复发，服用上药仍有效。我还治过一个男性，80岁，也是足心发热，午后加重，用四逆汤：炙甘草60g，干姜30g，附子30g，砂仁20g，黄柏15g，龟甲10g。服药3剂，足心发热消失。总的来说，我觉得阴火是一个大证，是最容易误辨误治之证，怎么说都是一个大事，是郑钦安学术的精华。乃至于傅老师和我这个演讲的题材都有一点重复。因为它的重要，所以我才再谈阴火。不知道各位听明白没有，今天是我们会议最后一天，各位这么辛苦认真地听课，我表示衷心的感谢，谢谢！

傅文录：刚才张老师给我们做了精彩的演讲，我有三点提示给大家。

第一个，张老师从阴火的源流问题为我们正本清源，谈了历代医家的议论和探讨。如果在张老师的框架下来了解历史的发展与变化，这是最好的教材之一了。希望大家回去后，如果哪些有疑问，有不清楚的地方，多看一看历代医家的论述，然后再思考哪些是完善的，哪些是欠缺的。

第二个，张老师提出来了辨识阴火最关键的环节，洞察阴阳，就是用郑钦安的阴阳辨诀两把尺子来衡量。当你用阴阳辨诀两把尺子衡量所有的疾病，你就会心中没有疑惑，没有假象，见到的所有的现象都是真相。

第三个，张老师从临床角度，从自己的亲身体验，特别在用药上，如炙甘草、龟板，以及对这个疾病的判断上彷徨犹豫的情况下，还能继续观察病人的用药反应来拿准辨认阴火的关键环节。所以说张老师临床体验、用药上这种特色特点，值得大家会后没事多看看，详细地看看医案。因为时间的关系讲得可能不是太详细，希望大家以后回去多反思这个情况。

我想阴火证是困扰现在所有大夫的问题，弄不清楚这个火到底从哪儿来，向哪儿去，我们应该怎么办。所以我们从郑钦安这里找到根源，知道就是坎中一阳，游离在外，没有运行到我们所说的一气周流的主干上。用扶阳方法就找到了根源，所以我跟张老师的演讲是相互弥补，他从理论上、源头上告诉我们如何思考，我跟张老师的方法都是在临床上给大家一个思路与方法。

让我们再一次以热烈的掌声感谢张老师给我们做的精彩演讲！

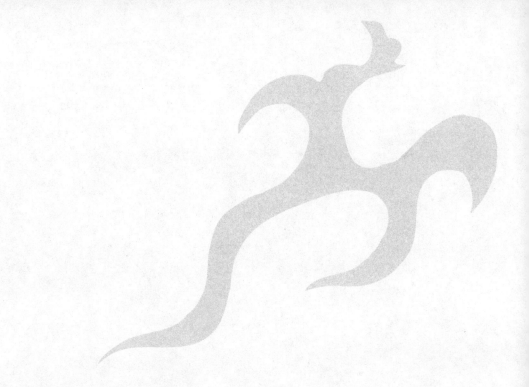

交流发言

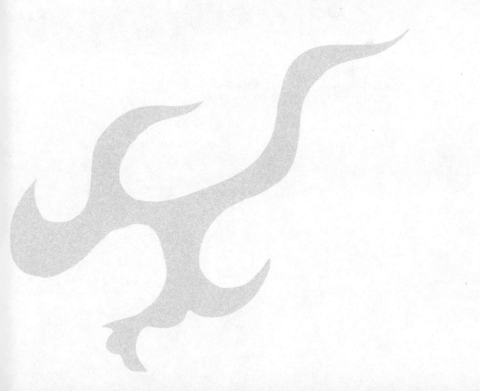

中医艾灸"扶阳"养生之道

邓 勇

孙永章： 我们在座的每一位应该心里都有一个秤，可以称一称我们每一个能够上到扶阳论坛来演讲的专家的分量，刘力红教授对扶阳论坛有一个要求，就是要求到扶阳论坛演讲的专家一定要经过扶阳论坛组委会的专家考察过、体验过，甚至跟专家探讨过。对他们深厚的学术基础要有深入的了解。从扶阳论坛开办以来今年是第六届，我们知道前几届一直以扶阳内科的用药为主，我和刘力红教授也一直在寻找更广泛的方法，比如我们也推出了以高圣洁老师的正脊手法扶阳等。我本人是北京中医药大学针灸毕业的，我一直在寻找一种灸法的扶阳，相信我们与会每一位专家，也是在期待这样一个扶阳的方法出现，我一直在关注我们灸法的发展，但当代真正把灸法从灸的材质上升到理论，又上升到实践，并且做出一番事业的我觉得确实不多。近几年我们考察了北京禧灸堂的灸疗的方法，以及他们对灸疗深入系统的研究，并且为了了解他们深层的学术内涵，我还私下作为一个顾客到禧灸堂去买了卡，去体验他们的灸疗。我觉得禧灸堂对灸法进行了深入的研究，能够把灸疗从理论认识运用到生产、运用到专业化的运营，我们完全可以请邓总到我们扶阳论坛来做一个报告、做一个交流。相信通过今天邓勇老师的报告，我们将会对灸法扶阳产生一个深刻的、系统的提升和认识。我顺便提一句，我们邓总本身并不是学医的，他本身是学外文专业的，但是可以说是"闻道有先后，术业有专攻"，在十几年的探索当中，他自己独特的心得体会一定对我们扶阳学派有积极的推动作用。下面让我们以热烈的掌声欢迎邓总的介绍。

邓勇： 首先，感谢主办方给我这样一个宝贵的机会，与各位同道一起聊一聊关于艾灸与艾灸扶阳理论的机理，把过去15年间我们如何认知并践行艾灸的经验与大家一起分享。

首先请大家看下面这张图。

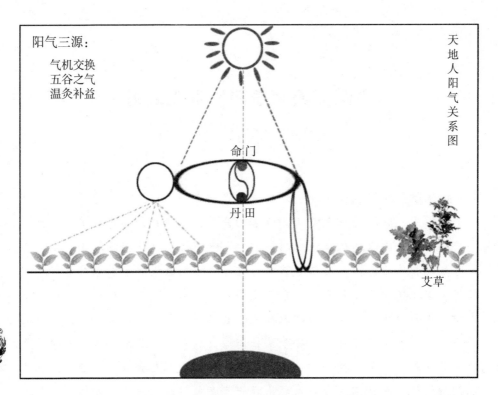

阳气三源：

气机交换
五谷之气
温灸补益

命门

丹田

艾草

天地人阳气关系图

　　这是我个人对所谓阳气的认识，我认为对人来说，阳气有三个来源：第一个肯定来自太阳，这不多说。第二个阳气就是我们从五谷之中获得的阳气，当然也是来自太阳。第三个这个阳气是人为制造的，就是我今天要谈的艾灸治法。

　　我认为扶阳应该从两个角度，第一个是从治疗的角度，第二个应该从养生的角度。治疗的角度就是从内而治，养生的角度从外而养。

　　下面我就从几个不同的侧面来阐述一下我们对艾灸、对人体阳气、对艾灸养生的认识。

1. 地球上的"阳"在哪里

　　中医认知世界的方法通常是"其大无外"与"其小无内"，抛除一切现象追问本质，我认为地球上一切的阳气之源为两个，一个"先天"之阳就是地核的热，为天地所成之时内藏之阳，在人则表现为命门火，为人体初育之时所藏之阳；另外一个"后天"之阳，就是我们头上的太阳，为人体后天所获取的所有阳气之总源头。

2. 人体如何获取"阳"

　　人获取阳气三种渠道，第一渠道为"气机交换"——指人体通过孔穴与外界环境之间进行气机交换，从中获取所需阳气，世上许多功法或修炼方式，本质上都是在人为强化这种交换。第二渠道为"食谷之气"——指人体通过摄入食物而获取了其他物种所储之阳，"脾胃论"与"人法地"观点可以佐证此点。第三个渠道——选一些所储阳气最足的"介质"，然后以一种特殊的方法向人体"注入"阳气，试举两例说明：新疆的"沙疗"本质上就是把几百年被阳光强照射的"纯阳"的沙子作为"阳气介质"作用于人体，我们所用的艾灸法本质上也是选用"纯阳"的艾草作为一种"阳气介质"来作用于人体，在我眼里，艾条就是充满了阳气的"阳光能量棒"。

3. 我心中的针法与灸法

针法与灸法是古代先贤们给我们最大的生命智慧，从农民灌溉田地可得法源真谛，对人体施以针刺本质上就是人为强化或调节人与自然的气机交换，如果把纵横交错的水渠比喻为人体的经络，那么"穴位"就是在阡陌纵横的农田里四处可见的"水阀"，针刺疗法就是在人为干预水阀，通过"通水"而求"补水"；而温灸法就是直接向水渠里注入新水，通过"补水"而求"通水"；我认为针刺与艾灸，可称阴阳大道之理，今天医院里"用针不用灸"和养生馆里"用灸而不通经"是同样的事倍功半，皆为五十步笑百步。

4. 艾灸是最直接的扶阳方法

《本草从新》对艾叶及艾灸提到了三点，第一说艾叶是纯阳的，纯阳之艾用以扶阳之用，首先道通；第二说"艾通十二经"，阳气有路可走，其法也通，在我的眼里，五个叶瓣的艾叶就像是人形，而艾灸所用艾叶之叶脉恰恰就是分布其身的经络；第三说"灸火透诸经而除百病"，一个"透"字道破天机，施灸时注重艾的感传之理，无非就是在感觉这个"透"字，我们在施灸命门时顾客经常感觉下腹热，施灸胃俞时，顾客经常感觉胃部热，说明艾灸是一种非常直接的给予经络阳气的方法，其法也通。

5. 艾灸到底是怎么做到扶阳的

艾灸之法为扶正人体阳气最直接的方法，概括起来可分三种方法，分别为"正补扶阳""调节扶阳""反泄扶阳"，分述如下。

"正补扶阳"即指用艾火直接在一些补益的穴位上施灸，直接补益人体的阳气，对虚陷之症收效往往非常直接，比如在命门、关元、气海、足三里等处施灸即为此类，此种方法也是目前大家对艾灸的普遍认知。

"调节扶阳"即指用艾灸的方法直接调理人体阴阳气机，通过在一些人体关键阴阳之结点处施灸，通过人体自身的阴阳相合而起到最终扶阳的目的，可以理解为"通则为补"。

"反泄扶阳"即指利用艾灸的火力作用于人体，祛除人体之邪，无论是寒、湿、郁热，通过艾火的助力推动，帮助人体排出这些邪气，保证人体自身阳气畅通，我们称之为反泄扶阳。

6. 艾灸养生大道在调阴阳

中医的许多调理方法的实施都有赖于人体的经络理论。可能有的中医人搞了一辈子中医到最后都没悟得经络之奥妙，世界上的真理永远掌握在少数人手中，此言不虚，我们以前所学的阴经与阳经的走向之说，可能都说错了，或者精确地说我们只是知道了其中的一部分，人体的阴经与阳经真实的走向应该是"正反向的运行而形成对立统一"，而不是我们普遍所知的"阴经内行，阳经外行"，人体的阴经与阳经正是在一种相互对立的运行状态中实现了真正的"合和统一"，而许多人所出现的身体不适，本质上是自身的阴阳经交换机制出现了问题，我们在多年的艾灸实践中应用了几种"灸调阴阳"的方法，收效不错，比如：灸阴经与阳经的气机交换地，灸别穴与络脉；同灸人体的俞穴与募穴；中气下陷时同灸百会与会阴，等等，在此，感谢那些给我重要启悟的前辈及老师们，重点感谢武当山祝华英道长、安徽灸法名家周楣声大师。

7. 哪里的艾材"阳气"最足

艾灸的最终作用，有赖于艾自身独有的"艾药"与"艾气"，"艾药"为阴，厚者为良；"艾气"为阳，足者为良。我们独选河南省南阳市桐柏县淮河源头之艾为最优艾材，因为淮河为中国南北气候分水岭（秦岭为东西分界），此地许多植物兼具北方"味厚"与南方"气足"之性，经过多年的使用，事实证明该属地的艾材，效果果然突出。

8. 艾灸扶阳之火需辨阴阳

五行中除"火"以外的四行皆易分阴阳，唯有把"火"也分为阴阳，略显晦涩，为了便于让员工操作，我们初步把艾火分为"阴火"与"阳火"，举小草与太阳"合适的阳光是助长，过烈的阳光是伤害"的辩证道理来教育员工，告诉员工，凡是"温煦的、助长的、正面的"的艾火都是"阳火"，对人体来说，陷下证与虚证，必用"阳火"，原则就四个字"小火慢炖"；凡是"猛烈的，摧毁的，消极的"的火都是"阴火"，凡实证多用"阴火"，原则也是四个字"疾火快攻"。关于艾火的使用，我想还能够分得更细，自然运用起来更加精准，这还需日后在实践中慢慢摸索。

9.艾灸扶阳经络与经筋

我们用艾灸扶阳时提出了"经不通，火不行"的观点，知晓"火行经络，力行经筋"之理，在解决很多顾客痛点问题的时候，注重"火"与"力"的结合，即经络上火为主，力为随，而经筋上力为主，火为随，最后，当经络有气了，经筋自然有力了，问题也就解决了。我们员工为了简单记忆，经常把经络比喻为"火线"（阳），把经筋比喻为"地线"（阴）。从顾客层面，我们在传统《易筋经》的理论基础上编排了"禧灸堂扶阳操"，让顾客在做艾灸时配合操练或回家后自我练习，效果也不错。

关于艾灸扶阳之理，总结起来就是一句话：艾灸扶阳之道，即以纯阳之火调阴阳之气；调阴阳之气需明补、调、泄三法；需应天、地、人三时；需晓俞、募、别之玄机。

最后，关于扶阳的认识有很多不同的解释，我作为一个非科班出身的艾灸从业者或者说是中医践行者，我有自己的感悟方式，我认为目前整个社会呈现出了一个坎中无火的现象。首先，地下的煤气、石油被我们开采出来，地下的阳减少了，天地缺阳；第二个，现在的社会可以说是物欲为先，也是阴多阳少，在我看来也是亏阳的，也需要扶阳；第三个是有些做企业的，只图暂时的利润，不怎么关注企业的社会价值，不关注企业内部文化，我觉得这样的企业也是亏阳的；第四个就是家庭，夫妻之间缺少真正的关爱，以钱财为重，以利己为先，无纲无常，这样的家庭也是亏阳；第五个到个人，身体消损较多，补养较少，这种体质上也是亏阳。

总结一下就是我们今天这个时代小到经络，大到社会，好像阳亏是一个普遍现象。我觉得只有一条出路，就是一起扶阳吧。

为了赶时间，能让大家早点回去休息，我说得非常快，也比较简单。不知道大家觉得怎么样，我就说这么多吧，谢谢大家。

孙永章：作为一个中医药大学毕业的针灸专业人士，我觉得除了在大学里学到的以针法为主要的理论和操作以外，对灸法系统的理论以及实践应该说还是比较缺少的。相信我们在座的各位，可能对灸法的认识也是停留在一个比较浅的表面上面。现在普遍的包括我们中医专业人士在内，对灸法的认识可能还停留在"灸法不就是拿火烤一烤，热乎一点吗"。而我们扶阳论坛为什么这次要引入灸疗这样一个话题？实际上灸法毕竟是中医传承下来与针法并列的重要的分支技术。如果在我们的传承过程当中把它丢失了，实际上真是中医的一大损失，对病人也是缺少了一个重要的治病大法。我们也可以看到邓总短短的两页的论文，实际上承载了他的很多的理论和实践的探索，其实我到他的灸疗店跟他私下接触也不下四五年，我觉得他以前还是有些保守的。就在上周扶阳论坛之前，有很多自己的心悟，问到时他就给避过去了，但是今天通过扶阳论坛，我觉得他把自己对于身体的理解，对灸法的理论和实践的探索做了一个系统的总结。我们有很多细心倾听的人已经听出了门道，我觉得也看出了很多玄机。邓总在他的文章当中提到的重要的学术观点，我觉得特别值得我们扶阳论坛的代表去体会。我觉得他提到的调节阴阳的思想是从另一个角度看附子，生命的复杂性远远超过我们个人的知识能力所限。所以我希望我们在座的各位代表，在吸收扶阳论坛理论的基础上，能够不断吸收各种扶阳和调节阴阳的方法，提高我们的临床技术，丰富我们的理论。

最后让我们以热烈的掌声感谢邓总给我们做的精彩演讲！

扶阳化脓灸法简介

王廷峰

孙永章：下面我们请研究化脓灸疗法的王廷峰主任做化脓灸疗法的演讲，大家鼓掌欢迎。

王廷峰：尊敬的各位老师、同道，大家好！今天和大家一起学习扶阳化脓灸法。

化脓灸与扶阳有什么关系呢？首先大家都了解阳气与疾病，在座的各位老师都是扶阳大家，对阳气都有深刻的认识，我在这里不就阳气再做介绍了。我在这里主要介绍艾灸，为什么把艾灸定位为扶阳？扶阳化脓灸。艾性属木，木能生火，象征着天上的太阳。今天下午吴教授讲到天上的太阳，讲得非常生动，大家听了也非常高兴。行人体之阳，以助生能，热胜寒，能生火，火温土，生万物，火化气，能伐水。这是艾灸的本有的自然天性。艾炷连续燃烧，使温热之气由肌表透达经络。经络和脏腑是络属关系，又能通达五脏六腑、十二经络，循环全身。有人就会问，艾火力微何能效著呢？我们的回答是，然天地之大，受日光之微，会自然生能，造化万物。艾火虽微，人可借助艾火行机体的阳气，犹如苍天之道，日月造化之理。这里有很深的道理，可能不是太好懂，大家要去悟。

在座的基本上都是一线医生，都见过艾灸。有用艾火烤，有的是扎上针在针柄上放一节艾条烤的温针灸。我今天讲的这个艾灸要把肉烧烂，大家听到可能会想，这么狠，要把肉烧烂？这是个纸老虎，不要一听到把肉烧烂就害怕了。我们看"灸"的来源，《说文解字》言灸就是用艾火烧灼的意思。烧灼不是熏烤，要"灼"肉。为什么要"灼"肉？《备急千金要方》曰："炷令平正着肉，火势乃至病所也。"清代医家吴亦鼎的《神灸经纶》曰："取艾辛香作炷，能通十二经，入三阴，以治百病，效如反掌。"著名灸学大家周楣声认为，灼肉的直接灸，作用持久，通过灸疮刺激均衡，对慢性病、久病具有潜移默化的效果，有其他疗法所不及之处，往往在不知不觉中使疾病好转和恢复。

这里我重点讲一下灸疮，灸疮大家不要恐惧。灸疮烂了，违背了现代的西医学，西医学认为这是发炎了要消炎，有人甚至怀疑烂了会不会得败血症。我们观察灸疮烂了的病人可以洗澡，不会发炎。这个相当于种牛痘预防天花。

我认为温针灸、隔物灸失去了灸的真意。这点可能有的人听了就不同意了。这两种灸法可避免直接灸之痛苦，但其效极微。直接灸因施灸时局部疼痛、流脓，留永久性瘢痕，病人不愿接受此法，为此许多医家都弃而不用。但我们在长期临床中总结认为：上述缺点正是它的优点，疼痛能更好激发经络传感，使火足气道，气至而速效。流脓和灸疮则是产生疗效的关键。施灸化脓发泡吸收的过程，能产生免疫增强效应。它对机体长期的良性刺激，鼓舞了正气。《内经》曰："正气存内，邪不可干。邪之所凑，其气必虚。"根据我们观察，化脓灸对针药治之无效的顽症，具有重大的临床价值。

古今医家用艾灸扶阳气、补虚损、防治疾病以及强身健体，延年益寿，都积累了丰富的经验。窦材的《扁鹊心书》就大力提倡灸法，认为"保命之法，灼艾第一，丹药第二，附子第三。人无病时，常灸关元、气海、命门、中脘，虽未得长生，亦可保百余年寿矣"。并提出不同年龄、不同周期的灸法。我国已故著名针灸教育家，原南京中医药大学第一任校长承淡安认为"伟哉，艾灸之力，诚非其他药石所能及"。福建名医留章杰教授在长达50年的行医过程中，攻病用灸，卓然有效。他认为：灸法很有效，特别是治疗疑难杂症，他一生中用灸法治愈的哮喘病、中风、不育症、胃病，不计其数，被病家誉为"灸法神工"。现年89岁的针灸泰斗谢锡亮老先生，现居山西，用灸法治疗慢性乙肝和肝硬化等顽疾，每可救人于险绝中，深得病人信赖。谢锡亮认为，对疑难大病，灸法可以成常规疗法，有不可思议的效果，应大力推广。

我们用扶阳化脓灸法治疗了很多疑难病。为什么用灸法可以治疗疑难病呢？这个道理很简单。要不是疑难病就不用灸法，能吃药的就不打针，能打针的就不用灸法。使用灸法治疗，可想而知都是比较难治的疾病。

现在重点说说扶阳化脓灸应用的"两准一通"原则。其中一"准"是辨证准。今天吴荣祖教授就提到火神派、扶阳派医家要学好《伤寒论》，所以辨证是第一关，辨证不准，你没法下药。我们辨证不准，就没有办法取穴，这个道理是一样的。再一个"准"是取穴准，个人有个人的取穴经。

我们认为灸，特别是治三阴寒证，要取关元穴。关元穴是三阴经的交会穴，不管是肝经、脾经还是肾经的病，通过灸关元穴，都会有起色。"通"是指灸通、灸透，以身上微微出汗为原则。

我们主张灸疗介入要早，要早用，要重用，特别提到重用。现在我们教材上有化脓灸这个内容，还是传统的化脓灸，就是一个穴位灸上五到七壮，贴上淡水膏，大概四至五周就愈合了。这个方法要我说非常轻，而且我们传统习惯是夏天灸，不在其他季节灸。对于特殊类型的病，关元穴要灸成啥样呢？我认为可以灸上五到九个小时，甚至有灸过三十个小时以上的，连续施灸。

接下来给大家演示一下。演示化脓灸（略）。

大家已经看到演示了，演示这个灸是很轻的，是非常轻的一种灸法，实际临床上灸不是这样灸的。我带了"大药"让大家看一下，这是做的成品药。刚才大家很关心灸的时候疼不疼、化脓不化脓、烂不烂，这是我们大家关注的焦点。这个焦点提得非常好，疼不疼呢？我告诉你，疼，但这是最高级的享受，要达到这个境界。它有强烈的穿刺性疼痛，长时间的灸疮才是这种方法的优点。如果不具备长时间的灸疮，怎么能治大病、保性命呢！我个人工作时间二十几年，我认为灸法扶阳，我主张灸重，不主张灸轻。为什么不主张灸轻？大家都是做临床的，病人来了，我给他灸了，他回去说我给他灸得不好，很没有面子。我是一个个体医生，在合肥市有一个针灸门诊部。我家是安徽阜阳的，有一个针灸医院。凡是到我们那里住院的病人，一天不管是接十个病人也好，八个病人也好，个个都在做化脓灸，不做化脓灸这个病我不治，这是我治病的风格。我是一个民间医生，要说治病，在座都会治很多疑难杂症。但是我很自豪、很高兴，为什么很高兴、很自豪？你想一个个体医生能接待来自全国各地的患者，远到宁夏、海南、新疆，甚至有国外的病人，怎么会不感到高兴、感到自豪呢？

现在咱们讲灸能治哪些病，它的适应证有哪些？在座各位基本上都是大专院校走出来的，化脓灸的适应证在教材上很少，有哮喘、慢性胃肠炎、发育不良等慢性病，特别提到皮肤病和糖尿病不能灸。大家认为糖尿病的病人能不能灸呢？能灸。灸糖尿病要有一个经验，一开始不能灸重，灸半个月到一个月之后，他的免疫功能逐渐增强，可以逐渐灸重。灸了以后不会出现灸疮烂了，长不好，发烧了，感染了，没有这种情况出现，很安全的。

我们把化脓灸的适应证定为两句话，第一，各种疑难杂症，不管是啥病，必须属寒、属虚，是属于虚寒为主的疾病。第二个定义，药物治疗无效的病，这句话很重要。这个方法能治疗药物治疗无效的病，什么是药物治疗无效的病？有很多病吃很长时间的药，甚至吃两年药、吃三年药，没有起色，他也不愿意再吃药了，我们辨证又属于虚寒，就给他们灸了。

《扶阳化脓灸法》这本书里面附有36个典型医案，大家可以仔细翻一翻、看一看。我个人认为，大家都是来学习扶阳理论的，都想提高临床治疗效果。大家用附子都是高手，学会了扶阳思想，在扶阳思想指导下，如果再用化脓灸，两条腿走路不比一条腿走路更好、更安全吗？我的办公室里挂了一幅字画，是我们傅文录老师送给我的，写的是窦材的《扁鹊心书》里的一句话："保命之法，灼艾第一，丹药第二，附子第三。"也就是这幅字画督促我多年来以灸法为主治疗各种疾病。我是不善于用药的。今年开医院后才用一部分中药，在前面20年里我不喜欢用中药。为什么我不喜欢用中药呢？古代的很多灸疗医案都很神奇，我想看看到底神不神奇。如果中药和灸疗都用，就无法分辨是什么治好的。这么多年我也总结了一部分经验，所以在这里分享给大家。

在这里，我也特别感谢傅文录老师，因为这本书是傅老师主审。谢谢大家！

孙永章：我觉得王主任的介绍非常现实，也非常朴实。灸法确实是治疗疑难杂症、大症的一个重要方法。结合上午唐农校长的演讲，其实医学的终途是什么？不是吃了多少药，而是通过我们中医的各种方法，无论是灸疗、针灸，还是口服药等各种方法，启发或者开启人体自我调整的机制。我们在想一个问题，我觉得我们扶阳论坛举办六届了，我们引进了这么多中医外治的方法，包括这次引进的灸疗的方法，为什么要引入这样一些方法？就是为了启迪大家对人体生命的思索，思索什么？同样一个疾病，譬如说，股骨头坏死可以通过扶阳的内服药治好，有很多疑难杂症吃扶阳药能够治好，大家都有这样的心得体会。同样王主任通过灸疗也可以把股骨头坏死、强直性脊柱炎治好。这告诉我们什么？告诉我们，身体里面有一个机制，这个机制是自我调整机制，叫自我健康能力。这个能力就需要一个外力去启动它。这个外力可能是两种方法，一种是通过吃扶阳派的内服药，另外一种是通过针灸、灸疗、点穴、拔罐等外治法，启动人体的自我调整机制。所以我觉得我们搭建这样一个扶阳论坛，能够让我们在座每一位专家更深入思考生命的本质、思考生命的内涵到底是什么。我们顺着这个问题思考下去，就会对扶阳派的理论、思想都有一个深刻的认识。

在这里我再给大家介绍一个我见到的类似的灸疗，叫脐疗的方法。这种方法用很多的中药，煎出来放在病人的脐部，点上火来治疗。这是在河南南阳见到的一种方法，这种疗法也能治疗很多疑难杂症，比如顽固性的肝炎。这些方法都启发我们对扶阳方法的深入思考，思考它深刻的理论内涵是什么，跟宇宙生命的关系是什么。这些都是需要我们深入思考的，这给我们提供了一个需要思考生命本质的话题。这个启发我想也留给在座的各位代表。

最后，让我们以热烈掌声感谢王主任！

扶阳化脓灸法简介

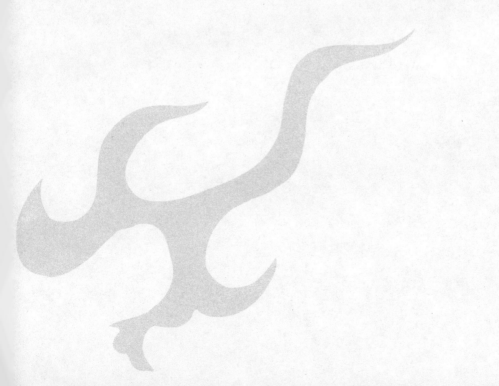

闭幕式节选

孙永章：我们现在（2013年11月24日下午）举行简单的闭幕式。首先让我们以热烈掌声邀请广西中医药大学刘力红博士、安徽省中医药管理局肖峰局长、安徽省中医药大学李泽中校长、广西中医药大学唐农校长到主席台就座。大家鼓掌！

各位代表，经过三天两夜的大会演讲、报告以及大会交流，我们第三届国际扶阳论坛暨第六届全国扶阳论坛圆满完成了大会各项既定日程，现在举行闭幕式。

首先，我代表本次大会的主办单位中华中医药学会，感谢广西壮族自治区区政府、政协、人大等各政府部门的支持，同时更加感谢广西、安徽省中医药管理局、安徽省中医药大学、安徽省中医药学会的大力支持。同时对给予本次大会支持的单位，尤其是广西中医药大学经典中医理论研究所等单位的支持，表示衷心感谢。

在此我还要特别提到，国务院新闻办专门派中央电视台二台记者来到我们本次大会进行了专程采访，我也代表本次大会的主办单位感谢国务院新闻办和中央电视台对本次大会的关注和支持。我也代表本次大会主办方特别感谢接受学会邀请的各位演讲专家们。我提议，我们全体代表以热烈的掌声对给予本次大会支持和提供充分保障的安徽中医药大学表示衷心的感谢！

闭幕式的第一项，请安徽中医药大学李泽中校长讲话，大家鼓掌欢迎！

李泽中：三天八个场次，我感到非常不容易。作为承办方我首先代表我们安徽中医药大学，也代表我们安徽省中医药管理局、中医药学会对这次论坛在安徽主办并且取得圆满成功，表示热烈的祝贺！几天下来我深有感触，我在全国各地也参加过很多的学术会议，应该说这个论坛在参加的人数、会场的氛围、领导重视的程度都是我所见不多的，这次论坛也给我们安徽中医药大学包括两个附院，给我们安徽省的中医药管理工作者、中医药从业者提供了很好的学习和借鉴的机会。所以非常热烈地表示祝贺。这是第一句话。

第二句话，作为承办方我们每年也承办一到两个全国性的学术会议，也有一些办会的经验，但是因为这次会议的规模超出了我们过去所承办的各种会议的规模，是最大的一次，我们的服务、我们的管理、我们的保障等各方面工作肯定还有很多做得不好的地方，所以希望各位代表能够包容，能够海涵。

第三句话，大家连续三天八个场次的会议一直到今天，已经很不容易了，阳气是需要升彰的。安徽有13.9万平方公里土地，开幕式的时候谢省长也简单地向大家介绍了，北有华佗，南有新安江，是新安医学的发源地，中有天柱山、九华山，长江、淮河把我们安徽省分为江淮之间、淮河以北和皖江赣南三大块，这里有美丽的山水，有深厚的人文。各位代表都是各个岗位的骨干，都是中医一线的大家，也还有很多病人、家属或者其他的同志在等候着你们，但是我希望各位代表在今天下午的会议结束以后，能够放松心情到安徽大地上去走一走，去看一看，去领略一下我们美好的安徽风光。也欢迎在座的各位到我们安徽中医药大学去走一走，去看一看，包括到我们两个附院去指导一下。相信有你们这样的"铁杆中医"，有我们中华中医药学会这样的支持，有以唐农校长为首的团队的引领，我们未来的中医药事业一定会更加辉煌。谢谢大家！

孙永章：我们本次会议从前期筹备到召开，李泽中校长作为筹备组的直接领导高度重视，组织本院的师生给本次大会提供了完满而周到的服务，包括大学其他部门也都给予了大会支持。在此，让我们再一次以热烈掌声感谢李泽中校长热情和周到的接待。本次会议由中华中医药学会和安徽省中医药管理局来共同主办，应该说也是从第一届扶阳论坛以来最受政府重视的一届。从国家层面，国家卫生计划委员会副主任、国家中医药管理局局长兼中华中医药学会会长王国强主任亲自参会；再到地方政府，安徽省委、省政府、人大、政协四大班子全部出面支持，我想这说明了我们的扶阳论坛已经不仅仅是一个学术的论坛，它对中华文化传承和发展的影响将不可低估，它对中医助力中国梦的实现将产生积极的推动作用。我们今天能够在国宾馆这样一个宽敞的会场中举办会议，是得益于直接的主办单位安徽省中医药管理局的大力支持。

下面让我们以热烈的掌声邀请安徽省中医药管理局肖峰局长讲话。

肖峰：各位领导、各位专家、各位代表，大家下午好！历时三天的扶阳论坛即将结束，这几天我没有完全在会场坚持，只是断断续续在会场听取了一些报告，但给我的感触非常深刻。

第一，这次会议在中华中医药学会的大力支持下，安排在我们安徽合肥召开，是对我们安徽中医药工作和事业的一个支持。对我们安徽中医药事业来说，特别是对我们安徽中医药人来说，也是一个鼓励和鞭策。刚才我们李校长也说了，这次论坛取得了非常显著的成效，安徽省政府、安徽省卫生厅、安徽省中医药大学、安徽中医药管理局对这次会议可以说是非常重视和支持，在中华中医药学会的大力指导下，为了承办好这次会议，我们做了精心的准备。这次会议即将结束，给我的感受是这次论坛是一个高水平、高质量、高效率的会议。这是第三届国际扶阳论坛暨第六届全国扶阳论坛，说明扶阳论坛已经从国内走向国际。这次论坛国内外的专家代表齐聚一堂，共同交流，谈心得，谈体会，相信对大家今后的工作会有进一步的提升。

第二，这次论坛是经过精心组织、周密筹备的。从中华中医药学会这个层面，为了筹办这次会议，学会国际部孙永章主任前期到我们安徽来进行指导，多次与我们交流。我们安徽中医药大学为了办好这次会议，专门成立了以李泽中校长为组长的筹备工作领导小组，抽调了专门的人员，成立了专门的机构，力争让大家有一个很好的交流环境。当然在安徽合肥，由于我们的条件能力所限，可能有一些地方做得还不到位，不能满足大家的需求，在这里也请大家给予谅解。

第三，这次会议得到了国家很多部门的高度重视。特别是国家中医药管理局王国强局长亲临会议，并做了重要讲话；中华中医药学会的领导对这次会议倾注了大量的心血。作为一次学术性的会议，我感觉到我们省里面的重视程度也是前所未有的，大家也看到了，我们省四大班子领导都亲临开幕式。另外我们政协的王明方主席专门听取了我们筹备工作的汇报，对我们办好这次会议提出了具体的要求。我们的承办机构，安徽中医药大学也好，我们安徽省卫生厅中医药管理局也好，也是多次召开会议，就这次会议如何举办，在什么地点，规模有多大，都经过认真的前期调研和准备，可以说这次会议取得的成效和学术效果，在我参加的学术会议中应该说也是前所未有的。大家也知道，当前我们中医药工作遇到一个难得的发展机遇，一方面中医药的特色和优势明显，得到世界的公认，另一方面老百姓对我们中医药的需求也越来越高，越来越多。这对我们中医药工作、中医药事业是一个倒逼的机制。从国家层面来说，政策机遇、领导重视机遇，从中央领导到地方各级领导的重视可以说是前所未有，特别是我们新一轮医改以来，对中医药的扶持政策、优惠政策得到进一步的贯彻和落实。

扶阳论坛 ⑥（第二版）

闭幕式节选

197

为什么这样呢？我个人感觉是，目前我们国家的卫生体制是一体两翼，中医和西医，目前两个翼，一个翼大，一个翼小，一个翼粗，一个翼细。之所以出台这个政策，领导这么重视，就是想平衡两个翼。而作为我们中医药人来说，我们也有责任、有义务义不容辞地来做好这项工作。扶阳论坛可以说是做好这项工作的一个平台。我们扶阳论坛不仅是在国内，而且已经走向了国际。前不久刘延东副总理到我们安徽来调研的时候指示，中医药不仅要在国内发展，更要走向世界。中医药不仅是我们中国的也是世界的，要让全世界都能享受到我们中医药服务。我想从我们管理部门来讲，这次扶阳论坛对我们从事中医管理来讲也有很多启迪和启示。从管理角度来讲，下一步我们要多召开像扶阳论坛这样的学术会议，让大家共同探讨发展中医的思路。

此时此刻还想要表达以下六个字，三个观念。

第一就是"感动"。我参加过很多论坛、学术会议，往往到会议的后半期人就很稀少了，但这次会议给我的感触很深，虽然我是断断续续到这个会场来，但每次来都是座无虚席。到今天为止，还有这么多代表在这里参加会议，闭幕式上仍然座无虚席，让我非常感动。

第二是"感谢"。让我们表达一下感谢，感谢中华中医药学会、国家中医药管理局对我们安徽中医药工作的重视，特别是感谢把这个论坛放在我们安徽召开，对我们安徽中医药工作和事业来说是鞭策，是鼓励，是新的起点，我们将以这个会议为契机，进一步做好下一步的工作。

第三是"希望"。希望我们中医药人借扶阳论坛这个平台，坚定中医的信念，弘扬中医的精神，更重要的是练好本领服务百姓，也希望各位代表、各位领导对我们安徽的中医药工作和事业多提宝贵的意见和建议。刚才我们李校长也说了，安徽也是休闲度假的好地方，安徽的旅游资源比较丰富，希望大家在闲暇的时候到我们安徽来，一方面休息度假，另一方面也对我们中医药工作多提宝贵意见和建议。

最后祝各位代表返程顺利，一切如意，谢谢大家！

孙永章：安徽中医药管理局的肖锋局长非常谦虚，实际上这次的接待工作在安徽中医药管理局和安徽中医药大学两位领导的亲自指挥安排下，应该说是非常圆满周到。有一个细节我给大家说一下，我感到非常感动，就是今天上午我看到雨不断下的时候，临时向服务组要求希望提供车辆，他们调动各个直属单位上午就把车辆送到这儿来，为我们住在梅山饭店的代表们提供了一个很好的交通工具。我觉得这样的细节确实很难做到，凭我们会务组自己的能力很难做到，这说明承办单位安徽中医药大学，以及主办单位安徽中医药管理局，都对这次大会给予了高度的重视和大力支持。我提议让我们全体代表再一次以热烈掌声对承办单位、主办单位表示衷心感谢！

最后邀请我们论坛的主报告人之一，来自广西中医药大学的唐农校长为本次论坛做最后的总结，大家鼓掌。

唐农：尊敬的孙主任、李校长、肖峰局长、刘博士，还有参加扶阳论坛的各位参会者，大家下午好！外面已经是非常冷了，但是我感觉这会场里面温暖如春，大家的热情一直在这里激荡着，令人非常感动。我想这次扶阳论坛取得了圆满成功应该是有目共睹的。同样地，我也要首先感谢一下。可以说，我代表着与这个论坛有很深因缘关系的广西中医药大学，代表着这个论坛的主讲专家们，也代表着钦安卢氏师门的传承人。刚才，刘力红博士也委托我，因为他目前身体略欠佳，叫我也代表一下他，对于我们的这次论坛主办方、协办方，由衷地表示我们的感恩之情：非常感谢大家！作为一个大学的校长，特别是专家型的校长，说实话，我自己认为我内在有那么一点点傲气，但是面对大家这么一种真诚的眼光，我感觉到自己很渺小。我觉得无论从哪一方面，哪一种身份，我都应该和我周围的人一起，把这个论坛一步一步地推向前进，把这个论坛往更深入、更健康、更光明的方向推进。我想我们一定能够做到。借此机会，讲两点感想。

第一，我觉得我们本次论坛有了一个提升并且是进步了。这次论坛是在安徽省的省会合肥召开。安徽这个地方是什么所在呢？是黄河文化和长江文化交汇和兼容很深的地区，历史上名人辈出。老子、庄子和我们安徽就有很深的因缘。就近现代文化史而言，胡适是安徽的，共产党创始人陈独秀是安徽的，近代一位大哲学家也是我比较喜欢的一位哲学家、新儒学八大家之一的方东美也是安徽的。安徽著名的学者真是太多太多了，一下子说不完。在这样的地方，在这样一个大雅之堂，我们这个论坛圆满地召开，是托我们安徽各方面的福。

我们这个会议，从内容来说，从里到外都非常丰满。卢崇汉教授是一位技术性很强很强的教授，就是动手能力很强的教授。他这次讲话，却是从理来说的，层次非常高，非常见本体。这样一个高屋建瓴的专题讲座，从深层次讲清楚了钦安卢氏医学的理论渊源。

这次论坛的信息量很广，面很大，而且层次很深，我们大家同时还领略到了新安医学的风采。王键校长介绍了新安医学的独特内涵和魅力。《医宗金鉴》的作者吴谦就是新安医家，在我国历史上，《医宗金鉴》是在明清以后，官方统编的一个中医教材，一个读本。现在，在台湾地区中医考试有简考有特考，也考《医宗金鉴》。

除了理论上的层次，还有"用"方面的层次。这两天各路神仙各尽所长，展示出他们各自独特的能力、见解、技能和风采，大家都感受到了。

本次论坛进步还表现在什么方面呢？从用来说，对大家肯定是有相当的吸引力，很多人就是奔这个而来的。但是讲到理的时候，讲到纯理论东西的时候，大会的会场秩序非常之好，大家听得很认真。而且在听过后，哪怕是会场中间暂时休息或是会后，大家都很想进一步了解更深的东西。自己不懂的东西都急于想和演讲者进行交流和咨询。大家在思考、在质疑一些东西，这是不容易的，而且是很认真的。这次进步不管是从面来说，还有从大家的态度和大家的思考来说，大家从用转到理上的兴趣也在提高，思维能力也在提高。

昨天晚上我到会场，休息的时候有人就问我："我就很想知道，既然钦安卢氏医学那么明确，一定要盯住本，盯住坎中一阳，那这个事情就很简单了。我们是否就直接补阳气，直接按照轻重的不同，直接把阳气补进去、灌进去就行了？"这问题，貌似比较幼稚，但是我觉得这就是我们的思维，我觉得这样的提问，没有什么值得可笑和厚非的，是这样的，我也是这样想的。他能思考到这一点，已经在进步了。因为他已经盯住目标了、盯住了本，盯住那个最后我们要达到的目标。如果我们每一个中医工作者，或者理论研究工作者，都具备明确的目标，那么经过最终努力和思考，我们一定会达到这个目标。因为我们会想要知道为什么我目前达不到这个目标？搞那么多临床，做那么多理论研究达不到目标，我们就会进一步思考。难道这不是一种进步吗？

我这里想简单回答一下。这个问题，就像我们打篮球。篮球最后靠什么来决出胜负呢？当然是看投篮进分的多少决定。虽然如此，一个篮球教练却不能只教队员："你直接把球灌到篮里面就行了。"他不能老是重复："你为什么不投到里面呢？"我这么讲大家就知道了，在具体操作上肯定不能这样简单化。为投中这个篮，前面必须有一系列的铺垫，有一系列的配合和进退次序。这一系列的配合和进退次序、铺垫是什么呢？回到扶阳这个话题就是治疗的次第问题。你要进这个篮，必须打组合，必须讲究个人技巧，但是你进篮的主动意识随时都要有的，要盯住。这种意识不能泛泛地说我就要把这个病人治好，你一定要知道，正气必须要在它本来的位置上，病才能治好。我认为这已经很可贵了，他能够那么想，他就能够进步。在任何时候，我们都必须具有明确目标。人都是很聪明的，只要目标明确，最后一定能达到，剩下的就是手段和技术。这个技术手段是要讲次第的，正如钦安也反复强调"知所先后，则近道矣"。疾病不同的阶段性，表现出来不同的病症，治法治则、方药配合和设计当然不同，这一点《伤寒论》已讲得很清楚，但这并不妨碍你在临证时，你所基于"生命以火立极和治病立法在于以火消阴"这个基本原理的扶阳思路的内在连贯性。这次会议在人杰地灵的安徽合肥开得这么成功，不管从这次会议的面来说，还是从这次论坛的深度来说，还有从我们参会者的思考和提问来说，我都觉得这个论坛比过去任何一届都有所进步，有所提升。

第二，就是大家这次来参加这个论坛非常真诚，学习的动机非常纯正。这次会议，不管从会场的纪律来说，还有整个参会人员的礼貌来说，没有像其他的学术会议，开个头，后面就没有几个人听了。我刚刚听会议的一个工作人员说这么一件事，这次参加会议的一个年龄比较大的代表，买的返程票提前了一点，但是下午还有课，我们会务组说你可以提前一点回去没关系的，但是他还是把票退了，要坚持参加完。我听到以后，当时刘博士也在旁边，我们都很感动。你说面对这样的听众，这样的学习者，这样的参会者，我们敢怠慢吗？不敢怠慢，只能想办法下次尽自己所能办得更好，要对得起大家。对得起大家也就是对得起广大的病患者，对得起我们沉甸甸的这份文化。很多事情，不见得大就能感动人，很多细节就能感动人，真诚就能感动人。我和刘博士刚刚商量了一下，来不及和孙主任说，最起码我们可以代表师门表示，对于今后的论坛我们会全力以赴，尽自己最大的努力搞好每次论坛。

其实想说的很多，但是会议马上就要结束了，对大家有点依依不舍。最后，我想，不管李校长也好，肖局长也好，对于本次论坛，我们大家共同的感受就是：把人们所需要的，参会者真正需要的，很渴望学到的内容作为论坛和会议的核心，就一定会受到欢迎的。那些只是以会议为一个幌子的学术会议，不会长久，很快就会散掉。所以，我们在我们各自的岗位上，在召集学术会议的时候，就有这样一个基本考量，很务实、很真诚地考虑什么是大家真正需要的东西。做到了这些，会议肯定就能成功。这是在我们那么多次扶阳论坛上的感悟，每一次都不断加深。我想把这种感悟也分享给今后我所遇到的各位高校校长，就是在今后的论坛上一定要务实。

最后，再一次祝福大家，祝福大家学有所成，也祝福大家在今后的工作生活和进一步的思考中能够有所收获，也期待能和大家在我们今后的论坛再次相聚，再次一起交流。谢谢大家！

孙永章：第三届国际扶阳论坛暨第六届全国扶阳论坛马上就要闭幕了。首先，我也代表这次大会的主办单位，非常感谢我们在座的各位代表对本次大会的支持，没有你们的支持，论坛也没有今天，感谢各位！经过六届扶阳论坛的召开，我们扶阳论坛已经成为在国内乃至在国际上有影响力的中医论坛，这个论坛是开放的论坛，我更希望各位在座的专家不断给本次大会组委会推荐有水平、有影响力的中医专家，让我们共同努力把论坛办得越来越好。我宣布第三届国际扶阳论坛暨第六届全国扶阳论坛圆满结束。谢谢各位！

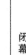

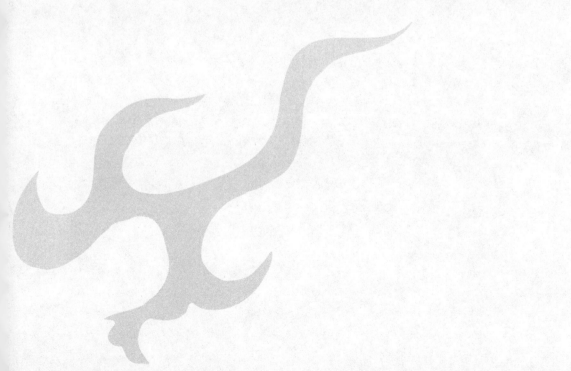

附录　论坛征文精选

《伤寒论》扶阳思想探讨

余天泰　福建中医药大学附属南平人民医院

《伤寒论》是我国现存最早的一部理、法、方、药完备的中医临床典籍。其所创建的辨证论治体系被历代医家奉为圭臬，迄今对中医学的继承发展和临床实践仍然具有十分重要的指导意义与价值。

六经病证是《伤寒论》的内容核心，其发生发展既是正邪斗争的反映，也是正邪斗争比拼的过程；其病理变化不外乎阴阳失衡。因此，燮理阴阳，扶正祛邪乃成六经病证之首要治疗原则，其中尤以扶阳气最为重要，故这一重要学术思想始终贯穿《伤寒论》全书之中。

为更好地学习、传承和弘扬《伤寒论》扶阳学术思想，笔者试就其扶阳理论与实践做一整理与探讨，以求正于同道。

一、扶阳的意义

阴阳学说是中国古代重要哲学思想之一。医学与哲学密切相关，发生和植根于中华文化沃土的中医学自然深受阴阳学说影响。中医认为，阳气是诞生和维持人体生命的基本物质之一，是人身立命之本，是生命活动的根本动力，在人的生命发生和活动中起着至关重要的作用。阳气充足，则身康体健；阳气一旦不足，便百病丛生。故在养生保健、防病治病中必须时时重视顾护阳气，处处不忘扶助阳气，以达"阴平阳秘"或正复邪去，阴阳复归平衡的正常生理状态之目的。

二、思想渊源

阴阳概念出自素称"百科之母""群经之首"的《易经》。如该书《系辞传·上篇》说"一阴一阳之谓道"，明确指出"道"包涵阴和阳两个方面，提示阴阳就是道，就是规律和方法，天地万物之理，大而宇宙，小而一草一木，皆不外阴阳而已。并且认为阴阳是运动变化的，因而说："是故易有太极，是生两仪，两仪生四象，四象生八卦……"而推动其运动变化的动力则是阳气，即阳气起主导作用。因而开篇即言："天尊地卑，乾坤定矣；卑高以陈，贵贱位矣；动静有常，刚柔断矣……乾知大始，坤作成物；乾以易知，坤以简能。""成象之谓乾，效法之谓坤。"此后又说："大哉乾元，万物资始，乃统天。""至哉坤元，万物资生，乃顺承天"（《周易·本经》）。此外，《易经》在八卦排列次序上，特将乾卦列为诸卦之首，并以"元亨利贞"作为卦辞，而坤卦乃位其后，意在昭示阳气既是一切万物肇始之源，又是其坚固善终之根，而阴从属于阳，须待阳动而后动等，充分体现了阳为主导、阴为从属的重阳思想。由于阳气的主导推动作用，使阴阳不断运动、发展、变化，从而化生万事万物。

恩格斯曾说过："不管自然科学家采取什么样的态度，他们还是得受哲学的支配。问题只在于：他们是愿意受某种坏的时髦哲学的支配，还是愿意受一种建立在通晓思维的历史和成就的基础上的理论思维的支配。"《易经》为中国古代哲学经典著作，乃中国哲学总源头，更是中医学阴阳学术思想之渊源。作为我国现存最早的医学典籍之一的《黄帝内经》（以下简称《内经》）必然受其影响。如《内经》从"人与天地相参，与日月相应也"（《灵枢·岁露论》）亦即从"天人合一"的角度出发，把宇宙万物之一的人放到天地自然界里考察、思考与研究，发现阳气在人的生命活动过程中至关重要，而且是贯穿其生命全过程的。人之生命孕育、生长壮老已、健康寿夭与疾病等，无不与阳气有着紧密的关系。因此，《素问·生气通天论》明言："阳气者，若天与日，失其所则折寿而不彰，故天运当以日光明……"生动形象地喻示了阳气对于人体生命活动的极端重要性。这一论断成为后世扶阳学派之重要理论依据和思想指导。

《内经》问世后，其所创立的中医学理论体系，奠定了中医学发展的基础，始终指引着中医学的发展并有效地指导着临床实践。《伤寒论》成书于其后，作者张仲景"勤求古训，博采众方"，继承和发扬了《内经》有关学术思想，理论联系实际，亲身参加临床实践，并且认真总结经验，创新性地建立起以六经病为纲、汤方证为目、方证对应的六经辨证体系，开创了辨证论治之先河，为中医临床各科的发展奠定了坚实的基础，故历来被视为中医必读之经典，尊称为"方书之祖"。特别是其高度重视顾护扶助阳气之理念，影响深远。该书之名冠以"伤寒"二字，寓意深刻，似在示人阳气至重而易伤，应当时时顾护，因而书中附、桂、姜之使用频率极高，其所创制记载的诸多扶阳经典名方经久不衰，堪称扶阳典范。

三、主要方法

《伤寒论》中治疗方法颇为丰富，既有完备的汗、吐、下、和、温、清、消、补八种基本大法，又有各种具体治法直至汤方药物及针灸等疗法的应用，纲目明晰，层次井然。在各种治法的运用中，讲求原则性和灵活性相结合，对临床具有重要的指导意义。其中，尤以扶阳大法的发明运用令人赞叹。

综观《伤寒论》，细究其扶阳之法，实有两途，一是以温热药物等扶助阳气；二是因证制宜以宣畅通达阳气。现述要如下。

（一）扶助阳气

1. 散寒以护阳

桂枝汤乃《伤寒论》第一方，被誉为"群方之冠"。该方本为太阳中风而设，然配伍极为精妙，既能散寒解表、调和营卫，又可调和气血阴阳与脾胃，中心思想在呵护阳气，故绝非仅局限于太阳中风证，而是广泛应用于外感内伤之营卫不和、气血阴阳失调者。诚如柯韵伯云："此为仲景群方之冠，乃滋阴和阳，调和营卫，解肌发汗之总方也。"与其匹配的麻黄汤，则为伤寒表实证而立，发汗散寒祛邪之力强，意在解散风寒束缚以保护阳气。尽管两方立意不同，构成有别，但其意旨皆在呵护阳气。

2. 扶阳以解表

当病人因太阳病误下而表邪未解，又现阳虚之里证时，则非单纯散寒解表所宜，须表里兼顾，扶阳以解表，如桂枝去芍药加附子汤证（第22条）便是根据表邪不解而胸阳又损的情况确立的。此外，麻黄附子细辛汤（第301条）、麻黄附子甘草汤（第302条）等亦是为了扶阳以解表，意在借助附子之力，温扶阳气，解除表邪。

3. 扶阳以祛邪

"外因是变化的条件，内因是变化的根据，外因通过内因而起作用。"阳气为人身之主宰，其虚实盛衰决定着疾病的顺逆与转归。寒为阴邪，易伤阳气。若寒邪不解，便会伤阳入里，变生诸症，尤其是病入三阴，证属虚寒，更是以救扶阳气为首务，故四逆辈、理中类便成主力军，以扶阳救正，达邪外出。

4. 扶阳以固表

太阳病发汗，当以遍身微似汗为度。如果汗不如法，发汗太过，致表阳不固而漏汗不止者，宜扶阳固表以治之，如第 20 条之桂枝加附子汤。

5. 扶阳以宣痹

如第 174 条之桂枝附子汤证和第 175 条之甘草附子汤证，均用于因风寒湿邪留着肌肉之间，影响气血运行所致之风寒湿痹，治宜扶阳宣痹，因而皆采用附、桂以温振人体阳气，祛散风寒湿邪。

6. 扶阳以安正

《伤寒论》中记载因汗、吐、下等法误治之条文计 123 条，其中有 75 条呈现不同程度的伤阳，达一半强。显然，仲景是在谆谆告诫为医者临证时务必精确辨治，以免因误治失治而伤阳气。一旦误治失治而出现阳气受损时，当即时扶阳以匡正。有人说，《伤寒论》是一部救误之书，其实从这个角度看，似为扶阳救阳之经典。在临证中，仲景强调医者应见微知著，防微杜渐，早决断、早治疗，以防阳气衰竭而病陷危重境地。如第 323 条云："少阴病，脉沉者，急温之，宜四逆汤。"何以见"脉沉者"就要"急温之"呢？细心领会，乃仲景警示我们对于阳虚之证要紧抓时机，尽早采取措施，以免贻误病机，导致邪陷病深，甚至亡阳。因此，此"急温之"实寓治中有防，既病防变防恶化之"治未病"思想，于临床实践有积极的指导意义。

7. 扶阳以温里

伤寒之为病，常由表入里，由浅及深，逐渐深入，每每损伤脏腑阳气，其中心、脾、肾是重点。例如，第 64 条的桂枝甘草汤证、第 118 条的桂枝甘草龙骨牡蛎汤证和第 112 条之桂枝去芍药加蜀漆牡蛎龙骨救逆汤证的共同点是心阳耗伤，因而主以桂枝甘草"辛甘化阳"而复心阳。第 100 条的小建中汤证、第 66 条的厚朴生姜半夏甘草人参汤证、第 163 条的桂枝人参汤证和第 67 条的茯苓桂枝白术甘草汤证，尽管病机有所不同，然脾阳虚损是其共性，故用桂枝、白术、人参、炙甘草等扶阳助脾阳。第 82、316 条之真武汤证、第 304 和 305 条的附子汤证，责在肾阳虚衰，因此不离附子复肾阳，俾阴阳平衡，达到"阴阳自和者必自愈"之目的。

8. 扶阳以救逆

若病深不解，邪入少阴，出现阳衰阴盛，甚至阴盛格阳或戴阳证时，则急需回阳救逆，以复真阳，如第 225、323、353、388 条之四逆汤证，真阳欲竭、病情深重，当速回阳；第 385 条的四逆加人参汤证，缘由阳衰阴竭，因而在回阳救逆的同时，应辅以益气生津。当病至阴盛阳衰，格阳于外时，已非四逆汤所能胜任，非通脉四逆不可，如第317条之通脉四逆汤证；若病情进一步发展，导致阳亡液竭，阴阳行将离决之危急关头，则急应益阴和阳，佐以降逆，第390条之通脉四逆加猪胆汁汤证即是。又有因阴寒内盛发生阴阳格拒者，视其程度轻重不同而施以白通汤（第314条）或白通加猪胆汁汤（第315条）。

9. 扶阳以益阴

阴阳互根，阳生阴长。病有阴阳两虚者，可通过扶阳以化生阴津。如第68条的芍药甘草附子汤证，系汗后阴阳俱虚之变证，治宜扶阳以益阴；又如第69条之茯苓四逆汤证，乃因汗下后致阳损阴虚而烦躁，亦宜扶阳益阴。古代不少医家认为，凡阳虚而阴液不继者，茯苓四逆汤最为适宜。

10. 灸法以扶阳

《伤寒论》之扶阳，不仅以药物为主要手段，还采用灸法以温阳补虚，回阳救急。大凡病入三阴，阳虚阴盛，应兼用灸法，助阳抑阴，如该书使用灸法之条文中，三阴病就占了五条。尤其遇到阳气衰微，阴寒独盛，病势凶险之时刻，倘若仍以汤药图治恐缓不济急，当速速采用灸法以救急回阳，第325条、343条即属此种情形。

（二）宣通阳气

阳气之盛衰决定疾病之发展转归与预后，而阳气之宣畅通达与否亦至关重要。因此，在《伤寒论》中，既注重阳气的温扶，又不忽视阳气的宣通。通常病在三阳，属阳属热属实，阳气在与邪气抗争过程中，常因邪气阻碍而郁滞，故于祛邪时应注意宣通阳气。如第147条之柴胡桂枝干姜汤证，为少阳病兼水饮内结，治当和解枢机，温化水饮，以小柴胡汤加减，其中桂枝是着眼点，意在取其温通阳气，使阳通而饮化，内结水饮随之消解。

更有气厥、热厥、痰厥及水厥等厥者，无疑是因邪气阻滞，使阳气不能宣通达外而成。如第318条之四逆散证，系气机不畅，阳气郁遏于里，不能外达四肢而发生的厥逆，故以四逆散疏理气机，透达郁阳；如果热邪郁结于里，阳气无以外达四肢，亦可出现厥逆，如第350条之白虎汤证；因痰涎壅盛，食积停滞，胸阳被遏，无法通达于四末而见手足厥冷，心下满而烦等症者（355条），缘其邪实结于胸中，病位偏高，"其高者因而越之"，取瓜蒂散因势利导，涌吐胸中之邪，邪祛则阳气得通，厥冷可回，烦满自消；若胃阳不足，水饮内停，阳气受遏不能输布于手足，其所出现的四肢厥冷乃水饮为患（第356条），自当先治水气，故用茯苓甘草汤温胃散水，水饮去则阳气布达，此治水即是治厥，诚乃"治病求本"之范例，极具指导意义。

此外，诸如《伤寒论》中的调枢法、承气法，以及利水法等，皆有使邪去而阳气通达之功，故均可视作宣通阳气之法。

《伤寒论》重视阳气，在强调扶阳气的同时，并非忽略阴津存在的价值及重要性，而是对如何"存阴液"给予了应有的关注。其奥旨在书中字里行间不时闪现，并且认为"阴阳自和者必自愈"（第58条），强调治病目的重在使人体阴阳恢复平衡。

四、学术影响

《伤寒论》之扶阳学术思想影响重大而深远，后世受此启迪并发扬光大其思想之医家甚多，其中尤以扶阳学派最为突出。

扶阳学派（俗称"火神派"）之开山宗师郑钦安，崇尚《伤寒论》扶阳思想，极力推崇阳气。明确指出："阳者阴之主也，阳气流通，阴气无滞，自然百病不作。阳气不足，稍有阻滞，百病丛生。"临证"功夫全在阴阳上打算"（《医理真传》）。"以阴阳为纲"，善以扶阳大法治病疗疾，擅长运用大剂姜、桂、附等辛热药物，起死回生，屡建奇功，积累了十分丰富的经验，被人们亲切地颂誉为"姜附先生"。

现代名医祝味菊先生，在郑钦安及其传人卢铸之的影响下，对扶阳学术思想推崇有加，力主"阳为生之本"，极其重视阳气在人体生理、病理、治疗、预后及康复中的作用，认为人体免疫力、抵抗力和修复能力等皆与阳气密切相关，称"阳气者，抗力之枢纽也"。"夫邪正消长之机，一以阳气盛衰为转归"（《伤寒质难》）。临证广用温法，创立了温散、温潜、温滋、温清和温润等扶阳方法，素有"祝附子"之美称；著名医学家和医学教育家吴佩衡，大力倡导经方学理，十分尊崇仲景扶阳治疗大法，善用附子和四逆辈，而且在剂量及应用范围等方面均有所突破，对阳虚阴寒证的治疗研究造诣颇深，形成别具一格的学术流派。此外，唐步祺、范中林、卢崇汉等火神派传人，临床皆强调扶阳气，限于篇幅，恕不一一叙述。

综上所述，《伤寒论》之扶阳思想源于《易经》《内经》，而且继承和发扬了《内经》重阳学术思想，高度重视顾护扶助阳气，将扶阳理念始终贯穿于全书之中，开创扶阳大法，并创制诸多扶阳经典名方，堪称扶阳典范，对后世医学尤其是对扶阳学派的形成与发展影响重大而深远，值得高度重视和深入研究。

督脉经穴临床运用验案举例

胡定年　江苏省扬州市宝应县中医院

督脉为"诸阳经之会"，督脉为"阳脉之海"，督脉的"督"具有"总督诸经脉"之意，可见督脉在我们人体的重要性。近年来，我在临床运用督脉经穴为主针灸治疗内科常见病，取得了满意疗效。

一、医案举例

1. 针刺至阳治疗胃寒案

患者女，35 岁，2013 年 5 月 3 日初诊。

患者本因颈项部不适在我门诊行针灸治疗。因见门诊有一胃病患者在我处行针灸治疗，所以向我咨询针灸治疗胃病事宜。自述胃脘部有怕冷不适感三四年，无头痛，无呕吐，无腹泻，大便正常，曾服中药治疗（药物不详），疗效不显，查至阳穴压痛明显，予针督脉穴位至阳并拔罐。治疗后患者诉胃脘部非常舒适，治疗 4 次后患者胃脘部怕冷感觉明显缓解。

2. 针刺脊中穴治疗腹痛泄泻案

患者男，初二学生，2013 年 5 月 12 日初诊。

自小经常腹痛腹泻，喜好冷饮。刻下：腹痛腹泻，面色苍白，神疲乏力。考虑脾阳不足，脾运不健，寒湿内生而至。

予针脊中（有压痛），并拔罐，留针 30 分钟，每日 1 次，15 次为 1 个疗程，并予附子理中丸，1 次 4 粒，每日 3 次（考虑慢性肠胃炎，需缓调，药量少投，宜较长期服用）。

1 个疗程后腹痛腹泻缓解明显。嘱服附子理中丸，1 次 4 粒，每日 3 次，连续服用 1 ～ 2 个月善后。

3. 针灸身柱、脊中穴治疗哮喘案

患者女，48 岁，2013 年 7 月 5 日初诊。

哮喘反复发作三四年，经常服中药、外用西药气雾剂，爬楼、劳累时加重。听人说可以"冬病夏治"，来我处求诊。予针刺：①身柱（有压痛）、

脊中两穴，并拔火罐；②天突、足三里、中脘、气海。每日 1 次。

10 次后，哮喘缓解明显。

继续针灸 10 次以巩固治疗，并劝其来年夏天继续针灸巩固治疗。

4. 针刺神道穴治疗急性胸痛案

患者女，42 岁，2013 年 3 月 4 日初诊。

患者因颈椎病在我处行针灸治疗时，突然出现胸部针麻样疼痛，心电图示：T 波改变。

予针神道穴（有压痛），数分钟后胸痛缓解，续针 3 次，以巩固治疗，并嘱随诊。

5. 针刺中枢穴治疗慢性胆囊炎胆结石急性发作案

患者男，70 岁，本院职工家属，2013 年 4 月 22 日初诊。

在我处针灸治疗肩周炎，诉有慢性胆囊炎胆结石史四五年，每遇劳累、受凉多发作，发作时多需输液才能缓解。近年来，胆囊炎胆结石有发作次数增多的趋势。嘱其胆囊炎胆结石如再有发作，可即来针灸治疗，一来可免输液之苦，同时针灸治疗有减少发作之远期效果。

6 月 29 日因受凉致胆囊炎胆结石再次发作，表现为"右上腹胀满，余无明显不适"。

予针督脉经穴中枢，并拔罐，30 分钟后，胀满缓解明显。续针 4 次，以巩固疗效。

二、讨论

当代名中医刘力红在《思考中医》中说：中医最重要的东西是什么？最核心的东西是什么？方方面面都围绕它，离开它就不行的这个东西是什么？就是阴阳。针灸乃中医的重要组成部分，当然也离不开阴阳。

1. 运用督脉经穴治疗内科疾病从另一个侧面了诠释中医的阴阳理论

《素问·阴阳应象大论》云："阴阳者，天地之道也，万物之纲纪，变化之父母，生杀之本始，神明之府也，治病必求于本。"《灵枢·根结》曰："用针之要，在于知调阴与阳。调阴与阳，精气乃光，合形与气，使神内藏。"

《素问·金匮真言论》曰："言人身之阴阳，则背为阳，腹为阴。言人身之脏腑中阴阳，则脏者为阴，腑者为阳，肝、心、脾、肺、肾五脏皆为阴，胆、胃、大肠、小肠、膀胱、三焦六腑皆为阳。"阴阳之中也包含有部位的概念，而这样一个认识对于针灸临床是有特殊意义的，所以《素问·阴阳应象大论》明确提出："故善用针者从阴引阳，从阳引阴，以右治左，以左治右，以我知彼，以表知里，以观过与不及之理，见微得过，用之不殆。"针灸取穴的具体方法就是"从阴引阳，从阳引阴"，督脉循行于后背，属阳，脏腑位于胸腹腔，相对于督脉，属"前"，属阴，因此，用督脉经穴治疗内科病，显然是符合"从阴引阳，从阳引阴"经旨的。

2. 督脉是人体的"姜附剂"

提起"扶阳"，提起针灸养生保健，一般都会想到艾灸神阙、关元、气海、足三里等，却往往忽略了督脉。而督脉是处于诸阳经领导地位的，因为督脉为"阳脉之海"，为"诸阳经之会"，督脉的"督"具有"总督"之意，即提醒我们督脉在人体的重要性，以及对针灸科医生的重要性。针灸也需要"姜附剂"。有鉴于督脉的特殊生理特点，督脉经穴应该是可以担当起"姜附剂"的重任的。可见，针灸科以"督脉、足太阳经穴"为主进行"穴位敷贴"，开展"冬病夏治"，是有很深的道理的。

3. 对于督脉为"阳脉之海"的理解

可以从以下三个方面去理解。

（1）督脉和足太阳关系密切。督脉循行于后背，邻近足太阳，而且督脉的络脉"别走太阳"。

（2）五脏之腧出于足太阳。《灵枢·背腧》曰："五脏之腧，出于背者。""皆夹脊相去三寸所，则欲得而验之，按其处，应在中而痛解，乃其俞也。"太阳与五脏之关系，可见一斑。

（3）督脉为诸阳经之会，督脉通过交会穴和足三阳、手三阳经相交会；五脏六腑和督脉的联系可谓紧密。

扶阳方温氏奔豚汤疑难杂病治验

田养年　陕西西安养年中医医院

　　温氏奔豚汤乃山西中医学校温碧泉老中医遗方，与《金匮要略》奔豚汤同名异方。李可老中医颇为推崇，并将此方加以研究改进后应用。李可认为："本方由人参四逆汤去干姜，加桂附理中汤去白术，桂附八味丸去熟地、丹皮、吴茱萸，加沉香、砂仁、牛膝组成。是一首纯阳益火、救困扶危妙方。温热灵动，彻上彻下，通行十二经表里内外。功能温养先天命门真火，救扶元阳之衰亡，固元气之厥脱。补火生土，化湿醒脾，补土制水，而消水肿。纳气平喘，安养冲脉，引火归原，制伏奔豚。""消五脏寒积，逐六腑冷凝，除骨脉寒痹，破沉寒痼冷，散寒行气治诸痛。"笔者多年来在临床中运用此方治疗疑难杂病，亦取得明显效果，总结如下。

一、顽固性腹泻奔豚案

　　黄某，女，71岁，2011年8月17日初诊。

　　反复腹泻20年。患者20年前子宫癌术后及放化疗至今，每天腹泻5～6次，稀便或稀糊便，泄前腹痛。10年前曾住院3次，专门检查肠道，未见异常。诊为术后综合征，肠功能紊乱，用中西药治疗未见明显效果。3年前做胆结石手术后，腹泻又加重，每日白天6～7次，晚上2～3次。

　　患者：形体消瘦，神疲无力，腹泻症状同前，肢冷畏寒，少腹常有一股冷气冲至上腹部，喜热喜按，有时尿失禁，食纳欠佳，食后胀满。六脉沉细尺脉不显，舌淡，苔白腻。

　　辨病：奔豚气。

　　证属：太阴少阴并病。

　　治则：温太阴扶少阴。

　　方药：温氏奔豚汤加减。

　　处方：附子40g（先煎），砂仁15g，炙甘草20g，肉桂10g，桂枝20g，炒白芍15g，山药30g，细辛15g（先煎），沉香10g，乌梅肉15g，干姜

20g，党参 30g，白术 30g，茯苓 15g，炒苡仁 20g。

10 剂，日 1 剂，水煎服。

二诊：上药服后腹泻、腹痛减轻，畏冷肢寒好转，腹内冷气上冲减少。

上方加山茱萸 30g，紫石英 30g，生龙骨 30g，生牡蛎 30g，谷芽 30g，麦芽 30g。10 剂，日 1 剂，水煎服。

三诊：腹泻缓解，每天 1～2 次，腹内上冲感已消失，食纳增进。

上方加补骨脂 20g，淫羊藿 20g，菟丝子 20g，枸杞子 20g。10 剂，日 1 剂，水煎服。

四诊：精神好转，诸症痊愈。随访 1 年未见复发。

【按】患者子宫癌手术加放化疗，再加胆结石手术，严重损伤人体阴阳气血，尤以肾阳亏损较大，阴气内盛，火不生土，脾胃败衰，运化失调，中气不足，故长期腹泻，食欲不振。

方中干姜、白术、砂仁、山药温补中土，健脾化湿；附子、肉桂、桂枝、淫羊藿祛寒逐邪，扶阳补肾；加紫石英、生龙骨、生牡蛎安养冲脉，引火归原，制服奔豚，火生土长，泻止而愈，食纳增进，精神好转。

二、脐周疼痛案

魏某，女，53 岁，2012 年 2 月 8 日初诊。

腹部脐周疼痛 10 年。患者每天有 2～3 次脐两旁或上下隐痛不适，痛时按压好转，在医院多次检查未见异常。胃镜检查示慢性胃炎伴胆汁反流。曾用中西药治疗（具体不详）4 年未见改善。

患者：形体略胖，精神萎靡，经常感到脐旁有股热气在周围转动，有时上冲，心下烧着感，胁腹难受，遇冷或生气加重，畏寒肢冷，纳呆，大便稀溏。脉沉细，舌淡苔滑腻。

辨病：腹痛。

辨证：太阴、少阴、厥阴并病。

治则：温太阴，扶少阴，平肝降逆。

方药：温氏奔豚汤加减。

处方：桂枝 30g，炒白芍 40g，炙甘草 20g，干姜 20g，附片 30g（先煎），沉香 10g，川郁金 15g，香附 20g，川牛膝 15g，肉桂 10g，茯苓 25g，当归 15g，砂仁 15g。

10 剂，水煎服，日 1 剂。

二诊：药后脐周疼痛好转，气机上冲减轻，仍发热不适。

上方加黄柏 15g，生龙骨 30g，生牡蛎 30g，磁石 30g。10 剂，日 1 剂，水煎服。

三诊：药后脐部脐周疼痛减少，热气上冲消失，但纳差。上方加谷麦芽各 30g。10 剂，日 1 剂，水煎服。

四诊：药后诸症消失，食纳增进，精神好转。

【按】《金匮要略》曰："妇人绕脐痛，必有风冷。"患者证属肝寒胃冷、寒湿凝滞、阴火内扰、虚火冲逆之象。

方中干姜、砂仁、甘草、茯苓温中散寒，健脾利湿；附子、干姜、肉桂扶阳祛寒，温太阴，扶少阴；香附、沉香、炒白芍、甘草甘酸缓急，平肝制冲；当归、川郁金、香附活血理气止痛；生龙骨、生牡蛎、磁石、牛膝引火归原，补肾纳气，诸症痊愈。

三、耳鸣头昏案

李某，女，60 岁，2011 年 4 月 16 日初诊。

主诉：耳鸣 10 年。长期头昏耳鸣，曾服多种中西药未见好转。

患者：形体略胖，面部及下肢浮肿，畏寒肢冷，头昏耳鸣，大便稀溏，受凉或冷饮即腹泻，近两年晚上耳鸣加重，心烦不安、失眠。六脉沉细滑，尺脉不显，舌淡苔薄白滑润。

辨病：神经性耳鸣。

证属：太阴少阴并病，阴阳两虚，阴火上扰。

治宜：温太阴扶少阴，平肝降逆，缓潜补肾。

方药：温氏奔豚汤加减。

处方：附片 30g（先煎），干姜 30g，炙甘草 20g，肉桂 10g，沉香 10g，砂仁 20g，山药 30g，川牛膝 20g，熟地 40g，生龙骨 30g，生牡蛎 30g，磁石 30g，桂枝 20g，炒白芍 15g，茯苓 40g，土白术 30g。

10 剂，水煎服，日 1 剂。

二诊：服药后，畏寒肢冷、头昏明显减轻，大便稀溏腹泻次数减少，下肢水肿消失。

上方加紫石英 30g，葛根 30g，川芎 20g，香附 20g，柴胡 15g，夜交藤 40g，炒枣仁 30g。15 剂，水煎服。

三诊：药后心烦失眠好转，耳鸣减轻，食纳增多，精神好转，血压正常。上方加减继服2个月，诸症痊愈。

【按】现代医学认为神经性耳鸣比较难以逆转，但从扶阳角度考虑，要从根本上解决肾阳亏损问题，应以扶阳为先，兼以滋阴，而温氏奔豚汤具有温阳潜镇、安养冲脉、引火归原、补火生土之作用。加上王清任通气散，川芎、柴胡、香附加葛根，解肌退热，通滞行瘀，荣脑止晕，可扩张血管，改善心脑及外周血液循环，降血压，改善颈血液循环，对耳鸣头昏有一定治疗作用，加上夜交藤、炒枣仁养心安神，祛风通络，交合阴阳，可改善不良睡眠状态。

多年来我们以温氏奔豚汤治疗疑难杂病确有奇效。正如李可先生所说："原方主治肝、脾、肾三阴寒证；奔豚气，寒霍乱，脘腹绞痛，气上冲逆，上吐下泻，四肢厥逆，甚则痛厥；寒疝；水肿鼓胀等。"本方运用要点，以"厥气上攻"为主症，即方名"奔豚"之取意，"奔豚"为一种发作性疾病，属冲脉病变，冲为血海，其脉起于小腹，循腹上行，会于咽喉。隶属肝肾，又隶属阳明。当肾阳虚衰，肝寒凝滞，寒饮内停，冲脉即不安于位，夹饮邪上逆奔冲，便成本证。李可又说："本方妙用甚广，不及备述，运用得当，对一切沉寒痼冷、疑难痼疾、急危重症，确有覆杯而愈、起死回生之功。"

扶阳法在内伤湿热病证中的应用

胡小勤　广西中医药大学

内伤湿热是和外感湿热相对而言的，亦即内生湿热，是由于人体内部脏腑功能失调所引起的湿热病证。多与肝脾二脏的功能失常有关。内伤湿热病证属于内伤杂病的范畴，主要包括脾胃湿热、肝胆湿热、胃肠湿热、膀胱湿热等病证。其共同的临床表现为乏力、纳呆、烦躁、口苦、小便黄赤、大便不爽、舌质红、舌苔黄腻、脉滑数等。多兼见与病变脏腑有关的兼证。内伤湿热病证，是湿热合邪，湿热交蒸，湿和热相合为病，热处湿中，湿蕴热外，如油入面，胶着蕴蒸，难分难解，病机往往变得复杂。正如薛生白《湿热病篇》所指出："热得湿而愈炽，湿得热而愈横。"因此，内伤湿热具有内伤湿邪和内伤热邪共同的致病特点，其病机更加复杂，病情更加严重。

扶阳是保护、温助、宣通、调理阳气的意思。扶阳法是中医临床最重要的治法之一，因其用途广泛，疗效卓著，自成体系，法中有法，故备受历代医家推崇。

内伤湿热作为临床缠绵难愈之证，单纯的清热利湿治疗，疗效不显。而内伤湿热病证存在阳虚或者阴阳失调的病理改变，笔者在临证中采用扶阳的办法治疗内伤湿热病证，起到事半功倍的效果，故笔者认为"扶阳"原则应作为治疗内伤湿热病证的基本原则之一。

一、扶阳法应用于内伤湿热病证的理论基础

1. 脾脏运化功能失常（脾气亏虚或脾阳亏虚）是内伤湿热最根本的病因病机

脾脏的主要生理功能是主运化，即指脾具有把水谷化为精微，并将精微物质输送至全身的生理功能。脾主运化，包括运化水谷和运化水湿，是将饮入的食物进行消化，把其中的营养物质转输至各脏腑器官、四肢百骸，并将其中多余的水湿及时转输至肺肾，通过肺肾的气化功能，化为汗和尿

排出体外。脾的运化功能健旺，就能防止水液在体内发生不正常的停滞，从而防止湿邪的产生。反之，脾的运化功能失常，则必然导致水液停滞而生湿，因湿而生热，导致湿热内生。在内伤湿热病证的形成中，脾的运化功能起着关键的作用，无论是肝气乘脾，还是气虚不运，湿热的产生多是因脾的运化失常而生湿，由湿而生湿热之证。如《医经秘旨》指出："脾胃虚而生湿热。"而脾的运化功能失调主要表现为脾气亏虚，日久则为脾阳亏虚。

2.阳虚体质内伤湿热易从寒化伤阳

中医体质学说认为，疾病的发生、发展和转归与人体的体质因素密切相关。体质的特殊性不仅决定着人体对某些致病因素或某种疾病的易感性，而且还决定着感邪之后的发病类型和疾病的性质。匡调元指出："具体的体质条件，决定着发病类型。"内伤湿热可因病人不同的体质，日久或从热化伤阴，或从寒化伤阳；或因病邪性质，热以伤阴，湿以伤阳，导致内伤湿热伤阴伤阳的病证。

素体阳虚之人，湿热为患表现为湿邪为主要致病因素，湿为阴邪，易伤阳气，湿邪困脾伤阳，可造成脾阳不足，日久可进一步导致肾阳虚衰而引起脾肾阳虚。故李东垣在《内外伤辨惑论·饮食劳倦论》中指出："湿热相合，阳气日以虚。"

3.扶阳有助于预防和纠正苦寒药伤阳的弊端

内伤湿热，由于缠绵难愈，临床常会出现过量或久服苦寒燥湿药的情况，湿热未除而阳气已伤，阳气既虚，不能温化，肝经失暖，可见精神不振、畏寒肢冷、两胁坠痛、纳呆脘痞、下肢浮肿、便溏、小便清长等脾肾阳虚之象，扶阳有助于预防和纠正苦寒药引起的阳虚。

4.扶阳有助于利湿，从而有利于湿热的分消

当体内水分过多或不居正地，就成为水湿痰饮，谓之"阴邪"。"湿胜阳微""湿结阳伤"，阴邪在，必然耗阳损阳。中焦脾土主运化水液，若脾主运化水液的功能失常，水液不能布散而停于体内，就可产生湿邪，阻碍人体阳气的运行，从而出现湿邪蒙蔽上焦、凝滞中焦、阻塞下焦之证。叶天士认为"太阴湿土，得阳始运"。所以在治疗时，要运脾阳，以利水湿。

脾主运化的生理病理特点告诉我们，在内伤湿热病证中，湿热之邪当以湿邪为主，这对理解内伤湿热病证清热利湿当以利湿为主的治疗原则有重要意义。因此，温运脾阳，或者温补脾肾，有助于湿热的分消。

二、扶阳法治疗内伤湿热病证的几个原则

1. 分清内伤湿热兼有脾阳虚还是脾肾阳虚

阳与气同类，气生阳，阳化气，同为阳用之属。人以阳气为重，临证时应时刻注意扶助阳气而不要损伤阳气。

脾脏的运化功能失常是内伤湿热的基本病因病机，脾贵健运，以温为宜，脾为太阴湿土，喜燥恶湿，健脾即能祛湿，健脾当以温运为本。脾健则运，脾和则升，其健运升清依赖脾阳的温煦。故治脾必须扶助脾阳。

脾阳虚日久，伤及肾阳，会出现神疲气怯、畏寒肢冷等表现，或者肾阳虚，火不生土，伤及脾阳，此时均为脾肾阳虚，治疗当扶助脾肾之阳。

2. 根据湿热邪气的主次轻重不同，施以不同的扶阳治法

若湿热之邪中以湿为主，热为辅，则以辛热之药如附子、干姜扶阳抑阴，同时配合甘温之品如人参、黄芪、白术、鹿角胶等；若湿热之邪中以热为主，湿为辅，或湿热并重，则只用甘温之品，而弃用辛热之药，以免助火。

3. 扶阳不忘补阴

首先，阴阳是互根互用的。明代张景岳提出"阳非有余"，"扶阳不忘补阴"，"善补阳者，必于阴中求阳，则阳得阴助而生化无穷"。如治命门火衰证，创立右归丸，方中桂、附合血肉有情之鹿角胶益命门之火，更用熟地、山药、山萸肉等填补真阴。其他如桂附八味丸等，都是此意。

其次，在湿热证中，热邪易伤阴，过用或久用苦燥之品也易伤阴，因此，在扶阳的同时，运用养阴生津之品可以预防和治疗热邪或苦燥之品引起的阴液耗伤。

三、扶阳法治疗内伤湿热病证的代表方药

在清热利湿的基础上，根据不同的阳气亏虚或阴阳失调的表现，选用不同的方药。

若内伤湿热兼有脾阳虚，临证可选用附子理中汤或补中益气汤或小建中汤与四君子汤合方化裁；若内伤湿热严重者损及肾阳，出现四肢厥冷者，临证可选用四逆汤、参附汤、右归丸等合方化裁；若内伤湿热引起阴阳失调，如自汗等，临证可选用桂枝汤化裁。

四、典型案例

笔者运用扶阳法加清利湿热的办法，治疗诸多内伤湿热病证，有一定心得体会。

王某，男，59岁，农民，已婚，2008年3月17日初诊。

反复胃脘疼痛4年余，经胃镜检查，诊断为慢性萎缩性胃炎，前后服过多种中西药均无效。近半个多月来，胃脘疼痛较剧，遇寒尤甚，口干口苦，纳呆，神疲乏力，畏寒肢冷，腰膝酸软，大便前干后溏，小便黄，舌体胖大，边有齿痕，苔黄腻而厚，脉沉细数。

证系脾肾阳虚，中焦湿热（湿热并重）。治当温补脾肾，清热利湿，和中止痛。以右归丸合理中丸合甘露消毒丹加减。

处方：熟地黄20g，山药20g，枸杞子15g，鹿角胶10g，制菟丝子15g，杜仲15g，山茱萸10g，生晒参10g，茯苓20g，生姜10g，甘草8g，飞滑石10g，绵茵陈20g，黄芩10g，石菖蒲6g，川木通10g，藿香6g，白豆蔻10g，木香10g。

3剂，每日1剂，水煎服。

二诊（3月22日）：疼痛显著缓解，食欲改善，大便干燥消失，小便较前变清，神疲好转，畏寒，舌苔减退，然舌尚胖大而边有齿痕，脉如前。

原方加肉桂10g，制附片15g，生姜改为干姜10g。7剂，每日1剂，水煎服。

三诊（3月29日）：药后胃痛消失，食欲复原，大便、小便正常，畏寒、神疲好转，舌苔进一步减退，脉较前有力。

上方加仙灵脾30g，炙黄芪20g，去飞滑石、石菖蒲、白豆蔻、木香。7剂，每日1剂，水煎服。

四诊（4月5日）：畏寒及神疲明显改善，舌淡红苔薄白，脉细但有力。再进7剂，诸症完全消失。后服用此方半月余，以资巩固。3个多月后复查胃镜，证实已恢复正常。随访1年多无复发。

按：本例患者患胃病多年，同时，身处南方亚热带湿热气候，故病证较为复杂，辨证为脾肾阳虚，中焦湿热。在治疗过程中，初诊时湿热并重，因此去桂、附之品。二诊热邪大为减轻，故增加姜、桂、附以助脾肾之阳，以利于进一步祛湿。三诊进一步好转，更增加补阳之仙灵脾、升阳之黄芪，使治疗以扶阳为主，清利湿热为辅，终使疾病痊愈。

扶阳抑阴治失眠

闫　旭　北京市通州区潞河医院

　　失眠症为临床常见病，现代临床普遍认为失眠多由于肝郁化火、热扰心神、心脾两虚等原因所致，治疗多以清热泻火、镇惊安神、养阴清热、益气养血为主，但是因虚寒而导致的失眠临床上也有很多，扶阳学派在治疗阳虚失眠症中，运用温阳法取得了很好的疗效。现就运用温阳法治疗失眠的理论及方法并结合个人经验进行探讨和归纳。

一、调和阴阳，温通经脉

　　营卫不和是阳虚失眠的重要病机，《灵枢·营卫生会》云："卫气行于阴二十五度，行于阳二十五度，分为昼夜。"卫气昼行于阳而夜行于阴，卫气的运行与自然界的日夜交替相通，人体的阴阳与自然界的阴阳变化是相应的，是我们人体正常睡眠的基本保障，如果人体的阴阳变化不能和自然界同步就会出现问题："老者之气血衰，其肌肉枯，气道涩，五脏之气相搏，其营气衰少而卫气内伐，故昼不精，夜不瞑。"由于年迈体虚阴阳气血不足，精亏血少，白昼之时，营阴亦需卫阳之气作为补充，卫气不能很好地出营而卫外，故昼不精；气机的升降出入紊乱，气血运行不畅，夜晚卫阳不能顺利入于营阴，故夜不瞑。调和营卫应首选桂枝汤。桂枝辛温，温通气血；芍药味酸微寒，能养血和营，通利血脉；生姜、炙甘草、大枣补益中土，使气血化生有源。本方是治疗失眠的基本方，可根据具体情况加减治疗，云南名医戴丽三先生治疗老年人或病后营气虚衰营卫失常，入睡困难或易醒用桂枝汤倍芍药，加山萸肉、枸杞、橘络治疗。

二、温通心肾，破阴回阳

　　心肾阳虚是阳虚失眠的一个重要病机，郑钦安先生在《医法圆通》中指出："不卧一证，因内伤而致者，由素秉阳衰，有因肾阳衰而不能启真水上升以交于心，心气即不得下降，故不卧。"心慌、心悸不安为主要症状的不寐，临床多用归脾丸、天王补心丹，与人参、熟地、枣仁、桂圆肉、夜交藤、琥珀、朱砂、龙骨等药物治疗，以养血养阴为主，治疗心血不足的心慌失眠较为对证，但治疗心阳衰败的失眠则不当。心阳虚衰的根源在于肾阳的不足，心肾同属少阴，君火的旺盛需要肾中真阳的温煦，元阴随元阳的蒸腾气化作用上交于心，心阴心阳亦下通于肾，心肾相交则神安能眠。患者心悸不寐为心阳不足，应直补心阳，但是心阳之根在于肾阳，真火旺则君火自旺，真火升则真水亦升，心血不足证也能化解，此正符合了仲景所提出的治病求本的精神，宜用郑钦安先生的补坎添离丹治疗，方用附子、蛤粉、桂心、炙甘草、生姜五味中药组成，方中附子、桂心可回阳救逆，温通心肾，蛤粉补肾体，使真阳有所依，生姜、甘草补中运脾，中焦为升降之枢，中气运转正常有助于心肾之气相互沟通。

阳虚日久阴寒过盛者可选用麻黄附子细辛汤来治疗，由于阳虚日久易感受外寒，导致寒凝经脉，凝滞不通，且阳虚气血运化不利，痰瘀也阻滞经脉，此类失眠患者可用本方加减治疗，此三药同用可达到温元阳、振心阳、散寒凝、通脉络的效果，心阳振则心肾可相互沟通；脉络通则营卫气血运行正常，可安然入眠。

四川名医范中林先生治疗一患者，主要表现为心悸、胸闷、夜卧不宁、背寒、膝痛、舌淡、苔白滑，脉沉细，以桂枝甘草汤加附子治疗，方由桂枝、炙甘草、制附子、生姜四味药物组成，与补坎添离丹相似，桂心改为桂枝是因为桂枝既温心阳又通太阳经气，治疗患者背寒、膝痛等症状。

三、临床验案

验案 1：吴某，男，35 岁。患失眠两个月余，每晚入睡不实，似睡而非睡，白天精神不佳，面色无华，腰膝酸软，乏力，便秘，饮食不佳，舌淡暗，苔薄白，脉细涩。患者病情复杂，肝肾亏虚，肝不藏魂，气血不足，经脉瘀滞，曾服归脾、六味等品无效，虽为虚损之证，但脉道不通，气血不和，脾气不运，补之何益，徒增壅滞。

宜先调和营卫，疏通气血，条畅肝脾，再施补益之法。

方用：桂枝 15g，白芍 15g，炮姜 10g，炙甘草 20g，川芎 10g，细辛 6g，当归 10g，生白术 20g，茯苓 20g，杜仲 15g，续断 15g。

方中桂枝、白芍调和营卫；当归、川芎同用助桂枝汤调营卫、通血脉，且均入肝经，可舒畅肝气；茯苓、白术、甘草、炮姜和胃健脾，助中焦之运化；杜仲、续断补益肝肾，补而不滞。服5剂后睡眠质量提高，诸症减轻，食欲渐好，舌质转红润，脉象柔和。但脾肾气血亏虚仍在，拟补益脾肾之法治之。

方用：党参20g，白术20g，茯苓20g，巴戟肉20g，制附片10g，肉桂10g，山茱萸15g，枸杞20g，炮姜10g，白芍15g。

服上方半月左右，诸症若失，精神状态很好。

验案2：李某，女，68岁。失眠，心悸，易醒，因去年家人过世，喜悲伤，情绪抑郁，膝下冷如风吹，西医诊断为慢性肾炎，尿蛋白（+++），尿中少量红细胞。邀余诊治，舌淡，苔薄白而干，脉缓无力。

诊为《金匮要略》中之脏躁证，合并心肾阳虚，酌用甘麦大枣汤、补坎填离丹、桂枝汤三方合用。

方用：桂枝10g，白芍15g，炙甘草20g，生麦芽30g，大枣15g，制附子15g，鹿角霜15g，炮姜10g，茯苓20g。

方中甘麦大枣汤补益心脾，生麦芽易小麦，因生麦芽可疏肝气、通经络，患者肝郁较重所以更为适宜，以桂枝易补坎填离丹中桂心，有利于祛除外寒，合白芍调营卫，以鹿角霜易蛤粉补肾体助肾阳，且散邪气。

患者服药1周后症状大为好转，夜晚睡眠良好，且能睡午觉（自述几年未睡过午觉），心情较为舒畅，小腿不凉，唯觉小腹胀满，检测尿蛋白（++），尿中仍少量红细胞。以厚朴半夏干姜人参汤加味治之。

处方：厚朴15g，法半夏15g，干姜10g，党参15g，桂枝10g，炒小茴香10g，仙鹤草30g，白芍15g，炙甘草20g，枸杞15g。

服药1周后腹胀消，尿蛋白（+），尿中无红细胞，患者对疗效非常满意。随访半年尿蛋白在（+）和（++）之间波动，余无不适，睡眠良好。

综上所述，失眠一症，调和营卫是基本大法，心肾是治疗本病的关键。由于临床所见疾病病机较为复杂，要根据实际情况灵活运用前人的经验，切不可照本宣科，前人示我们以轨范，我们也要在临床实践中灵活运用以提高治疗效果。

"首辨阴阳，再辨六经"
——论治糖尿病前期医案赏析

林明欣　朱建平　中国中医科学院
朱章志　广州中医药大学第一附属医院

本研究团队自创建以来，便以"用中医经典指导临床实践，在临床实践中发展中医经典"为宗旨，将《伤寒论》"六经辨证"一以贯之，并结合现代医学理论，对糖尿病及其并发症进行全方位研究，通过不断总结，形成"首辨阴阳（二纲），再辨六经（六目）"之独特模式，即"二纲六目"模式，并逐渐摸索出"神、形、纳、眠、便"等特色指标。于临床中，"多饮、多食、多尿及消瘦"等典型糖尿病症状并不多见，反多症见：神，神疲乏力；形，形体肥胖，四肢不温；纳，胃纳欠佳，口干多饮，喜饮热汤；眠，失眠多梦；便，大便干结，小便频数。上述症状皆以"阳气不足"为主因。

一、医案回放

李某，男性，59岁，就诊时间为2011年9月2日（首诊）。

患者失眠多梦2年余，曾就诊于西医院，行睡眠检测示"效率有所下降，潜伏期有所延长，长觉醒次数相对较多，慢波睡眠比例有所减少，睡眠分期大致正常"，亦行头颅核磁共振、颈动脉彩超、生化全套及甲状腺功能等检查均未见异常；予抗焦虑、抗抑郁及营养脑神经等治疗后，疗效一般；此后改用中医治疗，前医多从养心重镇安神、清热滋阴泻火及柔肝疏肝解郁着手，疗效亦欠佳。2011年9月1日，广州中医药大学第一附属医院门诊检查结果示：口服葡萄糖耐量试验（OGTT）为 GLU-0 6.35mmol/L，GLU-B 9.56mmol/L，GLU-1 10.30mmol/L，GLU-2 8.57mmol/L，GLU-3 5.53mmol/L；糖化血红蛋白（HbA1c）为 6.6%，血脂4项、肝功能、肾功能、血液分析及尿组合均未见异常。

刻诊：主症，眠，入睡困难，每晚3个小时左右，多梦，易醒；神，神疲乏力；形，形体偏胖，身高 163cm，体重 73Kg，BMI 27.4Kg/m²；纳，胃纳一般，口干喜温饮；便，大便燥结，小便灼热；汗，汗出未见异常；其他，五心烦热，四肢不温，腰部冷痛而喜温按；舌脉，舌质淡暗，边有齿痕，舌苔白润，脉象沉迟，两尺尤甚。

二、临证参悟

对于本案患者，西医诊断：糖尿病前期。中医诊断：辨病为"脾瘅病"，辨证"少阴阳虚、寒湿阻滞"。治宜温扶少阴，散寒祛湿。方选四逆汤合附子汤加味。

具体处方如下：熟附子 12g（先煎 1 小时），干姜 15g，炙甘草 20g，茯苓 15g，白术 15g，红参 10g，白芍 15g，山萸肉 20g，砂仁 6g（打，后下 10 分钟），麻黄 10g，细辛 10g，暂予 4 剂。用法：水煎服，2 日 1 剂，水 1500mL 煎取 200mL，分 2 次于早晚温服；熟附子先煎，煎至口尝无麻辣感为度，后下余药；禁食冰冻、生冷及寒凉之品。

二诊（2011 年 9 月 9 日）：患者自诉，服完第 3 剂中药后，肛门频频矢气，解水样大便 4 次，排出不畅，忽然感觉下腹部剧烈疼痛，但便后缓解；昏昏欲睡，神疲乏力，胃纳一般，少许咽干，仍喜温饮；解小便时，仍有灼热感；四肢转温，腰膝冷痛减轻，五心烦热；舌质淡暗，边有齿痕，苔白水滑，脉象仍较沉迟。

上述服药反应乃"阳药运行、阴邪化去"之表现，犹如烈日当空，冲破阴霾，寒冰融化，邪阴化去，始现少阴"本热标寒"之真面目；阳药可敌阴邪，予加大熟附子量至 15g，干姜至 20g，炙甘草至 30g，具体处方如下：熟附子 15g（先煎 1 小时），干姜 20g，炙甘草 30g，茯苓 15g，白术 15g，红参 10g，白芍 15g，山萸肉 20g，砂仁 6g（打，后下 10 分钟），麻黄 10g，细辛 10g。7 剂，煎服法及注意事项同首诊。

对于本诊第 3 剂中药之服药反应，《灵枢·小针解》指出："神客者，正邪共会也。邪循正气之所出入也。"《灵枢·邪气脏腑病形》指出："邪之中人也，无有常，中于阴则溜于腑。"上述经文指出，邪之来路，亦邪之去路；于《伤寒论》中，病在少阴、病在太阴、病在厥阴皆有"自利"之证，乃"中阴溜腑"；故于本案中，大肠腑亦为邪之出路。因方中暗合"麻黄附子细辛汤"，患者若出现汗出增多（皮肤为玄府），小便量多（膀胱为太阳府），喉中排痰（少阴经脉循喉咙，邪亦可由此而出）等症状，皆属正常服药反应，无需惊慌。

三诊（2011年9月24日）：患者每晚能睡6个小时左右，睡醒以后，精神尚可，已无腹痛，时有矢气，大便仍较稀溏，排出转畅，每日1～2行，胃纳尚可，仍喜温饮，小便转调；四肢温暖，腰膝活动自如，已无冷痛，五心烦热消失；舌质转为淡红，边有少许齿痕，舌苔薄白，右尺脉仍较沉细，其余5部脉象柔和有力。再予患者"附子理中丸"（200丸/瓶）3盒（8粒，口服，每日2次），以巩固疗效。半年后，门诊复查，各项指标如下：代谢4项（FPG 5.9mmol/L，余亦正常），HbA1c 5.7%，血脂4项、血液分析及尿组合均正常；患者睡眠佳，精神爽，胃纳可，二便调，生活如常。

三、医案讨论

1. 理法探析

《素问·阴阳应象大论》指出："阴阳者，天地之道也，万物之纲纪，变化之父母，生杀之本始，神明之府也。治病必求于本。"对于"治病必求于本"，明代吴崑于《黄帝内经素问吴注》中理解为："天地万物，变化生杀，而神明者，本乎阴阳，阴阳为本。"以"首辨阴阳"为纲，本案患者证似"阴虚火旺、虚火上炎"，但细审舌、脉、症，当属"阳虚阴盛、虚阳上越"之证；以"再辨六经"为目，可辨证为"少阴阳虚、寒湿阻滞"，法宜"温扶少阴、散寒祛湿"。

《灵枢·口问》指出："阳气尽，阴气盛，则目瞑；阴气尽而阳气盛，则寤矣。"本案患者阳气亏虚，阴邪独盛，逼迫虚阳外越，不得入阴潜藏，抑或潜藏不深，故见失眠多梦易醒。《素问·生气通天论》指出："阳气者，精则养神，柔则养筋。"阳气亏虚，不得养神，故见神疲乏力。《素问·三部九候论》指出："必先度其形之肥瘦，以调其气之虚实。"明代张介宾于《景岳全书·杂证谟》中理解为："肥人多气虚。"阳气亏虚，温运乏力，聚湿生痰，故见形体肥胖。《素问·六微旨大论》指出："非其位则邪，当其位则正"，阳虚阴盛，格阳于外，真阳化为邪阳，故见"口干喜温饮、五心烦热、小便灼热"等一派"邪阳化热"之象。《伤寒论》辨脉法指出：脉沉迟，不能食，身体重，大便硬，名阴结。少阴阳虚，寒湿阻滞，推动乏力，无力行舟，故见大便干结。《素问·脉要精微论》指出："腰者，肾之府，转摇不能，肾将惫矣。"清代程钟龄于《医学心悟·腰痛》中理解为："腰冷如冰，喜得热熨，脉沉迟紧，皆属于寒。"少阴阳气亏虚，不得温养肾府，故见腰部冷痛，且喜温按。《素问·阳明脉解》指出："四肢者，诸阳之本也。"人身四肢，诸阳所主，阳气虚弱，温煦乏力，不达四末，故见四肢不温。舌质淡暗，边有齿痕，舌苔白润，脉象沉迟，两尺尤甚，皆为"阳虚寒凝"之征。

2. 方药参悟

明于药性，始自远古神农，商朝伊尹则本神农之经，始作《汤液经》；东汉张仲景则"勤求古训，博采众方"，汲取《汤液经》之精华，结合自身临床实践，始创《伤寒论》及《金匮要略》诸方；《伤寒杂病论》融理法方药于一炉而成为"方书之祖"，为后世所宗。法由证立，方从法出，本案患者证属"少阴阳虚、寒湿阻滞"，治宜"温扶少阴、散寒祛湿"，故方选《伤寒论》之"四逆汤"合"附子汤"加味。

对于"四逆汤"，《伤寒论》第 323 条指出："少阴病，脉沉者，急温之，宜四逆汤。"清代郑钦安于《医理真传·阳虚症门问答》中理解为，人之一身，全赖真火，真火若绝，病见纯阴；附子乃一团烈火，仲景谙造化之微，用之为君，以补欲绝之火种；阳虚阴盛，群阴阻塞，附子无法直入根蒂，故以干姜之辛温而散佐之，以为前锋；群阴荡尽，真阳归位，火种复兴，若无土厚载，火焰易灭，虽生不永，故以甘草之甘，缓其正气，亦即以土伏之；如此，三药并用，伏藏真火，永固命根，故选"四逆汤"为主方。

对于"附子汤"，《伤寒论》第 305 条指出："少阴病，身体痛，手足寒，骨节痛，脉沉者，附子汤主之。"清代高学山于《伤寒尚论辨似·少阴经》中理解为："身骨疼痛，手足寒冷，皆寒邪凝结，无阳以御，脉沉主里，纯阴一片，故以附子汤温之。"少阴阳气亏虚，寒湿阻滞于内，宜"温扶"以壮其真阳，"温散"以祛其寒湿，故选用"温阳散寒祛湿"之"附子汤"为主方。

此外，本案方中暗合"麻黄附子细辛汤"，《伤寒论》第 301 条指出："少阴病，始得之，反发热，脉沉者，麻黄附子细辛汤主之。"清代钱天来于《伤寒溯源集·少阴》中理解为："麻黄以解其表寒，附子以补其真阳，细辛以助其温散。"故选用"麻黄附子细辛汤"将寒邪由内而外，由里达表，缓缓外托，丝丝转化；如此，可两解少阴及太阳之寒邪。

至于选用"山萸肉"，清代张锡纯于《医学衷中参西录·来复汤》中指出："山萸肉，既可敛汗，亦能养肝，肝之虚极，元气将脱，服之最效。"山萸肉气味酸平，既可补乙癸之体，亦可助乙木之用；如此，体用兼顾，元气欲脱，服之最效。

至于选用"砂仁"，《医理真传·阳虚症门问答》中指出："西砂辛温，能宣中宫一切阴邪，又能纳气归肾。"砂仁气味辛温，冲和条达，既能宣散中宫一切阴邪，又能摄纳五脏六腑之气归肾。

四、结语

《医理真传·序》中指出："医学一途，不难于用药，而难于识症；亦不难识症，而难识阴阳。"本医案之病史采集、临证参悟、理法探讨及遣方用药，皆以"首辨阴阳"为纲，以"再辨六经"为目，以"医案回放（病史按'主症，神，形，纳，眠，便，其他，舌，脉'采集）→临证参悟→医案讨论（理法探析→方药参悟）"为主线；所用之理，源于《内经》，以"经"为宗；所用之法，源于《伤寒论》，以"论"为旨；所用方药，源于经方，以经方为范本。此模式可为医案研究开辟新途径。

张仲景与叶天士运用附子特点量化比较

朱　勇　上海市黄浦区中西医结合医院

当前中医学界百家争鸣，特别是由于扶阳学派的兴起，中医界对扶阳的核心药物——附子的研究掀起了一个新的高潮。从医理、临床、文献、药理、炮制等方面的研究层出不穷。而通过量化比较的方法来研究药物应用特点则方兴未艾，是文献研究的热点方向。

张仲景奠定了中医治疗学的基础，而叶天士集诸家之大成，开创了中医临床新局面。两位医家分别为伤寒和温病学派的代表人物，在方论中运用附子的记载非常丰富。由于所处时代和学术背景不同，他们对附子的认识和运用特点不尽相同。本研究通过对反映他们学术思想的代表作《伤寒论》《金匮要略》《临证指南医案》（以下分别简称《伤寒》《金匮》《临证》或"三书"）进行量化分析并相互比较，探讨两位医家运用附子的用药特色，并可资临床借鉴。

一、研究方法

（一）文献量化

依据《中国中医药学主题词表》对三书记载的条文、医案进行标引。按照症状、脉象、药物（含炮制）解析条文（医案），按条文存入数据库。

症状由基础症状＋程度来界定，相近的非主题症状通过研究者根据医理判别，或征求专家意见，归入主题词。

脉象方面，文献中单纯脉象根据主题词进行记录。由于医书记载中多见复合脉，针对不同情况做出判断：对于"数、位、形、势"不同维度上的复合脉"脉弦细"，则分别予以记为"弦脉""细脉"，而对同一维度上复合脉象如"脉微弱"，则记为"脉微"，左右手不同脉象分别予以记录。

药物根据《中国中医药学主题词表》进行记录，同时记录炮制方法。特别是附子具有多种不同炮制法和用法，根据"药典"和"中药炮制规范"以及当时本草文献中的相关记录，予以详细区别。

（二）检索

以"附子"为关键词，对数据库进行检索，获取相关症状、脉象和配伍药物及其频次列表。

（三）排序

检索结果依据频次由高到低排序，列举主要症状和配伍药物及其异同点。

（四）分析

根据相应症状、脉象、药物配伍统计结果频次，结合医理和学术脉络，综合分析总结归纳二位医家对附子运用经验及异同点比较。

二、结果

1.应用附子条目数量

《伤寒》《金匮》记载应用附子88条次，占全部出方条目18%。《临证》记载应用附子193条次，占全部医案的7%。

2.主治症状比较

文献	《伤寒》《金匮》		《临证》	
相同症状	身痛23次 恶寒19次 泄泻18次 烦躁16次 脘腹痛13次 浮肿9次 腹胀6次	肢体厥冷20次 发热18次 汗出17次 呕吐14次 小便不利11次 喘8次 口渴6次	呕吐42次 肢体厥冷28次 恶寒26次 脘腹痛25次 喘24次 身痛12次 口渴8次	腹胀30次 泄泻26次 浮肿25次 汗出24次 小便不利12次 烦躁8次 发热7次
不同症状	身体滞重7次 发汗后6次 下后5次 多尿4次		咳19次 痰13次 奔豚10次 干呕8次 肠鸣7次 乏力7次 不寐6次	下痢13次 消瘦12次 神昏9次 便秘8次 心悸7次 疟6次

3.脉象比较

文献	《伤寒》《金匮》		《临证》	
相同脉象	弦脉9次 微脉7次 数脉5次 沉脉2次 促脉1次	浮脉8次 弱脉5次 涩脉4次 迟脉2次 细脉1次	弱脉15次 细脉14次 微脉7次 涩脉3次 数脉1次	弦脉15次 沉脉12次 迟脉6次 浮脉1次 促脉1次
不同脉象	紧脉2次		濡脉7次	革脉1次

4. 配伍药物比较

文献	《伤寒》《金匮》		《临证》	
相同药物	甘草50次　　干姜32次 桂枝（含肉桂，汉时不分）26次 生姜19次　　大枣17次 茯苓15次　　白术（含苍术，汉时不分）13次 山药10次　　人参9次 牡丹皮8次　　泽泻8次 山茱萸8次　　干地黄（汉时无熟地黄）6次 芍药（汉时不分赤白芍）6次 黄连4次		茯苓115次　　人参94次 干姜70次　　白术51次 泽泻40次　　桂枝40次 白芍40次　　熟地黄38次 生姜36次　　山药30次 牡丹皮30次　　山茱萸30次 肉桂27次　　甘草22次 黄连19次　　大枣16次 苍术11次	
不同药物	麻黄10次 细辛8次 薏苡仁4次		陈皮32次　　厚朴23次 半夏23次　　牛膝18次 当归16次　　车前子16次 乌梅16次　　川楝子16次 青皮14次　　五味子12次 茴香12次　　草果12次 木香11次　　吴茱萸10次 黄柏10次	

三、讨论

从绝对数值来看，张仲景和叶天士应用附子的比例均不低，分别为18%和7%。特别是仲景有近五分之一的方应用附子。而作为温病学派代表的叶天士，也并非仅仅偏重凉营清气之法，而忽视温阳药物。仅从数字可推测两者对附子的重视程度，都视为必不可少之要药。

需要注意的是由于张仲景和叶天士分属中医的两个时代，他们所处的环境、疾病谱和当时所具有的治疗手段、药物、方剂都有很大的不同，有些用药不同乃是因此而起。

（一）附子主治症状分析

张仲景、叶天士运用附子主治症状有许多共通之处，但同时也具有各自的特点，分述如下。

1. 用于治疗寒邪客于经络营卫证候

恶寒、发热、身痛等症状，都由表卫受到寒邪郁遏，营阴经气流动不畅而引起。汗出则由寒凝损伤阳气引起表卫不固或是营阴不能内敛引起。寒主收引，引起经络气血不畅而导致身痛等诸痛症，用附子以温散阴霾，通阳止痛。此外张仲景还用附子治疗寒客经络"身重不能转侧"等症。

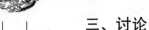

2. 用于治疗寒客中脘诸症

三书中都记载运用附子治疗寒邪客于中脘引起的泄泻、呕吐、腹胀等。这与现代认识附子温中散寒的药性基本一致。

3. 用于治疗阳虚水液停聚诸症

浮肿、小便不利、口渴等症由于阳气虚弱，推动无力，引起水液停聚。溢于肌肤发为肿胀，膀胱气化不利则见癃闭，阳虚水停津液不能运化上承则口干口渴。附子温煦推动，走而不守可以助力。

4. 用于治疗亡阳证

阳气虚脱，或暴寒伤阳。肢体厥冷、烦躁，大汗亡阳，危在旦夕。非四逆辈回阳救逆不可，古今认识均相同。

此外，张仲景治疗的高频症状依次是"身痛""肢厥""恶寒""发热"，更偏重于寒凝营卫经络系统疾病。而叶天士更多用于治疗"呕吐""泄泻""腹胀"等脾胃中寒疾患。

笔者推测可能与疾病谱以及学术背景不同所导致。张仲景时代伤寒流行，导致很多患者死亡（参见《伤寒论序》）。而叶天士时代外感热病多以温病法治疗，其他各种治法方药已经得到了很大的充实和发展，但在阴寒直中脾胃阳气大伤之时仍需仰赖附子斩关夺门之功。

5. 主治症状不同点

张仲景在《伤寒》《金匮》中记载运用附子挽救大汗亡阳、阳气虚衰不能敛阴引起的烦躁。叶天士则对阳虚水饮上凌，或者肾阳虚不能摄纳引起的喘证用附子以温阳行水。

张仲景还运用附子以治疗发汗过度或者大下后损伤阳气，起到回阳救逆、温煦中阳的作用。而叶天士则在前人的基础上拓展了附子的应用范围，运用到咳痰、下痢、奔豚、干呕等由于阳气虚衰引起的症状。

（二）附子主治脉象分析

张仲景和叶天士用附子主治病证，其共同的脉象基本一致，而稍有不同。相同者包括弦脉、浮脉、微脉、弱脉、数脉、涩脉、沉脉、迟脉、促脉、细脉等。其中微脉与弱脉属相类脉，数脉与促脉相类。提示的病机包括寒凝（里实寒证）、阳虚、气虚血少、风寒、寒湿等。基本与目前认识一致。

所不同者，张仲景脉象中浮脉频次较高，而且多包括紧脉。浮紧脉提示表证，针对风寒袭表或阳虚外感者可用附子。叶天士脉案中见濡脉不少，提示脾胃阳弱，寒湿中阻者，用附子以温中散寒。

笔者认为，临床中出现上述脉象，或是不同脉象但通过辨证取舍，确能反映患者寒证、虚证病机实质的，符合附子用药指征者，应放胆用之，勿失良机，同时小心观察，谨防生变。

（三）附子配伍分析

从统计结果来看，二者对附子配伍具有许多共性，远大于不同之处。

1. 配伍调和脾胃药

附子之毒，众所周知，而附毒能解，多知而不能用。张仲景和叶天士运用附子均善于配伍调和脾胃药物，如甘草、生姜、大枣、人参等，用以消减附毒，调和脾胃，缓和药力，使药效持久，守而不走。

2. 配伍温里药

附子为回阳救逆第一品药。三书中运用附子常配伍干姜、肉桂（桂枝）等，附子得姜则热，得桂而散，用以加强效果，急救回阳，或峻补阳气，温中散寒，气味雄厚。代表方如四逆汤等。

3. 配伍健脾燥湿药

例如配伍茯苓、苍术、白术等健脾燥湿药物，多用于治疗太阴寒湿，或者寒湿客于经络。代表方如真武汤、附子汤等。

4. 配伍清热养阴药

如黄连、丹皮、芍药、生地等清热或养阴药物，用于治疗寒热错杂之痞结，或于补肾益阴中鼓舞阳气，使生化无穷。代表方如附子泻心汤、肾气丸等。

5. 配伍不同点

仲景方中多将附子与麻黄、细辛等辛温解表药物配伍，用于治疗少阴外感证。而叶天士则配伍理气药物如厚朴、川楝子、青皮、茴香、草果等，用于治疗寒湿中阻，清浊相干，气机失畅，导致的腹胀、呕吐、泄泻、疟疾等，又配伍化痰药半夏、陈皮等用治阳虚喘咳，配伍收敛药乌梅、五味子等治疗慢性泄泻与咳喘。拓展了附子的运用范围。

值得注意的是，一般认为附子与半夏属配伍禁忌，《临证指南医案》中叶天士用附子与半夏配伍用治疗关格、呕吐、中风等重症，而且不在少数，值得深入研究。

从炮制和剂型的角度来看，张仲景应用包括生附子、炮附子、丸剂（乌梅丸）、散剂（附子薏苡败酱散），而叶天士应用熟附子、炮附子、制附子、炒黑附子、附子炭、生淡附子，也将附子入丸剂，但用生（淡）附子的比例远小于张仲景。这也显示了两位医家的时代特点和用药习惯不同。

四、结语

张仲景和叶天士在著作中展示了丰富而有效的附子运用经验，给予我们良好的示范和启示。通过对两者的比较和分析，笔者认为张仲景为附子应用的基本指征和用法规范奠定了基础，而温病大家叶天士集诸家之大成，因时制宜，因地制宜，在前人的基础上继承和创新，拓展了附子治疗范围，强化了药物配伍，使中医对附子运用达到了一个新的认识和境界，值得后世借鉴。

张仲景与叶天士运用附子特点量化比较

用扶阳方法治疗水液代谢疾病的体会

许　胜　四川省仪陇县中医院

刘力红老师在《思考中医》中的"治太阳病就是治水"观点把我们从沉睡中惊醒，并深刻解说了太阳寒水的意义。中医的精髓就是天人相感应，从自然了解人生，水既能载舟亦能覆舟，所以不管中医还是西医，病重了，最关心的都是水液代谢，小便的多少，电解质平不平衡。老子讲："上善若水，水善利万物而不争，处众人之所恶，故几于道。"而水治之能利万物，不治则危害众生。水之治，有疏之、导之、引之、决之、掩之、蓄之等，总以因势利导为要。因此治疗疾病能从水中悟出道理则大道至简。

人生疾病不外因于肠管排泄障碍（食毒）、肾脏排泄障碍（水毒）与瘀血停滞（血毒）造成。其中以水毒为百病之首。是以诊病者不可不候也。肾脏是液状废物排泄物的重要机关，若此种作用发生障碍，水液代谢失调，水液废物就蓄积，酿成肾脏本身中毒，肾就不能正常开阖，不能正常气化，这样精微物质就不能正常输布到各脏，水液废物自然就蓄积到体内，所谓的瘀浊水毒实际上就是西医所说的蛋白质代谢产物尿素氮和血肌酐增高。肾脏中毒除了尿检和血液生化检查出蛋白尿、尿素氮和血肌酐、白蛋白异常外，还有一些隐性的肾毒证：水在上焦——如视网膜炎、水泡性结膜炎、弱视等眼病，头痛、头晕重、耳鸣、重听、眩晕、震颤、抽搐、失眠、神经衰弱、癔症、神经痛、知觉及运动麻痹等五官和脑脊髓症状，咳嗽、呼吸促迫、咽喉不利（咽炎）、胸闷气短、心惊悸等心肺症状；水在中焦——心下满、气微短、腹鸣如水响、四肢肿胀冷麻、恶心、呕吐、厌食等胃肠症状；水在下焦——脐下悸、小便不利、腰冷、小腹胀痛、消渴多饮、小便次数多，重则水肿、下肢厥冷等肾系症状。这些症状大半是肾脏机能障碍，膀胱气化失司引起水液代谢失调，即水毒。由此可知水毒危害之大，治水是多么重要！

水要利万物，必须具备以下因素。

一是阳光的充足。万物生长靠阳光，阳气充足了，地上的水才能上蒸为云，天气下降才能为雨，这样才能天地气交，万物交泰。易卦代表水的卦象是坎卦，水本是最阴的，而构成水的重要元素就是当中一阳爻。《医理真传》曰："天施地润水才通，一气含三造化工。万物根基从此立，生生化化沐时中。坎为水，属阴，血也，而真阳寓焉。中一爻，即天也。天一生水，在人身为肾，一点真阳，含于二阴之中，居于至阴之地，乃人立命之根，真种子也……真阳二字，一名相火，一名命门火，一名龙雷火，一名无根火，一名阴火，一名虚火。发而为病，一名元气不纳，一名元阳外越，一名真火沸腾，一名肾气不纳，一名气不归原，一名孤阳上浮，一名虚火上冲，种种名目，皆指坎中之一阳也。一阳本先天乾金所化，故有龙之名。一阳落于二阴之中，化而为水，立水之极（是阳为阴根也），水性下流，此后天坎卦定位，不易之理也。须知此际之龙，乃初生之龙（龙指坎中一阳也），不能飞腾而兴云布雨，惟潜于渊中，以水为家，以水为性，遂安其在下之位，而俯首于下也。若虚火上冲等症，明系水盛（水即阴也），水盛一分，龙亦盛一分（龙即火也），水高一尺，龙亦高一尺，是龙之因水盛而游，非龙之不潜而反其常。故经云：阴盛者，阳必衰，即此可悟用药之必扶阳抑阴也。乃市医一见虚火上冲等症，并不察其所以然之要，开口滋阴降火，自谓得其把握，独不思本原阴盛（阴盛二字，指肾水旺）阳虚（阳虚二字，指君火弱），今不扶其阳，而更滋其阴，实不啻雪地加霜，非医中之庸手乎？余亦每见虚火上冲等症，病人多喜饮热汤，冷物全不受者，即此更足征滋阴之误矣。又有称桂附为引火归原者，皆未识其指归，不知桂附干姜，纯是一团烈火，火旺则阴自消，如日烈而片云无。况桂附二物，力能补坎离中之阳，其性刚烈至极，足以消尽僭上之阴气。阴气消尽，太空为之廓朗，自然上下奠安，无偏盛也，岂真引火归原哉！历代注家，俱未将'一阳潜于水中'底蕴搜出，以致后学懵然无据，滋阴降火，杀人无算，真千古流弊，医门大憾也。"可见水要利万物，必须要借住这个阳气才能循环起来，才能兴云布雨。

二是水土木合德。《医理真传》云："水土合德，世界大成矣。实际该水土木合德。"现在时常说水土流失，为什么水土流失？土的流失是由于大面积开荒，植被减少，木不能克土，土自然就流失到江河里面。看起来是土的问题，实际根源在于木。水的流失就是土的问题，土不但长养万物，而且藏纳万物。土藏纳最重要的就是水。可是现在由于城市建设，大面积交通建设，长时间使用无机化肥使土地无机化，失去坤性，失去藏纳功能，所以稍一下雨就街道成河流。土一旦失去这个坤性，既会影响木（植被）生长，又会影响水，环环相扣，恶性循环。天地自然是个大宇宙，而人是个小宇宙，在人体，心脏就是个太阳，"心者，君主之官，神明出焉。主明则下安，以此养生则寿，殁世不殆，以为天下则大昌。主不明则十二官危，使道闭塞而不通，形乃大伤……凡此十二官者，不得相失也"。所以要想身体长寿，不生病，首先要把心阳养好，让这个主明。心阳充足了才能把人体的水液蒸动起来，循环起来，才能利五脏六腑，灌溉全身。要想水土不流失，就必须培补肝木气，松燥脾胃土。

从以上可以看出要从根本治疗水液代谢失调疾病就必须扶心阳，培肝木，燥脾胃土，暖肾水。《伤寒杂病论》实际就是治疗太阳寒水障碍疾病。水在上焦，身体壮无汗的用麻黄汤、葛根汤、小青龙汤，身体差的用桂枝汤、麻黄附子细辛汤、桂枝汤加附子。若水卡在中焦则主以桂枝甘草汤和桂枝白术茯苓甘草汤。水在下焦则用四逆汤、真武汤。卢老师真伟大，他的桂枝四逆法提炼了《伤寒》《金匮》的精髓，真正弥补了这个水液代谢失调疾病治疗的缺陷。

大家看看卢式桂枝法的用药特点。《神农本草经》曰："桂枝味辛，温，无毒，主上气咳逆，结气喉痹，吐吸，利关节，补中益气，久服通神，轻身不老。"桂枝主生发之机，凌冬不凋，其色紫赤，气味辛温，水中所生木火之气。启水中生阳，上交于肺。禀少阳之木气，通利三焦。能引下气与上气相接，助君火，使心主之神出入于机关。卢师云桂枝能引阳出阴，通达内外，双向调节，血压高可降，血压低可升，既可止汗，又可发汗。仲景用之最广，《伤寒》《金匮》用桂枝七十六方，其中以桂枝汤加减二十八方，桂枝甘草汤加味配伍十一方。桂枝甘草辛甘化阳，化阳即生热，生热即阳旺。化阳莫不以此方为主，化阳即引邪出表。其实桂枝既培补木气又扶了心阳，一箭双雕，是治水气上冲的首要药物。因为水是哪儿虚往哪儿冲，胃虚往胃冲（胸闷、气短、头眩冒），心虚就往心里冲（心下悸、心下结痛），肺阳虚就往肺里冲（背凉、咳嗽）。心主血，肝藏血，桂枝既温暖了血液，也温暖了木气，木气旺就能克住土，乱泥废渣就不会流失到血管里面去，从而有效控制了高血压、高血脂、冠心病。

生姜，气味辛，微温，无毒，通神明，夺造化，扶阳抑阴，久服去臭气。凡药，气温属厥阴风木，微辛为中土之金，培木气，松胃土，一箭双雕，是预防水土流失的重要药物之一，能够使气血阴阳正常运行，有助五行生成作用。还能旋转于脏腑经络之间，祛寒除湿，活血通气。

半夏，气味辛，平，有毒。主伤寒寒热，心下坚，胸胀，咳逆，头眩，咽喉肿痛，肠鸣，下气，止汗。辛则开诸结，平则能降诸逆。能交通上下，转否为泰，是松降胃土、降逆去（藏）水的不可替代的药物。

茯苓，主胸胁逆气，忧惊恐悸，心下结痛，寒热烦满，咳逆，口焦舌干，利小便，久服安魂养神，不饥延年。气平入肺，味甘入脾，肺通调，脾转输，其功在于利小便一语。心下为太阳之部位，水邪停留则结痛，忧惊恐悸，水气不化则烦满。凌于肺则咳逆，客于营卫则发热恶寒，内有宿饮则津液不升，口焦舌干，微得小便一利，则水行气化，诸疾俱愈矣。包括苍术、石菖蒲都是同理。可见桂枝法对水液代谢疾病的重要性。

在解决水液代谢同时更要深层次地考虑天地格局变化，全球气候变暖，冰雪融化，上面出现了热证，这个热证实际就是个虚热，是从地球内部来的。石油也好，天然气也好，煤炭也好，都是藏在地下和海底的，相当坎水当中一阳爻，是命根子。现在开采出来用作烧锅炉，开汽车，发电，这样就造成上面的热越来越多，而下面的热越来越少，就越寒，上热下寒，天地不气交，由泰转否。人禀天地之气生，四时之法成，天人相应，天地四时格局的改变，必然引起人体的改变。现在十个人有九个人都认为自己上火，随便吃点煎炒的东西就喉咙痛，脸上就长疮。现在的高血压、高血脂、冠心病、糖尿病大多数头面烘热，脚心发热，饮一溲一，不都是水土流失吗？不都是这个上热下寒的格局吗？也只有四逆法、潜阳法才能真正保住坎水当中一阳爻，高血脂、冠心病、糖尿病、肾病才能得到真正的治疗。

下面举几个典型病例。

例1 顽固性头痛

朱某，女，62岁，巴中人，偏瘦，2012年7月23日初诊。患者头晕头痛20年，近3个月加重，头顶痛，痛则发呕，夜间痛剧。头冷背凉厉害，怕冷，看病时还带着厚帽，脚心长期发热，心下悸满，厌食，腹鸣，大便干，两三天一次。舌苔中间白、质嫩，脉浮略紧。

辨证：阳气郁结，水饮内停。

处方：桂枝白术茯苓甘草汤合吴茱萸汤加味。

桂枝15g，白术15g，茯苓15g，党参10g，吴茱萸15g（开水洗3次），炙甘草5g，生姜30g。3剂。头痛、呕吐、怕冷明显好转，病人觉得药太辣口，因得病时间长，吃药太多，胃口太差，害怕服药，去上方党参10g，吴茱萸15g，加法半夏20g，陈皮20g，石菖蒲20g，香白芷20g，野山楂20g，3剂。变为卢师的桂枝法又3剂，病人感觉效果很好，头不痛，胃口开了，大便还是干燥，将上方去桂枝、茯苓、炙甘草、石菖蒲。加砂仁15g，白豆蔻15克，继续鼓动中焦阳气，疏通中焦气机枢纽，由于病程较长，又长期脚心发热，脾土失去坤（湿）性，相火外泄，水液失调，所以用桂枝、茯苓一宣通，小便就增多，大便更干燥。最后处以四逆法1个月收功：制附片60g（先煎2小时），干姜30g，炙甘草5g，白术15g，淫羊藿25g，生姜25g。

例2 萎缩性膀胱炎

付某，女，72岁，退休教师，巴中人，2012年8月诊。

患者小腹发烧，尿频、尿急40余年。这个病人很痛苦，从肚脐到膝部，每天晚上烧得厉害，必须冷敷，她家了女都是教师，都想尽办法到处求医，大点的医院都检查过，血液系统都正常，医院都以检查无病、没见过这个病而拒绝开药。病人家属又气又烦恼。首诊，病人叙述小腹至膝发热特别厉害，晚上一定要冷敷，简直不能睡觉，腹部肌肉跳动，脚心也发热。背部明显怕冷，随时都要穿件棉背褂，每当要出屋，都要侧着身过，就怕背部吹到风。胃口和精神尚可，每天晚上口干，必须喝开水，但喝不多，小便急，短细无力。脉沉细，舌苔淡白有齿印，质燥。

辨证：阳气不足，气化失司，鼓动无力，水液不能循环，蓄积膀胱。

处方：四逆汤合真武汤。

制附片60g（先煎2小时），炙甘草5g，砂仁15g，白术15g，茯苓25g，淫羊藿25g，生姜50g，6剂。

病人吃后，发热好转，可以不用冷敷，背部还是明显怕冷，将上方制附片改为90g，加干姜30g，6剂。发热好转，小便量增加，继续上方6剂，病人基本不发热，小便还是细无力，将上方加桂枝25g，6剂，这次病人害怕了，口舌生疮，腹部又发热，跟以前一样。当时没考虑到病人得病40余年，并且年龄这么高，虽然精神还好，实际精气是相当虚少，桂枝和茯苓一起用，宣泄能力是相当强的，她的精气又虚，所以病人一吃就有反应了，幸好病人家属还很信任。又以卢式的潜阳法，制附片90g（先煎2小时），砂仁15g，黄柏15g，淫羊藿25g，木蝴蝶20g，炙甘草5g，炮姜30g，生姜60g，3付。药后恢复平静，继续制附片90g（先煎2小时），炙甘草5g，砂仁15g，白术15g，淫羊藿25g，干姜75g，6剂，病人感觉良好，上方又吃了两个月，然后将上方加巴戟天 20g，广菟丝 20g，治疗 1 个月收功，病人至今感觉良好。

例3 肾功能衰竭

许某，女，42 岁，仪陇人，2013 年 1 月来我院诊。

病人双肾萎缩 5 年，经过多家医院诊治，药方基本都是清热、活血、泻大便之类，偶尔有医生开桂附八味丸。病人长期两腰部发冷，下肢水肿，动则气累，近一年来基本不下楼，容易感冒，长期脚心发热。怕冷，每天晚上胃痛，胃口尚可。血红蛋白低于 80g/L，血肌酐近一年都保持在 300 多（μmol/L），蛋白尿（+++），潜血（++）。脉细浮，舌苔黄腻，舌质嫩。

辨证：命门火衰，阴盛阳衰。

立法：目前舌苔黄腻，晚上胃痛，中阳受阻，枢机不利，先宣通中焦。

处方：苍术 15g，法半夏 20g，陈皮 15g，茯苓 25g，白芷 20g，砂仁 15g，白豆蔻 15g，南山楂 20g，生姜 30g，广藿香 15g。6 剂。

病人精神有所改善，这个药口感比较好，口不再那么腻了，小便明显增加，将上方去茯苓，继续 3 剂，再给卢式四逆法。制附片 60g（先煎 2 小时），炙甘草 5g，砂仁 15g，白术 15g，淫羊藿 25g，生姜 50g，6 剂。病人感觉精神好，想下楼行走，但是动则气累，嘱她不要过于走动，就在自家里把窗户打开，在屋里来回走动，以免伤及阳气，上方加减吃了一个月左右去复查，血红蛋白 120 多了，血肌酐降到 200 多，蛋白尿（+++），潜血阴性。病人增强了信心，精神各方面都在好转，下肢不肿了，走路也感觉有力了，可每天上午出去散散步。处方：制附片 75g（先煎 2 小时），炙甘草 5g，砂仁 15g，白术 15g，淫羊藿 25g，干姜 30g，生姜 50g，21 剂。这个方子来回吃了两个月，有时候只是把生姜和干姜用量调整一下。再复查，血肌酐不到 200 了，蛋白尿（+），改为扶阳填精法。制附片 90g（先煎 2 小时），炙甘草 5g，潞党参 30g，北黄芪 30g，砂仁 15g，白术 15g，淫羊藿 25g，巴戟天 20g，广菟丝 20g，刺五加 20g，生姜 75g，6 剂。上方加减持续一月多，复查，血肌酐、蛋白尿都恢复正常，病人信心十足，坚持服药到现在，我给她建议，在血液检查恢复正常后继续吃药 6 个月到一年半，以后每年的夏至和冬至前后一个月来调理一下。

通过上面这几个典型病例的治疗，使我感到做中医人的骄傲，对做临床信心十足，首先感谢这些伤寒大家把我们引上中医正路，感谢刘力红老师的《思考中医》把我们从沉睡中惊醒，并带我们进入扶阳大道，感谢卢老师以及其他扶阳老师把我们一同带入中医殿堂。

结识"扶阳理论"后的感想与体会

高玉建　山西省吕梁市柳林县薛村镇中心卫生院

记得上大学的时候，耳边经常能听到"火神派"这个名词，到书店里走一圈，也能看到火神派的不少著作，也经常能听到同道赞美扶阳理论是如此得好。我就想，金杯、银杯不如群众的口碑，既然火神派声名鹊起，必有其可取之处，开卷有益，于是开始了扶阳理论的学习生涯。经过几年的学习，可以说扶阳理论一直在指导着我的临床，临床疗效也因此而发生了质的飞跃，与此同时我发现我的临床水平上了一个新的台阶，不知不觉对扶阳理论产生了浓厚的兴趣。下面谈谈我应用扶阳理论后的感想与体会：万病先辨"阴阳"，这是作为一个中医大夫临诊需要做的第一件事，离开阴阳学说我觉得一切都是空谈。记得清末名医郑钦安说过这么一句话："医学一途，不难于用药，而难于识症。亦不难于识症，而难于识阴阳。"陈修园说："良医之救人，不过能辨识阴阳而已；庸医之杀人，不过错认此阴阳而已。"可见对"阴阳"的辨识是何等之难，何等重要！而对于临证处方用药，治病救人，误判阴阳，犯虚虚实实之戒，那可是杀人不用刀，害人于不知不觉之中。而对于当今医疗界不辨阴阳，或者说不能明辨阴阳的医生处处可以见到，"妄用苦寒，恣意用苦寒"的医生比比皆是，乃至于老百姓满脑子里只知道"泻火"，只知道"消炎"，也不管什么病、什么证，不分青红皂白动辄则消炎、泻火。病人不懂不足为怪，医生不懂那就说不过去了，特别是中医大夫。人生有多少"阳气"值得削伐，有多少"阳气"能经得起这样的折腾。《内经》言："阳气者若天与日，失其所则折寿而不彰"，郑钦安也说到"人生立命在于坎中一阳"，"万病皆损于一元阳气"，"阳主阴从"。所以时时顾护阳气的重要性要印在我们的脑子里，也要很好地应用于我们的临床。

接下来就是我们为什么要扶阳？因为损伤阳气的因素越来越多，下面从几个方面简单地谈谈个人的看法：

第一，当今社会处于寒凉时代，为什么这么说呢？我们知道抗生素的滥用过用、过于寒凉的饮食习惯、冰制品的提早使用以及冰箱空调的广泛使用，其范围是遍布全国的。

第二，阳气宜潜藏而不宜释放，现在过度的坦衣露体、过多的夜生活、过多过度的性生活，哪个不是释放阳气的举措？

第三，社会压力，生活压力等，致使人们处于过度紧张的生活状态，也是损伤阳气的主要原因之一。

第四，寒凉药物的不当使用。

那么如何准确判断疾病的阴阳？如何顾护人体的真阳呢？如何去扶阳呢？我想郑钦安的用药金针首先是需要记住的，郑老说："予考究多年，用药有一点真机与众不同。无论一切上中下诸病，不论男女老幼，但见舌青，满口津液，脉息无神，其人安静，唇口淡白，口不渴，即渴而喜热饮，二便自利者，即外现大热，身疼头痛，目肿，口疮，一切诸症，一概不究，用药专在这先天立极真种子上求之，百发百中。若见舌苔干黄，津液枯槁，口渴饮冷，脉息有神，其人烦躁，即身冷如冰，一概不究，专在这先天立极之元阴上求之，百发百中。"

对于阴阳的准确判断，除了从症状上来鉴别，更重要的是脉象的把握。而脉象的把握则不是一件容易的事，这也是很多临床医生误判阴阳的关键所在。对于脉象的把握，也应该先辨阴阳，那就是脉之有力无力，有神无神，沉取是否有力，任不任重按，重按是否力减或空，也就是说脉象"有没有根"。这是大体的把握。其次要认识临床上虚假的有力脉，特别是数脉。而这里需要明白为什么会出现虚假的有力脉和数脉？这就涉及阴盛格阳于外的问题，涉及下焦虚寒逼真阳浮游于外的道理，清代医家傅青主说过"寒冰之地不生草木，重阴之渊不长鱼龙"，既然重阴之渊不长鱼龙，那鱼龙去哪了？当然是飞腾于外，浮游于上了，也就是我们通常说的龙雷之火外越、虚阳（火）上浮、李东垣的阴火内生、真阳浮游于外、龙火不藏等之谓。其原因就是阴阳格拒、阴盛格阳于外的道理。这样就出现不同程度的虚假有力脉、数脉。被我们误认为是实证、热证，而处以寒凉。再有《四圣心源》说"久病暴脱之人，脉既可以出现洪大，也可以出现滑数，同样阳虚的病人也可以出现"，还说"人之将死，脉迟者少，脉数者多。阳气绝根，浮空欲脱，故脉见疾数。大概一吸七八至以上，便不可救。虚劳之家，最忌此脉。若数加至常人一倍，一吸十至以上，则死期到已"。《慎柔五书》引《经》云"数则元气虚，数则脾气虚"，"数则有热而属虚，是皆不足之症"。这都是说的虚假脉象的深刻含义，也是我们临床容易被迷惑的地方。所以我认为脉象的把握至关重要，需要深入学习。有了脉象把握加上其他的三诊，我认为阴阳判断的准确性可以大大地提升。

在临床上我们经常会遇到病人经过很长时间中医的清法和（或）西医抗生素治疗，而疗效并不满意，甚至寸效不得，而所谓的炎症，所谓的上火症状依然存在。面对口渴不欲饮冷或但欲漱口不欲咽，面对脉大重按力减，或脉数不任重按，面对舌淡苔白甚至苔水滑，脉微细但欲寐等寒症，同时又伴见发热、口疮、咽痛、身热、尿痛、口鼻干燥之类的热症，经用清法甚至用下法治疗，疗效不佳的时候，我们是不是应该思考这是为什么？我们也可以在临床上碰到，在治疗的过程中渐渐出现不思饮食、脘腹痞满、大便渐稀、舌苔渐腻、精神不佳等阴象时，是不是应该做别的考虑？对于上述情况，我们应该想到扶阳，属于表证的情况，用麻黄附子细辛汤、姜桂汤之类；属于内伤的情况，我们要想到"水寒不藏龙""龙雷之火外越""阴火""虚阳外越""上热下寒""里寒外热"等阴盛格阳于外的病机道理，而选用潜阳丹、封髓丹、附子理中汤、白通汤之类。

上面我重点从脉象上阐述了有关扶阳的心得体会，其次掌握自然界阳气在一年四季、一天二十四小时正常的升降出入运行生理，对于学好扶阳理论也是非常重要的，道法自然嘛。我还发现在临床扶阳过程中，对于中焦气机升降的调节也是很重要的。除了药物方面的治疗，不容忽视的一点就是对损伤阳气的种种因素也是需要注意的，前面谈到阳气损伤的种种原因，同时也是临床治疗过程中需要注意的地方。

关于扶阳的技巧还有很多，我们知道扶阳派有扶阳、达阳、温阳、补阳等办法，有待于进一步地深入学习。

扶阳学派的出现，给医疗界做出了巨大的贡献，功不可没，值得我们很好地继承和发扬光大，我是受益匪浅，感触颇深。在这里向各位扶阳学派的领军人物表示感谢，希望扶阳论坛的举办蒸蒸日上。

附：

1. 慢性复发性口腔溃疡案

初诊：14岁少女，口腔溃疡、口疮反复发作数年，曾以藿香清胃散合导赤散5剂而愈，时隔1年病情复发，患者舌痛不能言、口腔溃疡满布，舌红赤如草莓，寝食基本已废，痛苦不堪，舌边尖红，苔白略腻，脉细弦滑。综合四诊，辨证为心胃积热，仍处以上方加减5剂，自以为胸有成竹，不料未服药半剂病情加重，二次求治于我。现症：舌边尖红赤溃烂，苔黄白腻津液满布，脉细缓。对于病情的加重实在是出乎意料，清法不当用，反思该证是不是寒热格拒，里寒格阳于外？从舌象上看辨为实火无疑，但脉象细缓，似乎不支持舌象的诊断，想到此，才知道这是阴盛格阳于外的假热证。

处方：

黄芩 9g	黄连 6g	制附子 9g（先煎）	干姜 6g
党参 6g	炒白术 15g	苍术 12g	厚朴 6g
陈皮 10g	灯心草 3g	滑石 15g（布包）	竹叶 6g
生甘草 6g			

3 剂。

二诊：自诉服药半剂病减十之七八，舌疮、口腔溃疡明显减轻，头已不痛。舌赤大为好转，苔转白润略浮黄，脉细弦缓。

处方：原方 5 剂。

注：时隔 1 年，病情反复，此病未除根系自行停药的缘故，后仍以上方加减服药，10 剂而瘥。

2. 突发晕倒案

初诊：2013 年 8 月，64 岁老人，女，以突发晕倒两次前来就诊。"脑梗死"病史两月，病发时意识不清，经住院治疗后略减。近日来终日头晕、头闷、头沉重，偶发针刺样头痛。伴见双眼模糊，胸胁满闷，烦躁多怒，又见食不慎则腹痛欲泻，进生冷易发咳嗽，口鼻干不欲饮，双下肢凹陷性水肿，小便不畅，夜尿 2～3 次，双膝关节冰冷伴行走疼痛。舌胖暗苔薄罩黄，脉左右弦滑沉取有力。

辨证：肝阳上亢，肝风内动，夹痰浊上扰。

处方：

柴胡 10g	黄芩 10g	法半夏 10g	陈皮 10g
茯苓 15g	炒白术 15g	天麻 10g（先煎）	钩藤 20g（后下）
川芎 10g	白蒺藜 15g	菊花 10g	枳实 10g
赤芍 15g	猪苓 10g	泽泻 10g	桂枝 10g
炙甘草 10g			

5 剂。

二诊：药后头晕、头闷、头痛明显减轻，下肢浮肿有减。唯药后烧心，腹痛腹泻似有加重之势。

发问自己，这个中焦见症该怎么解释？既然脉象浮、中、沉、按皆弦而有力，而且沉取力不减，反而更加有力，当为实证无疑，药后诸症当减轻，何以伤中？既然药不中的，必有未查明之处，当再次审证求因。经过再次对脉象的仔细推敲，发现尺脉独取是无力的，结合双膝关节冰冷，口干不欲饮，再次辨证为水寒逼真阳浮游于外，肺金当降不降，元阳失潜。想到此，心中顿时不安，深悔初诊粗心大意，差点酿成大祸，到时悔过亦不及呀。扪心自问，假若病者元阳因为自己的疏忽大意再次得到损伤，必当阴阳离决，随时都有一命呜呼的可能！难怪郑钦安说："医学一途，不难于用药，而难于识症。亦不难于识症，而难于识阴阳。"真是真知灼见，经验之谈。病机既明，治法随之而立，潜阳丹合天麻钩藤饮再合真武汤，试探水之深浅。

处方：

制附子 24g（先煎）　　砂仁 30g（后下）　　龟板 9g（先煎）

天麻 15g（先煎）　　钩藤 30g（后下）　　川牛膝 10g

菊花 10g　　白蒺藜 15g　　肉桂 1g

车前子 20g　　桂枝 18g　　炒白术 10g

茯苓 10g　　生白芍 15g　　炙甘草 9g

3 剂。

三诊：诸症大为好转，中焦见症已复，脉象渐和缓，继以上方加减治疗半月而愈。

中医扶阳外治法的临床应用思考

周海丰　广西中医药大学第一附属医院元之源亚健康医疗中心
胡木明　湖南株洲扶阳医疗器械有限公司

中医扶阳外治法是寓扶阳之理念而行中医外治之疗法。笔者在近 20 年运用推拿及温灸、贴敷、烫疗、泡浴等中医外治法进行养生保健和治疗的过程中，着重思考和运用扶阳的理念，现汇报如下。

一、中医外治法的源流

中医外治法是中医学的一项重要内容，是与中医内治法同等重要的治病养生方法。中医外治法历史悠久，源远流长，成为最能体现中医学特色的传统医学体系重要组成部分，为中华民族的繁衍昌盛做出了卓越的贡献。

成书于战国至秦汉时期的《黄帝内经》，仅就治法而言，外治法在该书占据了主导地位。全收记载了近二十种外治方法，如药敷、药熨、药膏、药浴、砭刺、针刺、草刺、按摩、导引、闭气、祝由等，尤其针灸疗法所论之详、所述之微，恐其他疗法难与伦比。《阴阳应象大论》曰："故善治者治皮毛，其次治肌肉，其次经治脉，其次治六腑，其次治五脏，治五脏者，半死半生也。"提示了疾病由表入里的特点，也提示治病先治其表、先治其标、先治其外的思路。

晋代葛洪著《肘后备急方》，南北朝时外科专著《刘涓子鬼遗方》，唐代孙思邈《备急千金要方》《千金翼方》和王焘的《外治秘要》都详细地记载了各种外治法。形成了中医学的独特疗法——外治法。

后世著作，如宋代《太平圣世惠方》，元代的《外科精义》，明代的《外科发挥》《外科枢要》，不仅记载了多种外治法，还强调外治法亦应辨证用药，使外治法纳入了辨证施治的原则之下。

吴师机的《理瀹骈文》是清代成就最大、最具影响的一部外治专著，是我国第一部外治疗法专著，堪称"外治之宗"。是书荟萃了八十多种不同的外治疗法，如贴、涂、熨、灸、熏、蒸、煮、扑、点、吹、浴、渍、滴、点、仓、扎、掐、吊、刮、拔罐、吐、粘、膏、摄生、导引、精神疗法等，将中医外治法发展到更为系统的阶段。吴师机不仅系统整理和总结千余年来的外治经验，还从理论上进行了探讨。他强调外治同样要贯彻中医的整体观念和辨证施治的原则，认为："凡病多从外入，故医有外治法，经文内取外取并列，未尝教人专用内治也。"又说："外治之理，即内治之理，外治之药，亦即内治之药，所异者法耳！医理药性无二，而法则神奇变幻。"这些精辟的论述，初步形成了外治的理论，有效地指引着临床运用外治法治疗内病的方向，对外治法的继承发展有较大影响。

中医外治法发展到清代，以《理瀹骈文》外治专著为代表，标志着外治法已进入一个鼎盛时期。

二、扶阳流派和扶阳思想

扶阳学派，原名火神派，起源于清末，昌盛于当代。火神派擅用温热药附子、干姜等扶阳排寒以疗百病，温守、温通则扶阳而逐阴；温潜、温化则益阳而生阴。火神派医家郑钦安、卢铸之、卢永定深得《黄帝内经》和医圣张仲景的重阳奥旨，火神派则不断演变成今日的"扶阳学派"。李可、卢崇汉、刘力红、吴荣祖等人为当下扶阳派的领军人物。扶阳的思想理论核心是"阳主阴从"，"阴主内守，阳主外护，阳密于外，则阴不能相侵，而阴得于固内也"。认为"万病皆损于阳气"，阳气无伤，百病自然不作。

李可老中医在首届扶阳论坛上说："人身皮毛肌肉，经脉官窍，五脏六腑但有一处阳气不到，就是病，这个可以统摄所有病的主要病因。"并说："没有阳气就没有生命，从养生治病的经验来看：阳萎则病，阳衰则危，阳亡则死；所以救阳、护阳、温阳、养阳、通阳，一刻不可忘；治病用药切切不可伤阳。"李可老中医眼中"阳气"就是不管你表里内外、四肢关节、五官九窍、五脏六腑，不管哪一个地方，只要阳气不到位就是病，万物生长靠太阳。

卢崇汉在《扶阳讲记》中讲：卢氏医学一个重要的观点就是崇尚"阳气宜通"，始终保持在通的状态。"人身立命在于以火立极，治病立法在于以火消阴"，"病在阴者扶阳抑阴，病在阳者用阳化阴"。

三、中医扶阳外治法的原理

1. 外治以扶阳为主

内治与外治同理，外治大法亦先别阴阳。吴师机著《理瀹骈文》云：

"外治必如内治者，先求其本，本者何也？明阴阳，识脏腑也……虽治在外，无殊治在内也。"现代人由于嗜食生冷、过食肥甘、劳心劳神、房事不节、滥用抗生素激素等原因，阳虚为主要病因、阳虚为主要病机、阳虚为主要证候表现的十居八九。中医外治法各种适应证除刀伤、跌扑、兽咬、虫毒外，中医外治法调治的各种皮肤美容问题、肌肉劳损、骨关节退变、五脏六腑病变以及用中医外治法调理强身抗衰都应该以扶阳为主导思想，以护阳、温阳、养阳、通阳为主要方法。因为中医外治法各种适应证的病因病机大多如李可老中医所言：不管你表里内外、四肢关节、五官九窍、五脏六腑，不管哪一个地方，只要阳气不到位就是病，万物生长靠太阳。《灵枢·百病始生》描述了百病由浅入深层次，就是寒邪侵犯人体之后，由表入里，由浅入深，由腑入脏。

2. 扶阳外治首推经络

经络学说是研究人体经络系统的组织结构、生理功能、病理变化及其与脏腑、形体、官窍、气血津液等相互关联的学说。是中医学理论体系的重要组成部分。经络学说与气血津液学说、藏象学说等，在共同产生、形成和发展过程中，自成体系，各具特点，同时相互补充印证才能比较完整地阐释人体生理功能和病理变化的规律，有效地指导诊断和治疗。正如《灵枢·经脉》所说："经脉者，所以能决死生，处百病，调虚实，不可不通。"而《医学入门·运气》也提道："医者不明经络，如夜行无烛。"十二经脉是人体经络系统的核心，是气血运行的主要通道。十二经脉内属络脏腑，外联络五官九窍及四肢百骸，人体气血通过以十二经脉为中心的遍布全身上下内外的庞大的经络系统，周流不息，渗透灌注到各个组织器官中去，以提供充足的营养和能量，维持和发挥其正常的生理活动。气血依赖经络的传注输送，以多种循行方式和路径，周流全身，发挥其营养、抗御外邪等重要作用。如经络失去正常功能，经气不利，则御邪不力，外邪就会乘机入侵而致病。人体脏腑病变通过经络反映于体表，相应的官窍和部位表现各种症状和体征。人体脏腑之间是通过经络相互沟通，彼此联系，所以一旦脏腑发生病变，经络即可成为脏腑之间疾病相互传变的途径，使一个脏腑的病变通过经络传至另一个脏腑。

经络其阴的特质不明显，阳的特质却显著。经络并无解剖可见的实质，但却可用电阻检测得到。经络系统通过对各种信息接收、传递、变换，自行调节气血的运行，协调脏腑的关系，以维持人体内外环境的平衡，保障健康。若人体的气血阴阳失去协调平衡，通过经络系统的自我调节，仍不能恢复正常者，则发生疾病。当人体发生疾病时，即可针对气血失和、阴阳盛衰的具体证候，运用外治法中的针灸、推拿、导引等方法，通过对适当的穴位施以适量刺激，以激发经络的调节自律作用，对脏腑功能产生调整作用，使亢奋者得到平抑，或使抑制者转为兴奋。

可见，经络学说在指导运用针灸和推拿等中医外治疗法时，具有重要的实用意义，中医扶阳外治法就是要疏通经络的阻滞，调动经络抵御外邪的能力，祛除风寒湿等邪气，激发经络之气行、动、活的阳的特性，激发生命的活力，达到祛病延年的功效。

3. 阳经为主，阴经亦重

阳经用扶阳外治法以"通"为要，以阳化阴。十二经脉中，阳经主六腑，六腑以通为用。火神派卢崇汉讲：人身之疾病虽多，重点却在太阳、少阳经，太阳经为人体抵御外邪的第一道屏障，邪犯太阳是疾病的第一阶段。风、寒、湿外邪入侵首犯太阳，进而瘀堵于少阳，造成枢机不利、阴阳失衡，发为如感冒身痛、偏头痛、肩周炎、颈椎病、腰肌劳损、坐骨神经痛等，外治主要通过擦法、推法、温灸法、温刮法等消散外邪、疏通经络、松筋解节。

阴经用扶阳外治法以"温"为要，扶阳育阴。因饮食生活起居失节或病后失养，导致阴液耗损，阳气式微，阴寒内生，造成五脏六腑机能下降，正常的生理功能发挥不利，引发各种疾病。十二经脉中，阴经主五脏，五脏藏阴，以阳为用，故当助阳、补阳、扶阳育阴。阴经处在胸腹、四肢内侧属机体的阴面，缺乏大肌肉运动对气血的推动，故以温为要。例如，温刮手少阴、厥阴经可缓解心神不宁、心慌、胸闷；温灸神阙、气海、关元可调治脾虚湿阻的肥胖、痛经、月经不调、宫寒不孕、卵巢早衰等；温灸、推刮、揉按大腿内侧的三阴经，疏散其筋节，对脂肪肝、性机能下降、前列腺增生等有效。

当然，辨证施治，阴阳并调，先天肾气后天脾胃之气并重等，是必要的。如命门、神阙同灸，一前一后，一阴一阳，阴阳既济，水火交融。命门为阳经之海——督脉之要穴，命门为执命真火出入之门，生命活力赖此一味真火温煦血脉、气化真元、涤荡阴霾；神阙为阴经之海——任脉之要穴，是五脏六腑之本，元气归藏之根。命门神阙同灸能温通任督二脉，运转周天，起到温煦真元、扶正固本、平衡阴阳的作用，适用于调理亚健康、治未病，尤其适合对体质虚弱、易感冒、性机能下降、月经不调、痛经、宫寒不孕、前列腺增生、胃肠功能紊乱、慢性结肠炎等病证的辅助治疗和康复调理。

4. 扶阳外治法的冬病夏治

一年四季皆当扶阳，不独阴寒的时节。患有慢性咳喘、胃肠道紊乱、痹证的人多属于阳虚体质，即"冬病"，一年四季中，人体在夏季时的阳气最为旺盛，而在这个季节通过一些培补阳气的方法来纠正阳虚体质，常能使"冬病"的发作次数和严重程度得到明显的改善，这便是"夏治"。冬病夏治以当下盛行的三伏天贴敷疗法为代表。其实，针对阴寒病证、阳虚体质实行穴位艾条灸、穴位拔罐、脐疗、刮痧、中药泡浴、药膳、食疗等也是冬病夏治。

四、中医扶阳外治常用方法和注意事项

中医扶阳外治疗法方法较多，有中医推拿、针刺、艾灸、药物贴敷、刮痧、拔罐、中药烫疗、中药熏蒸、中药泡浴和气功导引法等，可根据体质和病情选择运用。但应注意其禁忌：

（1）严重的心、脑、肺病患者或极度衰弱者，如严重心功能不全、脑出血急性期、癌症患者出现恶病质者。

（2）有出血倾向和血液病患者，如坏血症、白血病，中药外治疗法易导致局部组织内出血。

（3）局部有严重皮肤损伤及皮肤病患者，如湿疹、癣、皮疹、脓肿、皮肤冻伤、烫伤等。

（4）骨关节病，如骨关节结核、骨肿瘤、严重骨质疏松、骨折患者。

（5）诊断不明的急性脊柱损伤，或伴有脊髓症状患者。

（6）妊娠3个月以下的孕妇腹腰部，应用时应防止流产。

（7）精神疾病不合作者。

五、中医扶阳外治法的创新与产业化发展

在扶阳学派声名鹊起，重燃中医的希望，唤起中医人用纯中医治病信心的同时，扶阳养生的理念也逐渐深入人心，扶阳理念的开发应用和市场化推广在近几年来发展迅速，已呈产业化发展的趋势。

湖南株洲扶阳医疗器械有限公司研发生产的扶阳罐是根据中医"内病外治"和近代中医扶阳学说理论，借鉴现代科学技术而发明、研制的一种具有热能、磁场以及红光技术为一体，对人体经脉、腧穴进行理疗的医疗

器械。

运用扶阳罐对经络、穴位进行治疗和调理，能够实现热能、磁能、红光的同步导入，透过人体皮肤组织，产生谐振，能量被生物细胞所吸收，引起组织的温热效应，活化组织细胞，激发脏器功能。做到排毒祛瘀、祛寒祛湿，有效宣通瘀结的经络，温补亏损的阳气。迅速发挥其疏通经络、调和气血、解毒化瘀、扶正祛邪、扶阳养生保健等作用。通过经络脏腑气血的传导，对机体发挥调整、治疗效能。促使皮肤和患处血管的扩张，疏通周身的经络、血液和淋巴循环，促进新陈代谢，改善病变部位组织营养和机能，使失去平衡的脏腑阴阳得以重新调整和改善，从而促进机体功能的恢复，能达到立竿见影的疾病治疗和整体调整效果。

扶阳罐传承我国深厚的历史文化内涵，充分发挥了中医药的优势和作用，开创了中医扶阳外治的新途径。"扶阳罐"集温阳、通阳、护阳、养阳于一体，是一类非常实用、调理效果明显的中医温灸理疗器具。其包含温灸磁疗罐、温灸磁疗红光罐、温灸负离子理疗罐等类别，共有十多种款型。

应用扶阳罐调理能够替代传统的刮痧、艾灸、推拿疗法，"罐手合一"进行温刮、温灸、温推、温滚、温拨、温揉、温擦、温摩等操作，对原发性痛经、更年期失眠、小儿肺脾病证、腿痛疼痛综合征、肩凝症等有良好的治疗效果。国医大师邓铁涛评价扶阳罐："这就是中医现代化。"

中医扶阳外治法是扶阳学派、扶阳理念的延伸，开辟了中医内病外治的新领域，拓展了中医扶阳的新途径，充实了中医的扶阳思想。

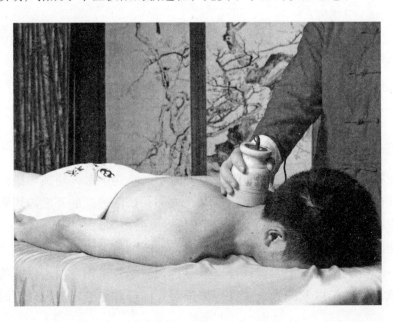